わかりやすい透析食

監修
新生会第一病院院長
小川　洋史

編集
新生会第一病院臨床栄養科
井上　啓子

著者
新生会第一病院臨床栄養科
井上啓子・平賀恵子・村上憲吾

ライフサイエンス出版

序文

　2001年「わが国の透析医療の現況」では、透析患者数は約22万人となり、そのうち約4分の1が透析歴10年以上の長期透析患者です。透析器械ダイアライザーの改良ばかりでなく、透析液の浄化によって予後の改善が計られています。

　しかし、現在の透析療法では腎不全という病態から脱することはできません。やはり、水分摂取量、カロリー摂取量、K、Ca、Pなどの電解質の問題があり、急性の合併症（心不全、致死的不整脈、脳血管性病変など）、慢性合併症（高血圧、動脈硬化、二次性副甲状腺機能亢進症など）をひきおこします。透析患者の食事療法は単なる食事ではなく、食事も療法のうちと考えていただくのがよいと思います。まさに、「医食同源」とはこの事だと思います。

　透析30年の時代と云われていますが、透析機器、透析液の改善だけでは達成できるものではありません。日々の食事療法は極めて重要で、このことが予後を決めると思います。即ち、血液透析（HD）で過ごす時間よりも、HDをしない時間のほうがずっと長く、この時間の過ごし方（食事の摂り方）が大事と考えます。やはり、日常生活行動も十分に、かつ、満足に行えて、充実した毎日が長期に過ごせるようにしたいものです。

　食事療法は自主的に行うことですから、一方では難しいこととなります。今回、発刊される、「わかりやすい透析食」は、極めてわかりやすく記されています。また、イラスト、写真も豊富で、これもわかりやすさを演出しています。まず、見て楽しく、そして、読んで楽しいガイドブックと思います。よりよい透析生活の構築のために利用していただければ幸甚です。

2002年9月

　　　　　　　　　　　　　　　新生会第一病院院長　小川　洋史

はじめに

　「わかりやすい透析食」は昭和61年2月に非売品として作成し、改定版を平成4年6月ライフサイエンス出版（株）から発刊いたしました。
　今回全面リニューアル版として、イラストでわかりやすさを優先させ、更に日常よく作る料理を選び、ビジュアルで具体的に作りやすいように作成しました。
　血液透析技術は世界最高水準といわれ、長期に透析治療を続けている方もたくさんいらっしゃいます。私たちは透析治療を支えるコ・メディカルスタッフとして、長期に安定した透析生活をサポートしていきたいと考えています。日常生活のなかで、1日3回の食事管理を透析療法と合わせどう日常化させ、定着させていくのかは安定した透析生活を送る上で重要なキー・ポイントになると思います。
　このテキストは新生会第一病院で行っている透析食の指導の要所を最新の情報でまとめてあります。透析食の基本としての栄養バランスや水分・塩分・カリウム・リンのとり方に加え、高齢者の場合の工夫や貧血・胃腸不快時・便秘・正月料理の注意点・外食の選び方までを紹介しました。
　また、簡単に作れる料理を40組、作り方と栄養量、糖尿病性腎症でエネルギーコントロールが必要な場合の応用パターンとして「透析糖尿病食への展開」も示しました。料理は1食分の組み合わせとしてありますが、主菜・副菜・副々菜の組み合わせ方も参考にして頂けると思います。本書が透析治療をされている方々の一助となり、透析生活に潤いを与えるものであれば幸いです。

2002年9月

新生会第一病院　臨床栄養科　科長　井上　啓子

目次

序文……………………………………………………………………2

はじめに ………………………………………………………………3

目次……………………………………………………………………4

1. 腎臓の働き ………………………………………………………6

2. 透析食の考え方 …………………………………………………8
   (1) 透析食のポイント…8　　(2) 透析食の必要栄養量…9
   (3) 一日の食品量…10　　　(4) バランスのよい食事とは…11
   (5) バランスのよい食べ方のまとめ…12

3. 適切な熱量摂取とは ……………………………………………13
   (1) 熱量の働きと必要性…13　(2) 熱量不足の害…14
   (3) 熱量過剰の害…14　　　　(4) 糖質食品について…15
   (5) 脂質食品について…16
   (6) 熱量（糖質食品・脂質食品）のとり方のまとめ…17

4. たんぱく質について ……………………………………………18
   (1) たんぱく質の働きと必要性…18　(2) たんぱく質不足の症状…18
   (3) たんぱく質過剰の害…18　　　　(4) たんぱく質を多く含む食品…19
   (5) たんぱく質のとり方のまとめ…20

5. 水分について ……………………………………………………21
   (1) なぜ水分を制限するのでしょう…21
   (2) 水分をとりすぎたときの症状・身体の変化…21
   (3) 水分をとりすぎたときの合併症…21　(4) 適正体重とは…22
   (5) 体重増加の目安量…22　　　　　　(6) 水分の出入り…23
   (7) 水分制限の工夫…24　　　　　　　(8) 水分の多い食事の注意点…24
   (9) 食品の水分量の違い…25　　　　　(10) 水分の多い食品…25
   (11) 副食となる食品の水分…26　　　 (12) デザートとなる食品の水分…27
   (13) 水分のまとめ…28

6. 塩分について ……………………………………………………29
   (1) 塩分をとりすぎたときの害…29　(2) 一日の塩分量…29
   (3) 調味料の塩分量…30　　　　　　(4) 塩1gの量の比較…30
   (5) 食品中の塩分量…31　　　　　　(6) 外食の塩分量…32
   (7) 塩分制限の工夫…33

7. カリウムについて……………………………………………………………34
　⑴ カリウムを減らすために…34　　⑵ 高カリウム血症の原因…34
　⑶ 高カリウムの症状、害…34
　⑷ カリウムが過剰にならないための食品の目安量…35
　⑸ カリウムの減らし方…36　　⑹ 食品中のカリウム量…37
　⑺ 食品100g中のカリウム量…39

8. カルシウム・リンについて……………………………………………………40
　⑴ リンの考え方…40　　⑵ リンのとり方…40
　⑶ 食品中のリン量…41　　⑷ 食品100ｇ中のリン量…43

9. 高齢者の食事について…………………………………………………………44
　⑴ 食生活のポイント…44　　⑵ 高齢者向け食べやすい食品と調理法…45

10. 貧血と食事……………………………………………………………………47
　⑴ 鉄分について…47　　⑵ 食べ方のポイント…47
　⑶ 造血に必要な栄養素と多く含む食品…48

11. 胃腸が不快な時の食事………………………………………………………49
　⑴ 食生活のポイント…49　　⑵ 消化のよい食品と調理法…50

12. 便秘と食事……………………………………………………………………52
　⑴ 食べ方のポイント…52　　⑵ 便秘によい食品…53

13. 夏場の食事管理の注意点……………………………………………………54
　⑴ 食べ方のポイント…54

14. お正月料理の注意点…………………………………………………………56
　⑴ 注意ポイント…56　　⑵ 正月料理の栄養量のとり方…57

15. 外食について…………………………………………………………………59
　⑴ 外食の選び方…59　　⑵ 外食の熱量・たんぱく質・塩分…60
　⑶ テイクアウトお弁当の栄養量…62　　⑷ 栄養成分調整食品の栄養量…64

献立の実際 ……………………………………………………………………67

1. 腎臓の働き

　腎臓はわたしたちのからだの中で、大変重要な働きをしています。まず、第一に尿を作っています。尿を作ることにより、からだの中の、物質の濃度を調節しています。その他にも、エリスロポエチンというホルモンを分泌し造血を促したり、レニン（ホルモン）を分泌して血圧を調節したりしています。それでは、腎臓の働きについて簡単に述べてみましょう。

①からだの水分を調節しています
　からだの中の水分（飲水量）が多い時は尿量を増やし、水分摂取の少ないとき、あるいは、汗をかいたときは、尿量を減らします。夏は、汗をかくので、水分をよく飲むわりにトイレに行く回数が多くありません。これは腎臓がうまく調節してくれているからです。

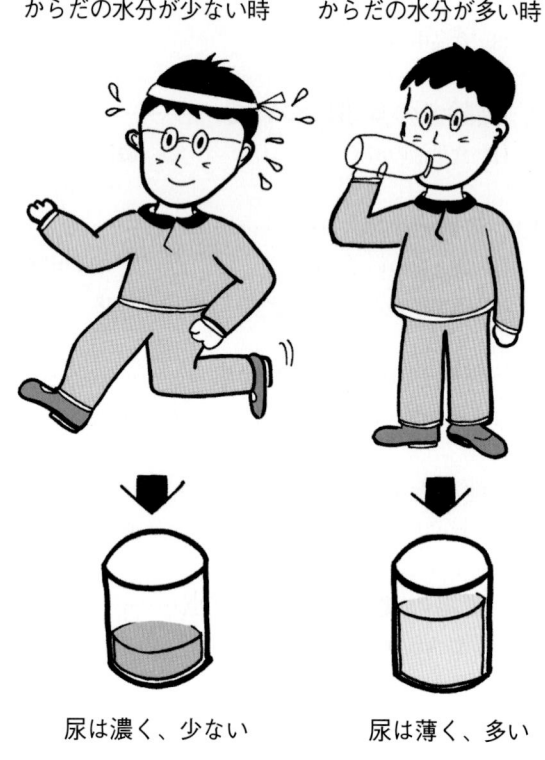

②たんぱく質の最終代謝物を取り除いています
　脂肪・炭水化物は、水素・酸素・炭素からできていますので、体内で分解されてエネルギー源になるとき、水と炭酸ガスが作られます。水は汗を出すことによって皮膚から、炭酸ガスは呼吸することによって肺から水分とともに出ますので、処理を腎臓だけにたよる必要はありません。
　しかし、たんぱく質は、水素・酸素・炭素のほか、リン・イオウ・窒素等から構成されていて、これらは腎臓を介さないと、処理できません。

③体内の酸・塩基を平衡に保っています
　人間のからだは、弱アルカリ性に保たれています。これは、腎臓がからだの中で生じたいろいろな酸や、からだの外から入ってきた酸性・アルカリ性物質を調節しながら排泄しているからです。

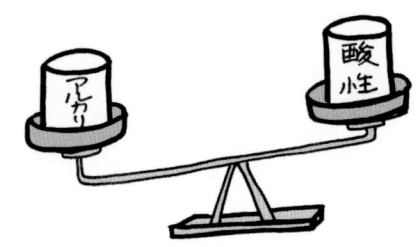

④電解質の調整をしています

　からだの中には、ナトリウム、カリウム、カルシウム、リン、その他の電解質が多く含まれています。これらの電解質が、血液や細胞内で、一定の濃度に保たれるよう調節しています。

⑤エリスロポエチンを出しています

　エリスロポエチンは、赤血球をつくるのに必要なホルモンです。腎機能が低下してくると、これが分泌されにくくなり、どうしても貧血になりやすくなります。

⑥血圧を調節する働きがあります

　血圧を上げることに関係している「レニン」という物質を分泌し、水と電解質を調整して、二次的に血圧を調節します。

⑦ビタミンDを活性化しています

　ビタミンDは、肝臓で変化をうけ、さらに腎臓で活性化されますが、その活性化されたビタミンDが、腸管からのカルシウムの吸収を促進するので、腎臓が悪いとカルシウムの吸収が悪くなります。

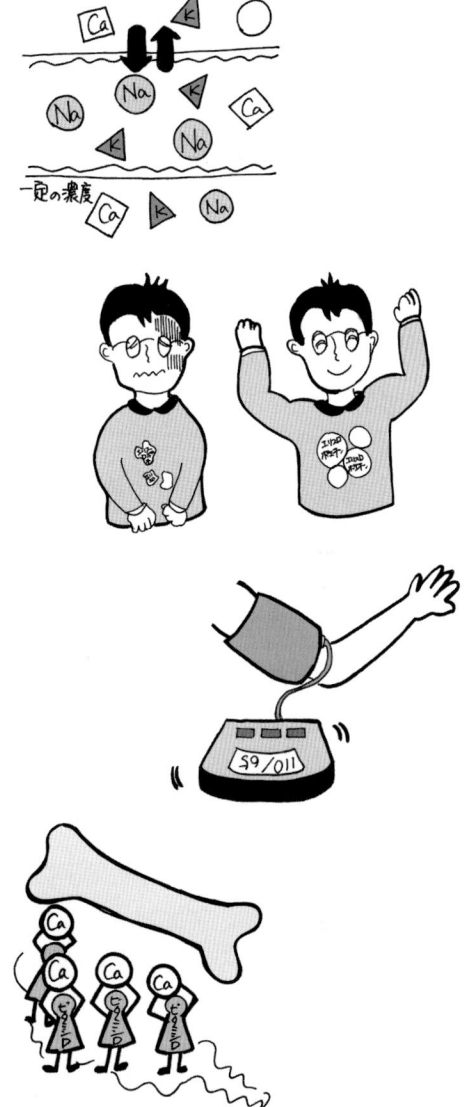

　以上、腎臓の働きを簡単に述べてきましたが、現在の透析療法は、これらの機能をすべて代行してくれるわけではありません。ですから、口から入る物を適切量に調節する事（食事管理）が必要となります。

2. 透析食の考え方

　腎臓機能が徐々に衰え、ついには自力で維持できなくなり、機械に助けてもらって血液の不純物や水分を除去するのが血液透析です。「腎臓の肩代わりをしてくれるものができたから、食事制限はしなくてもよいのではないか」と言いたいのですが、そうはいきません。なぜなら、人間の腎臓は1日24時間働いていますが、人工腎臓は週3回、1日4～5時間（週12～15時間）の短時間だけ仕事をするだけです。そのため、腎臓の働きの全てを代行してくれるわけではないので、食事による調節が必要です。体重の極端な変動は種々の合併症をひき起こす原因となり、大変危険です。透析は、定期的に一生行っていかなければならない治療法です。

　安定した透析生活を送るためには、一定の基準内で、自分の嗜好・生活状況に合わせた食事を工夫し、選択していくことが大切です。それには、個々の食品の栄養的特徴を理解し、上手に組み合わせていくことが必要です。まず、めんどうでも食品や調味料を計量することから始めてください。そうすることで、自分の食べたものと体重の増加、塩分と実際の味などの関係を体験的に理解することができるはずです。そして、それを応用することによって、自分の嗜好・食生活・生活環境にあった食べ方を見つけ出して下さい。

　食事管理の主役はあなたです。ともすればルーズになりがちな食生活ですが、自分で行う食事管理で透析効率はよくも悪くもなります。透析食は制限食ではありません。工夫とバランスで食べる食事です。家族と協力し合い楽しく食事をしながら、長期に安定した透析を行えるよう工夫して下さい。
では、透析食の基本のポイントをまとめてみましょう。

（1）透析食のポイント
①バランスのよい食事をする
②適切な熱量を摂取する
③たんぱく質を適切量摂取する
④水分の多いメニューや飲水を減らす
⑤塩分は8g以下にする
⑥カリウムを減らす
⑦リンをとりすぎないようにする

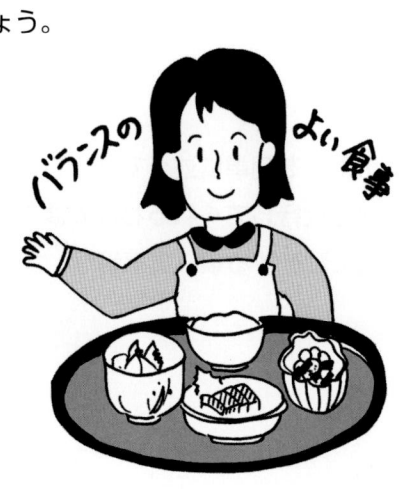

（2）透析食の必要栄養量

栄養素	必要量			
水分	食事中で800～1100ml			
塩分	5～8g			
カリウム	1500～2000mg			
熱量	35kcal/kg	1400kcal	1750kcal	2100kcal
たんぱく質	1.1g/kg	45g	55g	65g
脂質	熱量20～30％	31～47g	39～58g	47～70g
糖質	熱量の60％前後	210g前後	260g前後	315g前後
リン	700～850mg	700mg	800mg	850mg

＊糖尿病のある方は、熱量が違います。

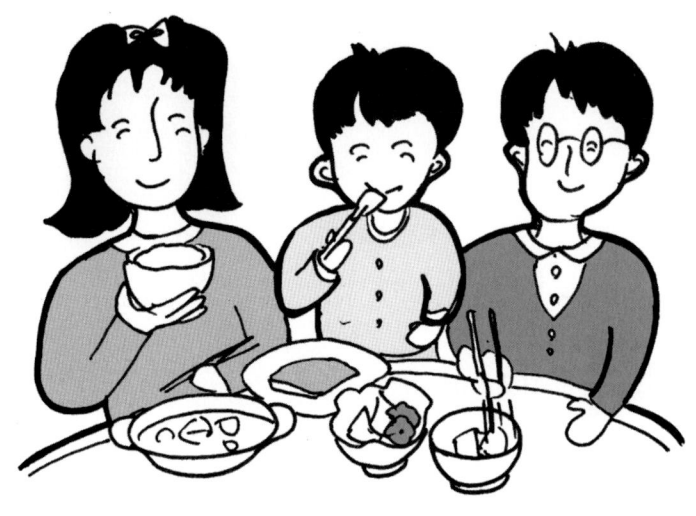

(3) 一日の食品量

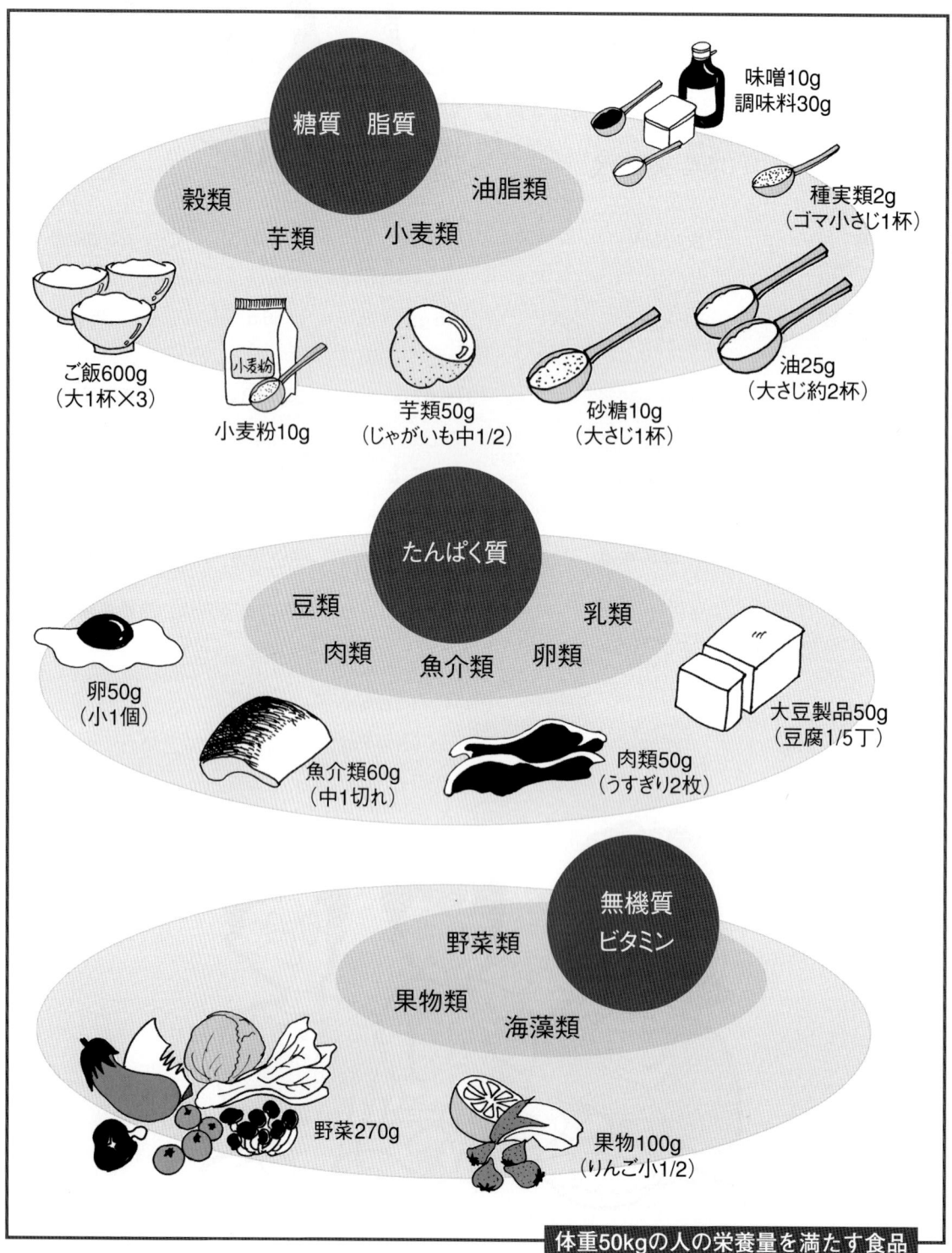

体重50kgの人の栄養量を満たす食品

(4) バランスのよい食事とは

　私たちは、毎日からだを動かし体力を維持するために、食物を摂取しています。食物なしでは生命を維持することすらできません。静かに眠っているときでも、人間は呼吸をして一定の体温を保ち、心臓は絶え間なく活動して全身に血液を送り出しています。また、細胞は次々に新しく生まれ変わっています。栄養の良し悪しは、成長や健康を、また日常の活動を大きく左右します。

　それでは、私たちが案外無造作に食べている食物を、栄養素で分類してみましょう。

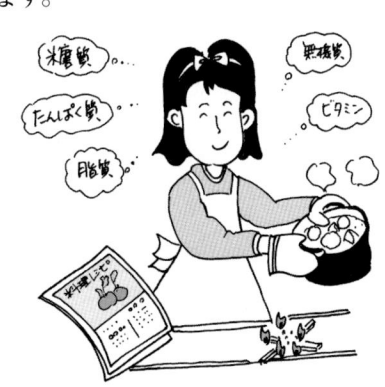

①糖質
②脂質
③たんぱく質
④無機質
⑤ビタミン

　大きく分けて、この5つに分類することができます。

　糖質、脂質は働く力のもとになり、たんぱく質は血や肉になります。そして、無機質・ビタミンは、からだの調子を整えてくれます。

　バランスのよい食べ方とは、これらの栄養素を適切な配分（比率）でとることを言います。糖質やたんぱく質などの一つの栄養素に偏ることなく、熱量を適切量とります。熱量に対して糖質を50〜60％、脂質を20〜30％、たんぱく質を10〜18％の割合になるよう摂取することが大切です。この熱量に対する比率が崩れると、栄養バランスが崩れ合併症（高脂血症や腎性骨異栄養症等）を引き起こしやすくなります。

　15、16ページの糖質食品、脂質食品を参考にし、糖質食品の中では穀類を一定量の割合でとること、脂肪食品のとり方では、飽和脂肪酸に偏らないこと、そしてたんぱく質の食品をとりすぎないようにし、無機質、ビタミン（野菜、果物等）を適切にとることが大切です。

　具体的には、1日の必要量を満たす食品量を目安にとり方を考えていくとよいでしょう。また、栄養的なバランスに加え、1日の食事リズムや食品の種類についても注意が必要です。朝、昼、夕と規則正しく3回の食事をとり、食品の種類も1日に多様な食品をとることを目標にします。

　バランスのよい食事とは、栄養的に偏りがなく、1日3回、多様な食品をとることを言います。

（5）バランスのよい食べ方のまとめ

①偏食をしない

②1日3回規則正しく食べる
　（朝食をぬいたり夜食を習慣的に食べたりしない）

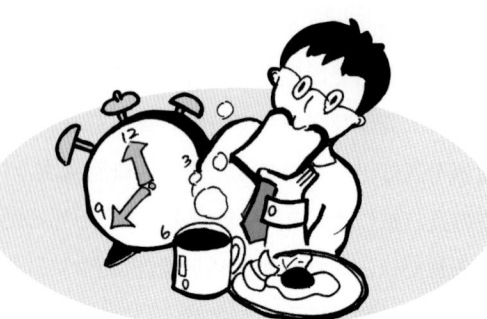

③主食・副食（主菜と副菜）を組み合わせて食べる

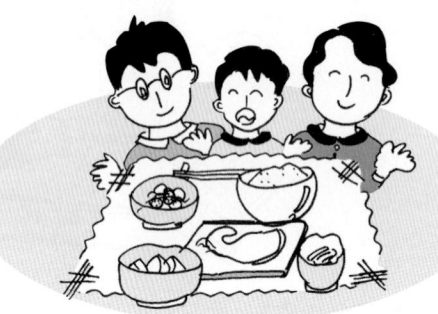

④副食は、たんぱく質の食品と野菜を組み合わせて食べる

⑤1日に多様な食品を摂取する

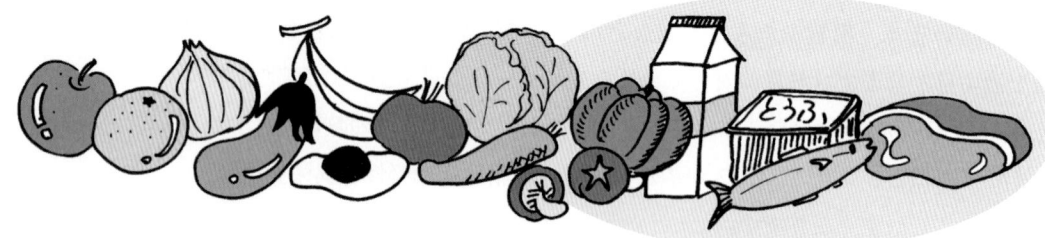

⑥1つの食品の特徴だけをみて、その食品に固執しない

⑦料理を幅広くつくり、種々の材料を使う

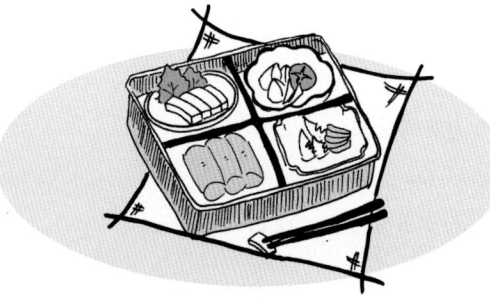

⑧食品の栄養的特徴をおぼえ、自分の食生活にとり入れる

⑨個々の必要食品量の範囲で摂取する

3. 適切な熱量摂取とは

（1）熱量の働きと必要性

　車がガソリンという食物をとり、それを燃焼させ、エネルギー（熱量）を出して走るように、人間のからだも、食物をとることによって得た熱量が働く力になります。からだを全く動かさなくても、体温維持・呼吸・血液の循環等、基本的な生命現象に、熱量は必要です。ましてや、からだを使い、働くためには、それ以上の熱量が必要となります。

　食物が、からだの中で燃える時、発生する熱量を、kcal（キロカロリー）というものさしで計っています。1kcalとは、1kgの水の温度を、摂氏1度上昇させるのに必要な量を言います。食品を摂取し熱量となる栄養素には、糖質、脂質、たんぱく質があります。脂質は、1gで9kcalの熱を出し、糖質、たんぱく質は1gで4kcalの熱を出します。

　先に述べたように、人間はじっとしていても成人で、最低1100～1200kcal／日の熱量が必要です。これは、心臓を動かしたり、呼吸をしたり、体温を保ったりするための基礎代謝量といわれるものです。これに加え、動いたりすると、熱量が消費されますので、活動量（消費量）に見合った熱量が必要となります。

　熱量を適切にとるためには、糖質、脂質を不足させないことが重要です。しかし、どちらかが多すぎても栄養のバランスが崩れますので、必要食品量を目安にとるよう心がけて下さい。また、熱量源である糖質、脂質が不足するとたんぱく質が熱量に使われてしまい、貧血や体細胞の構成が出来なくなります。たんぱく質が本来の働きを十分出来るように、糖質と脂質を適切にとっていくことが大切です。

　さて、熱量に過不足があるとどういう症状が出てくるのでしょうか？

　熱量不足は、消費量に見合う摂取が出来ていないということですので、疲労感や脱力感が増し、体調が崩れ、高カリウム血症を引き起こすこととなります。

　熱量をとりすぎた場合は、消費量以上の熱量をとり続けているということですので、からだが重くなり、余分な所に脂肪がたまり、動脈硬化等をすすませることとなります。

　熱量を適切にとるためには、何げなく食べている食品を整理し、必要食品量と比較してみること、そしてそれらの食品の質についても考えてみることが大切です。糖質食品と脂質食品の項を参照に、とり方を考えてみましょう。

(2) 熱量不足の害

①貧血

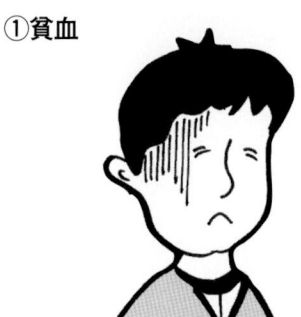

②高カリウム血症

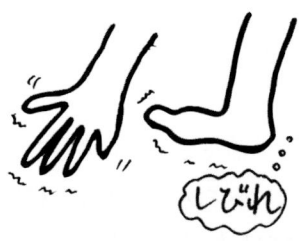

③抵抗力の低下

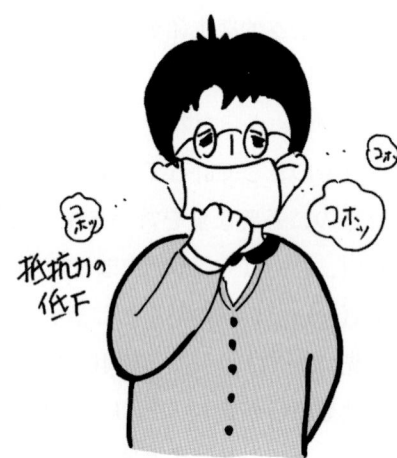

④体力の低下

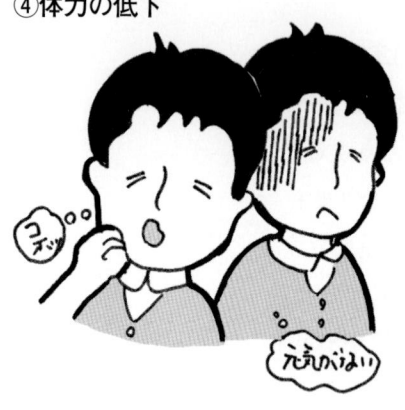

⑤低血圧

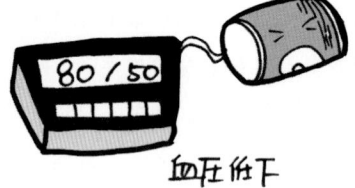

(3) 熱量過剰の害

①高脂血症

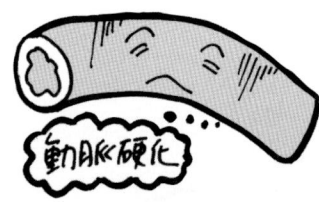

②腎性骨異栄養症

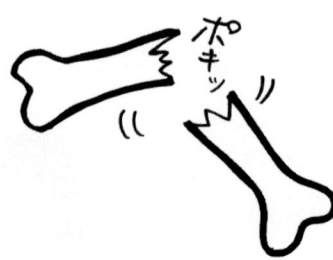

③尿素窒素（BUN）等毒素の上昇

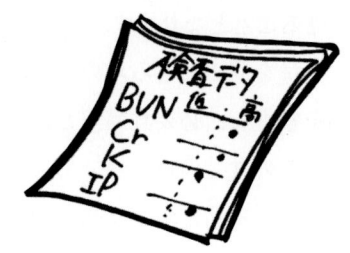

(4) 糖質食品について

　糖質は炭水化物ともいい、ごはん、パン、めん、もち、小麦粉などの穀類、じゃがいも、里いも、さつまいも、春雨などのいも類、砂糖、あめ、ゼリー、ジャムなどの砂糖類、ケーキ、まんじゅう、羊かんなどの菓子類などがあります（糖質を多く含む食品参照）。

　これらの糖質食品のうち、砂糖類、菓子類に含まれる糖質はしょ糖と言い吸収が早く、穀類、いも類に含まれる糖質とは異なります。

　どの糖質をどの程度、何と組み合わせてとるかということは、長期的に食事を考える上で大変重要になってきます。特に穀類が十分とれている時は、砂糖類や菓子類（しょ糖）をとりすぎない様に注意することが必要です。しょ糖を過剰に摂取すれば、悪いコレステロールを増加させ、高脂血症になりやすくなります。しかし、主食（穀類）が十分食べられない時は、しょ糖を一定量とり、熱量確保することも忘れてはなりません。日常のとり方においては、穀類比が50％くらい（主食でエネルギーの半分をとる）になるように、しょ糖量をむやみに多くしない食べ方をしていくことが大切です。

糖質を多く含む食品

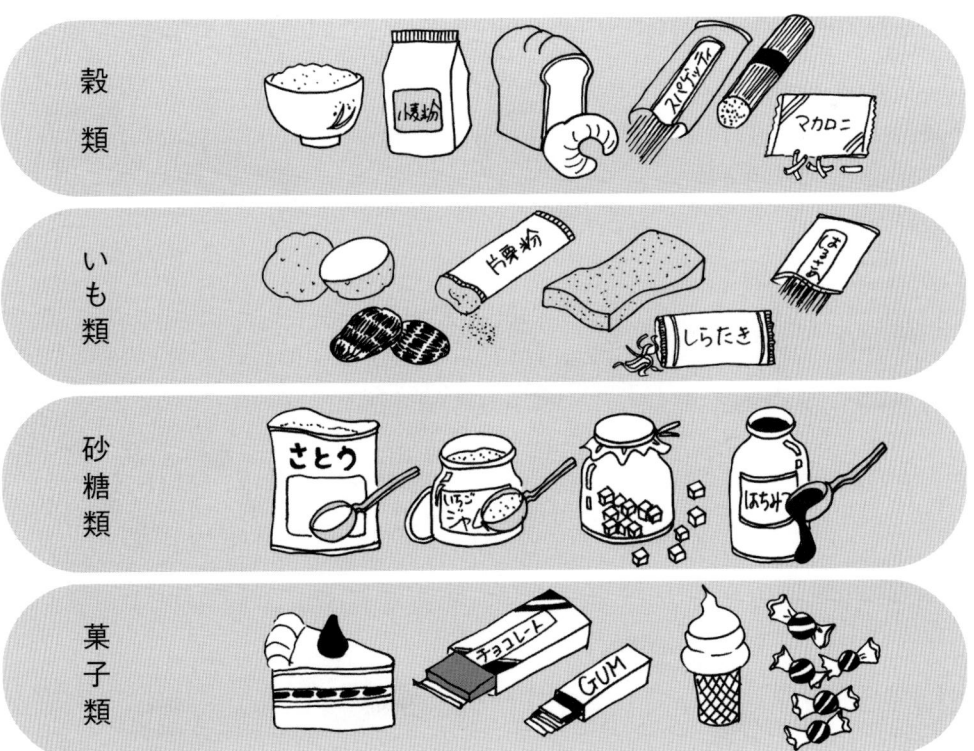

（5）脂質食品について

　脂質とは、水とは決して混ざり合わない油やコレステロール、細胞膜を作るのに必要なリン脂質を合わせたものを言います。脂質食品とは、脂質を多く含む食品を言い、脂肪酸の組成により分類されています。脂肪酸の種類により、からだの中での働きも異なります。脂肪酸には飽和脂肪酸、一価脂肪酸、多価不飽和脂肪酸があり、脂質摂取に際しては、これらのバランスをとることも大切です。また、多価不飽和脂肪酸の中でも、植物油に多いリノール酸が属するn-6系の脂肪酸と、魚類などに含まれるエイコサペンタエン酸（EPA）やドコサヘキサエン酸（DHA）などが属するn-3系の脂肪酸があります。これらは体の中での機能が違うため、n-3系の脂肪酸を不足させないようにすることが大切です。

　では、脂肪酸の組成で食品を分類してみましょう（脂肪を多く含む食品参照）。脂質は、これらの飽和、一価、多価不飽和脂肪酸を合わせて全熱量の20～30％となるように摂取します。たんぱく質の食品を一定範囲内でとることで飽和脂肪酸が、そして、料理に植物油や種実類を使うことで多価不飽和脂肪酸がとれます。また、たんぱく質の食品の中でも、魚介類や大豆製品を1日に1回以上とるということは脂肪の質の面からみても重要となります。

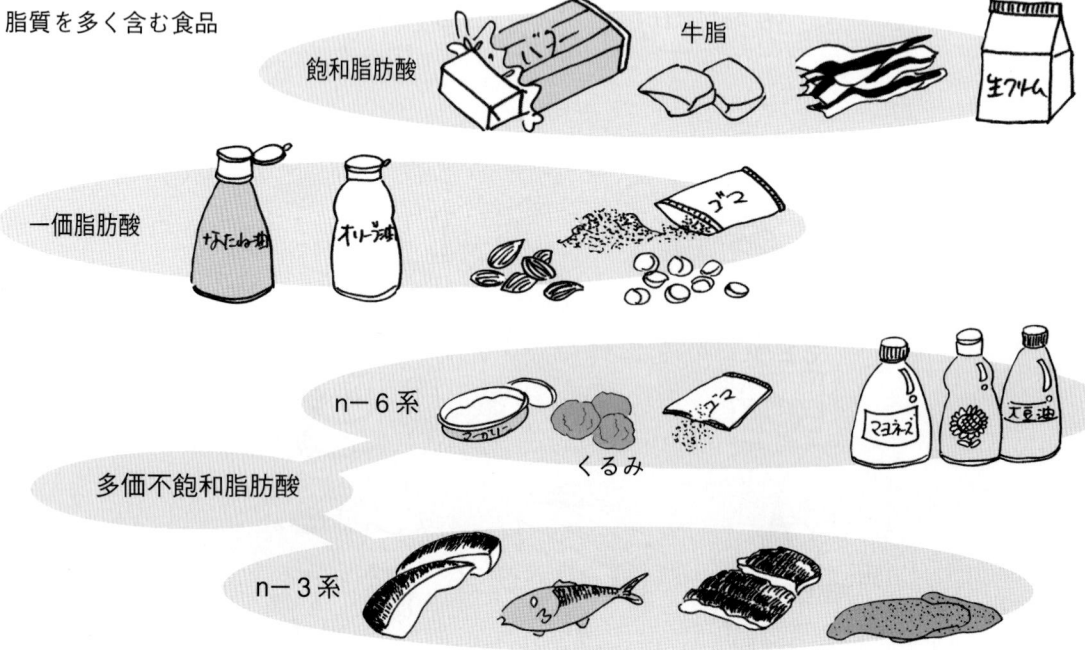

脂質を多く含む食品

（6）熱量（糖質食品・脂質食品）のとり方のまとめ

①ごはん等、主食となる食品を一定量とる

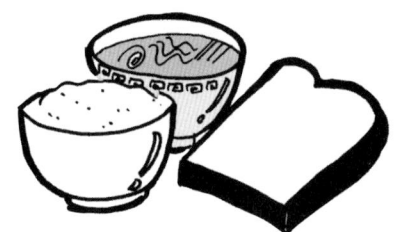

②食欲不振時は、間食で糖質を補う

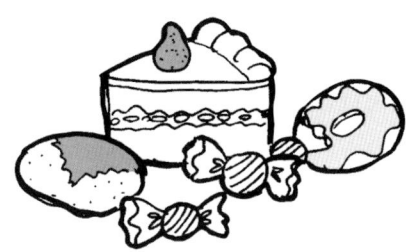
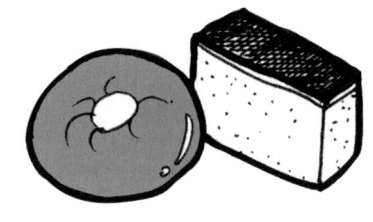

③油を利用する（揚げ物、炒め物、マヨネーズ、ドレッシングなど）

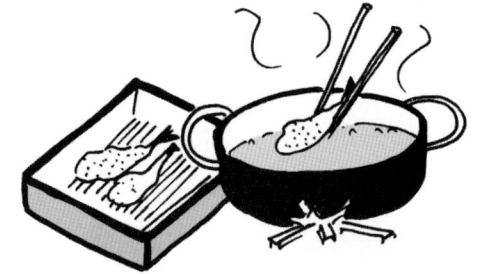
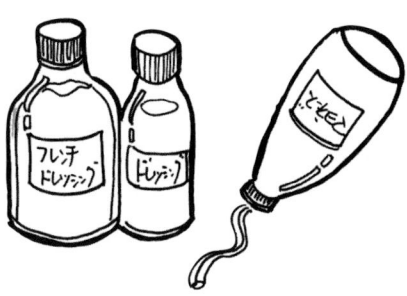

④魚料理を多くし脂肪酸のバランスを整える

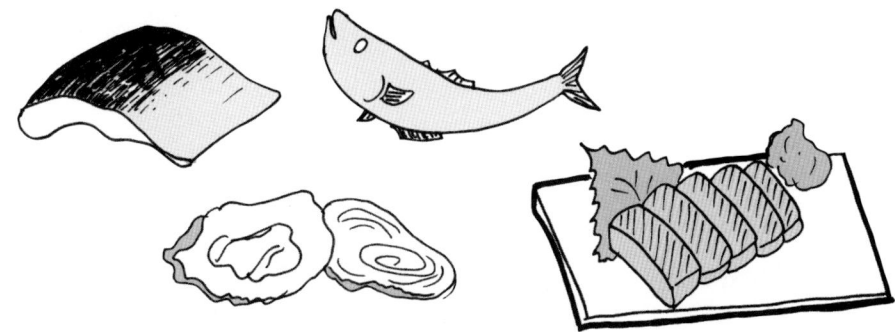

4. たんぱく質について

（1）たんぱく質の働きと必要性

　人間のからだは、水分を除くほとんどがたんぱく質でつくられています。筋肉、内臓、血液はもとより、爪、骨まで主体はたんぱく質です。また透析をすることによって、たんぱく質がアミノ酸という形で1回に5～6ｇ程度失われます。普段から、良質のたんぱく質を適切に摂取することが大切です。特にたんぱく質は、不足でも過剰であっても栄養障害を引き起こします。不足の場合は浮腫や抵抗力の低下、過剰の場合は腎性骨異栄養症などには注意が必要です。

　また、たんぱく質は、動物性たんぱく質と、植物性たんぱく質に大きく2つに分けることが出来ます。動物性たんぱく質とは、魚介類、肉類、卵類、牛乳及び乳製品を言い、植物性たんぱく質とは、大豆製品を言います。動物性たんぱく質は必須アミノ酸（体内で作られないアミノ酸）をたくさん含んでいますが、飽和脂肪酸も多く含まれています。植物性たんぱく質は、必須脂肪酸（体内で作られない脂肪酸）や、多価不飽和脂肪酸を多量に含んでいますので、一方に偏ることがないようにとっていくことが大切です。

　食品の選び方は、豆腐や厚揚げ、納豆、凍り豆腐などの植物性たんぱく質の食品を1日に1品はとり入れ、肉料理や魚料理、卵、乳製品のみに偏ることのないようにします。また、1食の内では、たんぱく質の食品が何品も重なることのないように注意し、野菜と組み合わせ上手に適量とることが大切です。

（2）たんぱく質不足の症状

①貧血
②浮腫
③抵抗力の低下
④筋力低下

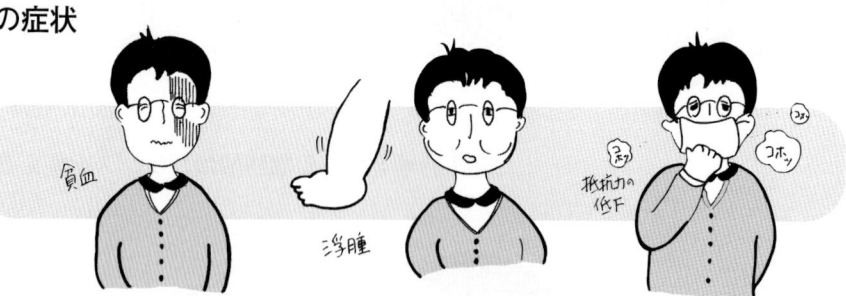

（3）たんぱく質過剰の害

①高脂血症
②動脈硬化
③腎性骨異栄養症

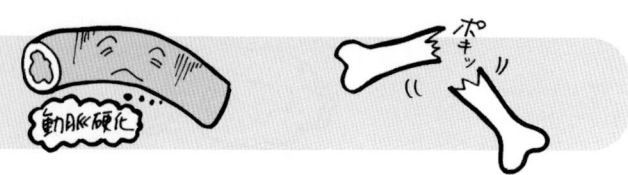

(4) たんぱく質を多く含む食品

魚介類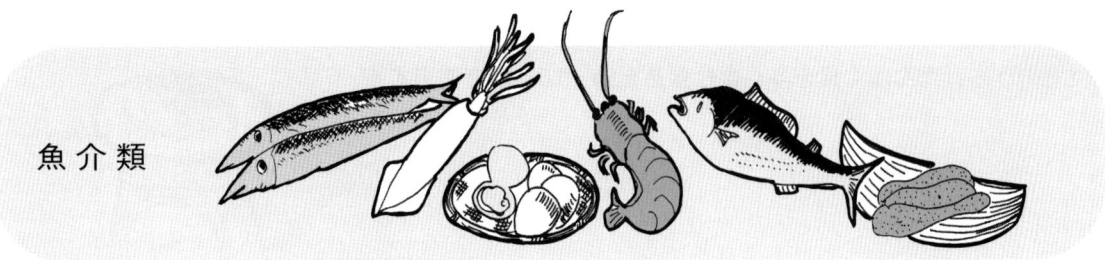

肉　類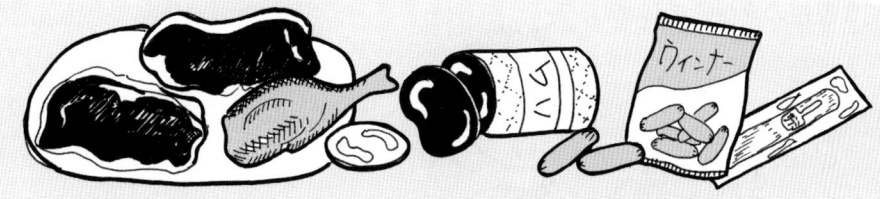

卵　類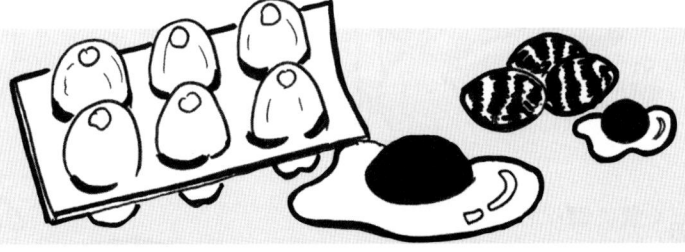

乳製品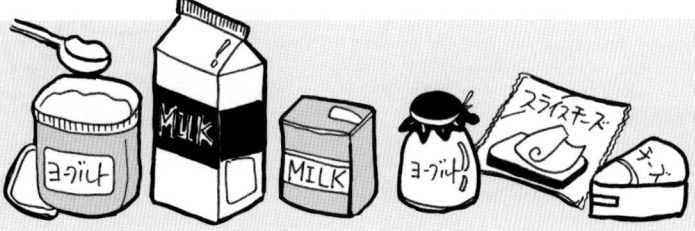

大豆製品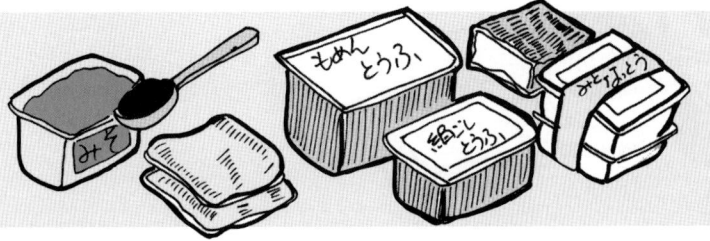

(5) たんぱく質のとり方のまとめ
①主菜は、たんぱく質を多く含む食品を使い、野菜と組み合わせてとる
②1食のうち、たんぱく質を多く含む食品を50〜70g程度使用する

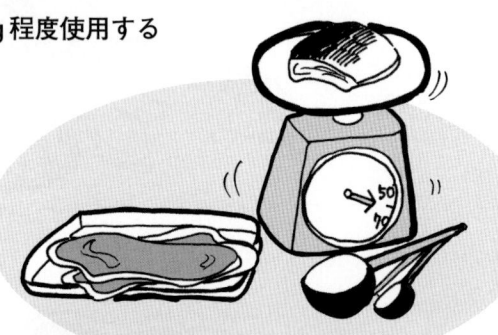

③副食にたんぱく質の料理を何品も重ねない
　（副食重視の食生活をしない）

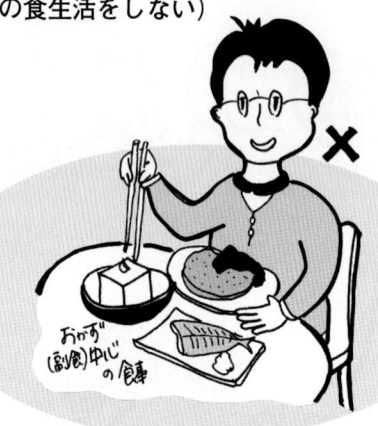

④動物性たんぱく質に偏らず、
　植物性のたんぱく質を上手にとり入れる

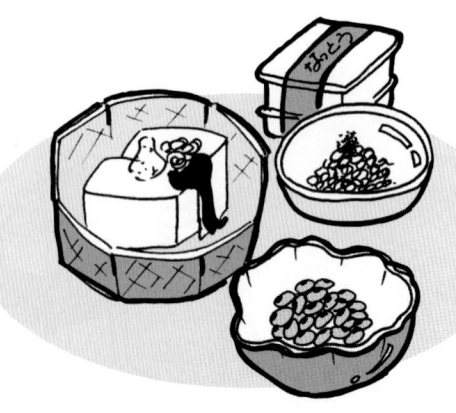

⑤副食がとれない時は、乳製品などで補う

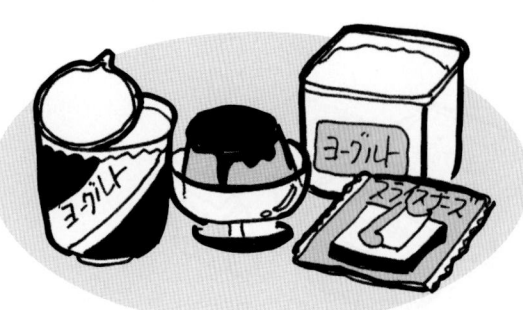

5. 水分について

（1）なぜ水分を制限するのでしょう

透析を行うようになると、徐々に尿量が減少してきます。飲水や食事から入ってくる水分は、出口を失うことになり、体内にたまります。すると、血液中にも水分が増え、心臓は水分の多くなった血液を全身に回そうとし、血圧を必要以上に高くしてがんばらなくてはならなくなり、心臓や血管に負担がかかります。

また、血液が水で薄まり、貧血の原因にもなります。さらにたくさんの除水は透析中の血圧低下にもつながりますので、水分摂取には十分注意します。

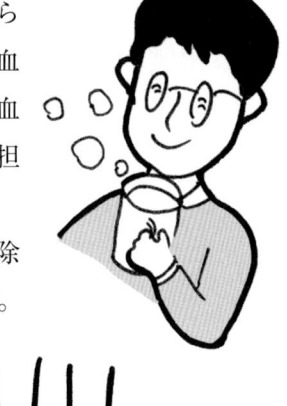

摂取してよい水分量は、いろいろな条件（尿量・季節・発汗量・運動量）によって違いますが、体重増加は2日あきで自分の適正体重の5％以内に収まるよう心がけましょう。飲水量は、尿量＋300mlを目安として下さい。また、氷（1個15～20cc）、うがい（1回6～10cc）なども飲水のうちです。忘れないようにしましょう。

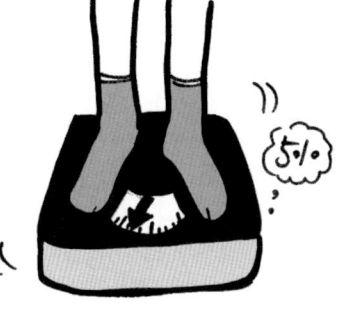

（2）水分をとりすぎたときの症状・身体の変化
①むくみ
②体重増加
③咳が出る
④寝ていると胸苦しい
⑤血圧上昇
⑥元気がなくなる
⑦貧血
⑧心胸比が大きくなる（50％以上）

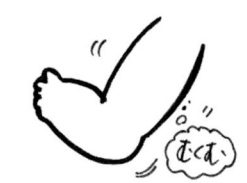
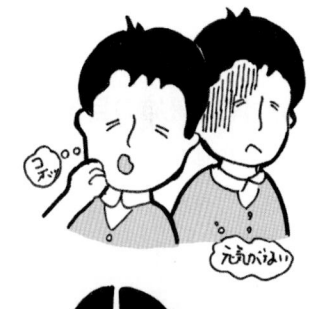
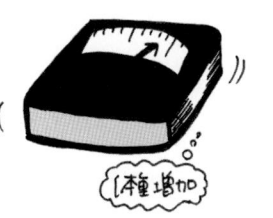
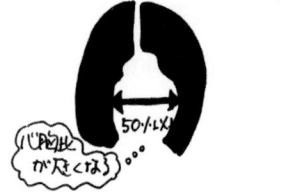

（3）水分をとりすぎたときの合併症
①高血圧症
②心不全
③心外膜炎

(4) 適正体重とは

　適正体重とは、透析を行っていく上で日常生活においていろいろな症状がなく、体調がよいと感じられる体重を言います。からだに余分な水分がたまっていない状態をいい、血圧、心胸比、体重などを見て総合的に判断されます（標準体重は、身長・年齢に見合った体重をいいますので、適正体重とは区別して下さい）。

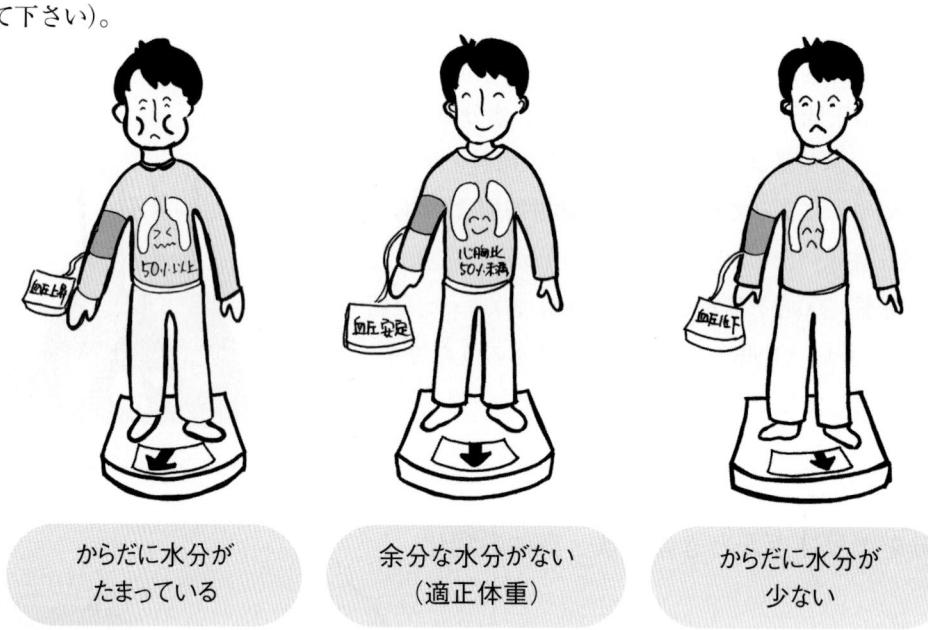

からだに水分がたまっている　　余分な水分がない（適正体重）　　からだに水分が少ない

(5) 体重増加の目安量

　自分の体重増加量の目安は、適正体重に対して1日あき3％、2日あき5％以内が目標です。適正体重により増えてよい量が違います。自分の増加目安量を計算してみましょう。

＊1日あき適正体重　　　　　kg×0.03＝　　　　　kg
　2日あき適正体重　　　　　kg×0.05＝　　　　　kg

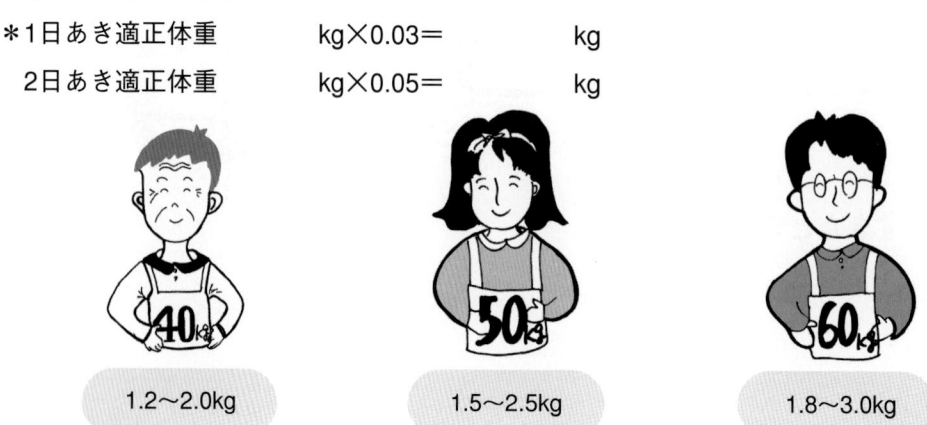

1.2～2.0kg　　　　　1.5～2.5kg　　　　　1.8～3.0kg

（6）水分の出入り

　からだへの水分の出入りは下の図のようになります。からだに入る水は、食事中の水分と飲み水（氷やうがいも含む）、代謝水（栄養素が体内でエネルギーに換わる時にできる水）です。出る水は汗や呼吸、尿、便です。入る水から出る水を引いたものが体重増加となりますので、図に当てはめて計算してみましょう。

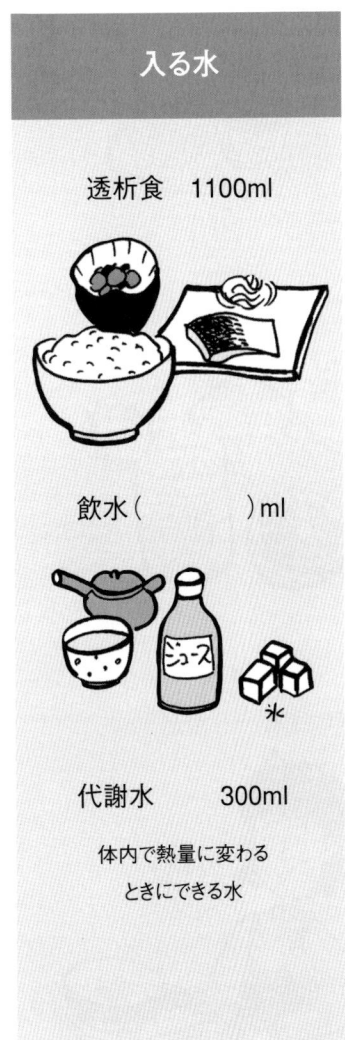

入る水
- 透析食　1100ml
- 飲水（　　　）ml
- 代謝水　300ml
　体内で熱量に変わる
　ときにできる水

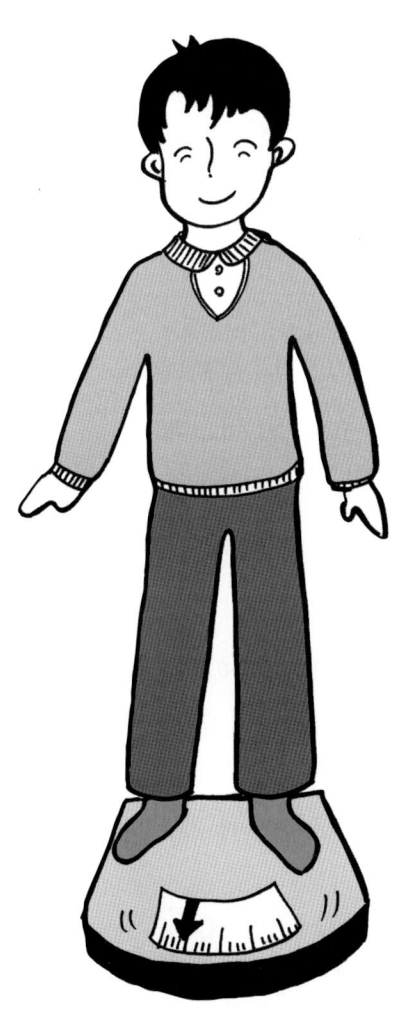

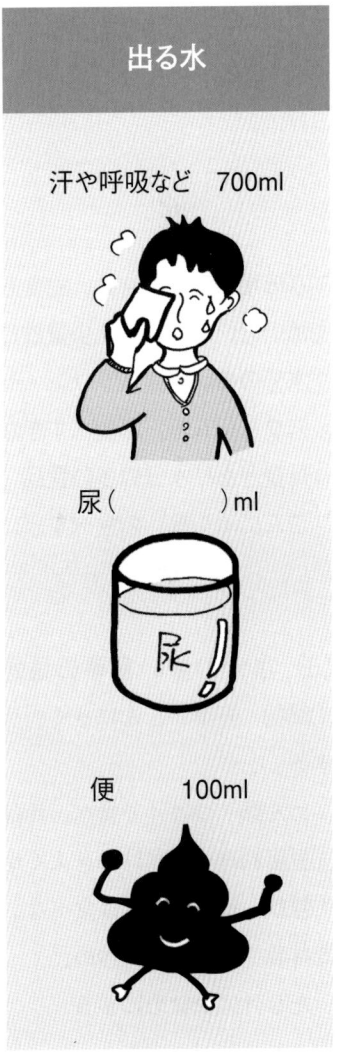

出る水
- 汗や呼吸など　700ml
- 尿（　　　）ml
- 便　100ml

入る水（　　　ml）－ 出る水（　　ml）＝ 1日の体重増加量（　　　ml）

(7) 水分制限の工夫

①調理の際には十分煮含め、煮汁はいっしょに盛りつけない
②麺やカレー、鍋物等水分の多い料理は、透析が
　2日あきの日や、1日の中で重ねて食べない

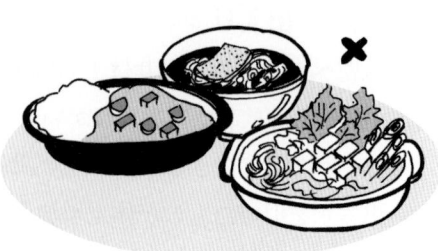

③軟らかい御飯やお粥を食べ過ぎない
④透析が2日あきの日には、1日あきの日より飲水を制限する
⑤食事時間以外で不規則に水やお茶を飲まない・氷を食べすぎない
⑥湯のみ茶わんを小さくする

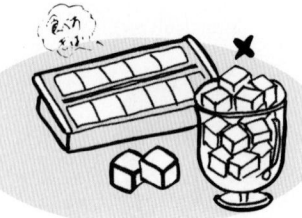 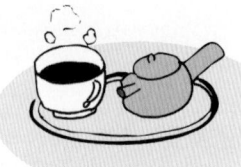

⑦水分増加の多い時は、主食をパンやもちにかえてみる
⑧熱いおいしいお茶を少量飲む
⑨水分の多い間食（プリン・ゼリー・ヨーグルト・アイ
　スクリーム等）は食べすぎない
⑩重量があり水分の多い食品（果物・缶詰・おろし大根・
　こんにゃく等）の食べすぎに気をつける

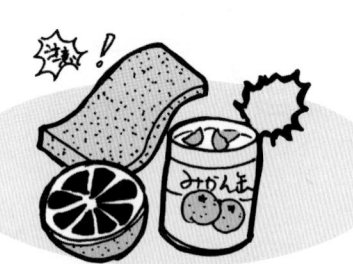

(8) 水分の多い食事の注意点

①鍋物―野菜、こんにゃく、大豆製品など、水分の多い食品のとりすぎに注意する
②めん類―つけ汁で食べ、汁は飲まない
③豆腐料理―豆腐は水をよく切って使用する
④雑炊―毎食、毎日は食べない
⑤丼物―材料は先に炒め、
　　　だし汁は少なめにする

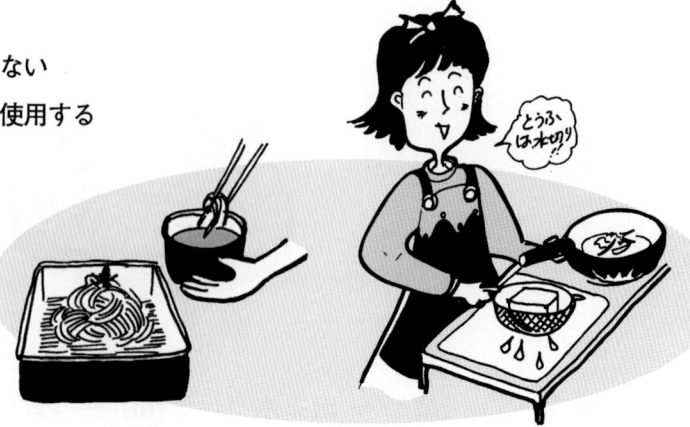

(9) 食品の水分量の違い

毎日なにげなく食べている主食ですが、主食の種類をかえることによって、かなり水分量が変わります。2日あきの朝食や、体重増加の多いときは、パンや焼もちにかえるなどの工夫をしましょう。

主食の水分量

ごはん	丼1杯 250g	水分 150ml
軟飯	丼1杯 250g	水分 176ml
全粥	丼1杯 250g	水分 208ml
食パン	8枚切2枚 100g	水分 38ml

うどん	1人前丼1杯	水分 620ml 汁を残すと 324ml
焼きうどん	1人前1皿	水分 250ml
もち	切りもち 中2個 100g	水分 45ml
雑煮	切りもち 2個入り 100g	水分 256ml

(10) 水分の多い食品

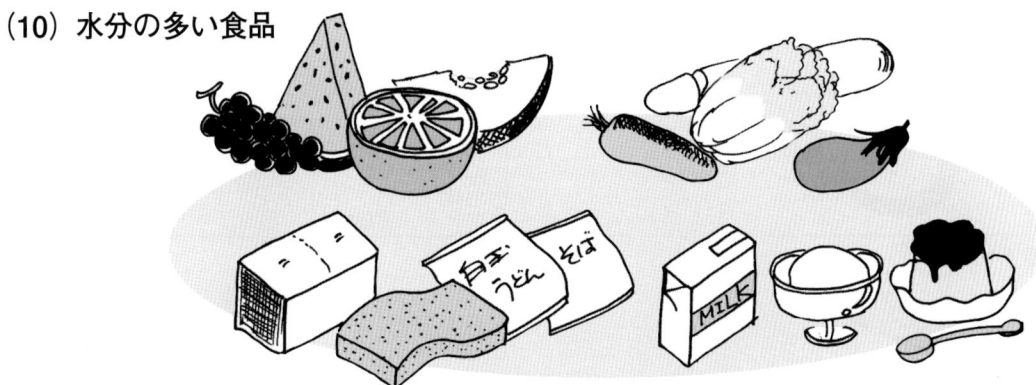

(11) 副食となる食品の水分

食品名 (目安量)	重量 (g)	水分量カップ 200ml	水分 (%)	備考
豆腐(1/4丁)	100	87ml	87	
生揚げ1枚	160	121ml	76	
肉類 (1人分・小ロース1枚)	80	48ml	60	
たら (切身1切)	80	64ml	80	
さんま	130 (正味100)	56ml	56	
たまご (M 2個)	100	76ml	76	
ほうれんそう (1/2〜1/3わ)	130	119ml	92	野菜は、食べた量がそのまま水分と考えてよい。 生や煮た場合は水分が多く、炒める、揚げるなどの料理方法にすると、水分が少なくなる。
いんげん (ひとにぎり)	100	92ml	92	
だいこん (わ切り5〜6cm)	100	95ml	95	
かぼちゃ (3〜4切)	100	76ml	76	
にんじん(小1本)	100	90ml	90	

(12) デザートとなる食品の水分

食品名 (目安量)	重量 (g)	水分量カップ 200ml	水分 (％)	備考
牛乳(1本)	200	175ml	87	
ヨーグルト(1個)	90	74ml	83	
プリン(1個)	100	74ml	74	
アイスクリーム(1個)	80	51ml	64	これらのデザートは食欲のないときにエネルギー補給源となる。
ショートケーキ(1個)	70	22ml	31	
ゼリー(小1個)	50	41ml	82	
まんじゅう(小1個)	40	14ml	35	
バナナ（中1本）	100	75ml	75	
みかん(大1個)	150	131ml	87	果物はカリウムを多く含むが、水分も多く含む。
いちご(中5個)	100	90ml	90	
りんご(中1個)	200	170ml	85	

(13) 水分のまとめ

　水分は入る量と出る量の調整をし、体重増加が自分の適正体重の3～5%以内になるよう心がけなければいけません。体内に入る水分は、主に飲水と食事によるものです。飲水は、自分の尿量+300～500mlが目安です。そして、食事は水分の多い料理ばかりを重ねてとらないよう、果物、野菜、間食をとりすぎないよう注意することです。

　水分管理のポイントは、飲水量と食事内容、そして増加率の関係を体験的につかむことです。「自分の湯のみにどれだけの水がはいるのか」「外で飲むコップ一杯の水は何ccなのか」をつかみ、一日にこれだけ飲んだから、これだけ増えたと自分でわかるようになって下さい。

　料理から入る水分も同様に、これを食べたから増えたとか、あれは水分が多いから飲水を減らす、などと考えて飲んだり食べたりすることです。そして、自分のペースをつかみ、むやみな体重増加・無理な除水がないよう注意して下さい。

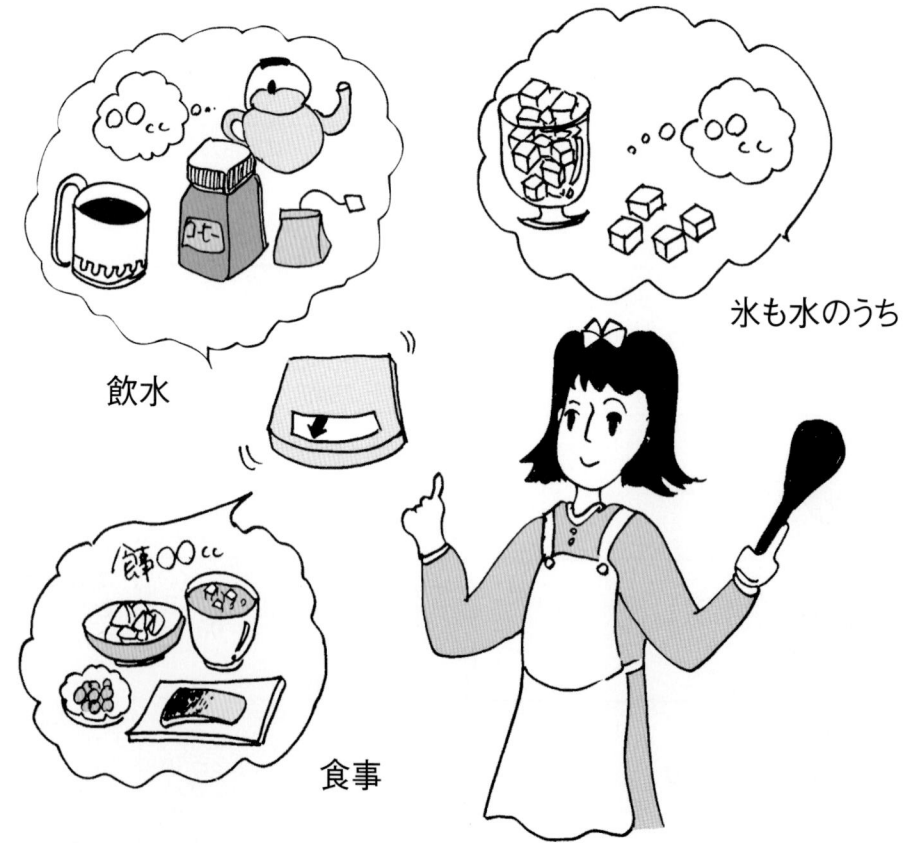

飲水

氷も水のうち

食事

6. 塩分について

　私たちは、毎日15g前後の塩分をとっています。正常な腎臓はナトリウム（塩分）を調節し、過剰な分は尿より排泄しています。しかし透析患者さんの場合、ナトリウムをとりすぎると、水とともにからだの組織にたまり、浮腫や高血圧をひきおこすことになります。ですから塩分は制限する必要があります。1日の塩分摂取は8g以下とし、血管への負担をへらしましょう。また、調味料中、食品中の塩分量を覚え、無理のない減塩食を心がけましょう。

(1) 塩分をとりすぎたときの害
①高血圧
②体重増加
③口渇
④心不全
⑤除水不良
⑥浮腫

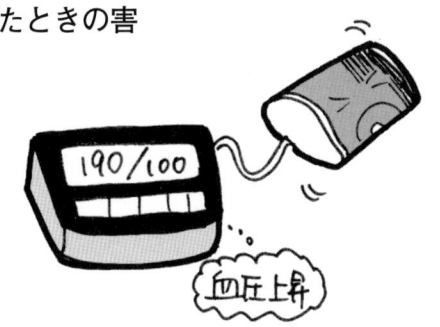

(2) 一日の塩分量
　調味料と食品に含まれる塩分を合わせて1日8g以下にします。

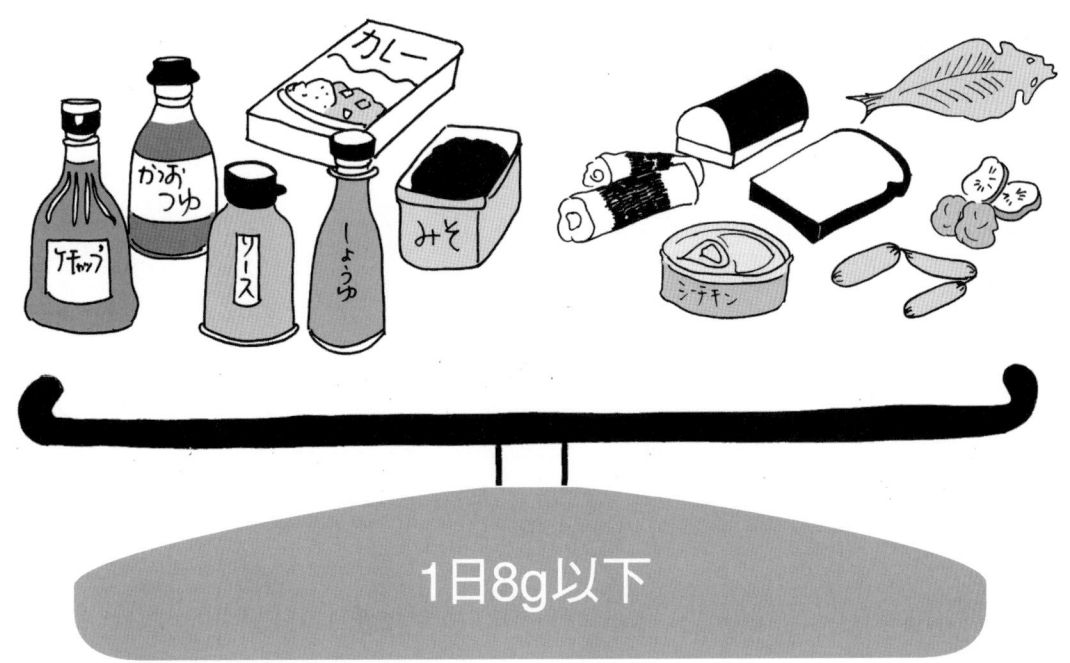

1日8g以下

(3) 調味料の塩分量——小さじ1杯の塩分量の比較

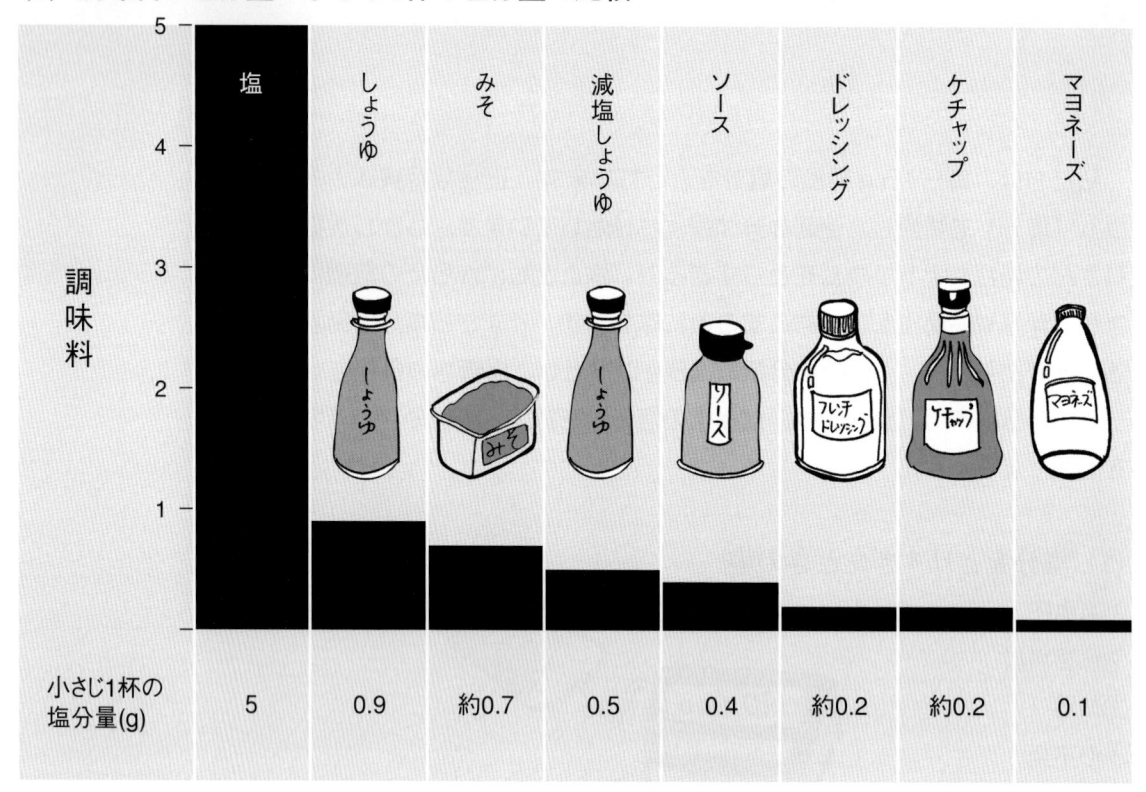

調味料	塩	しょうゆ	みそ	減塩しょうゆ	ソース	ドレッシング	ケチャップ	マヨネーズ
小さじ1杯の塩分量(g)	5	0.9	約0.7	0.5	0.4	約0.2	約0.2	0.1

(4) 塩1gの量の比較

調味料	塩	しょうゆ	みそ	減塩しょうゆ	ソース	ドレッシング	ケチャップ	マヨネーズ
塩1gに相当する量	小さじ1/5杯(1g)	小さじ1杯(6g)	小さじ1.5杯(8g)	小さじ2杯(12g)	小さじ2杯(10g)	大さじ2杯(30g)	大さじ2杯(30g)	大さじ3杯弱(40g)

(5) 食品中の塩分量

1. 穀類・干物

食パン 8枚切1枚 50g	中華そば（生） 150g	インスタント ラーメン1袋 65〜95g	丸干し 1尾 20g	白す干し 小さじ1杯 5g	さんまみりん 干し1枚 80g
0.7g	1.5g	6〜7g	1.2g	0.3g	2.9g

2. 魚肉加工品

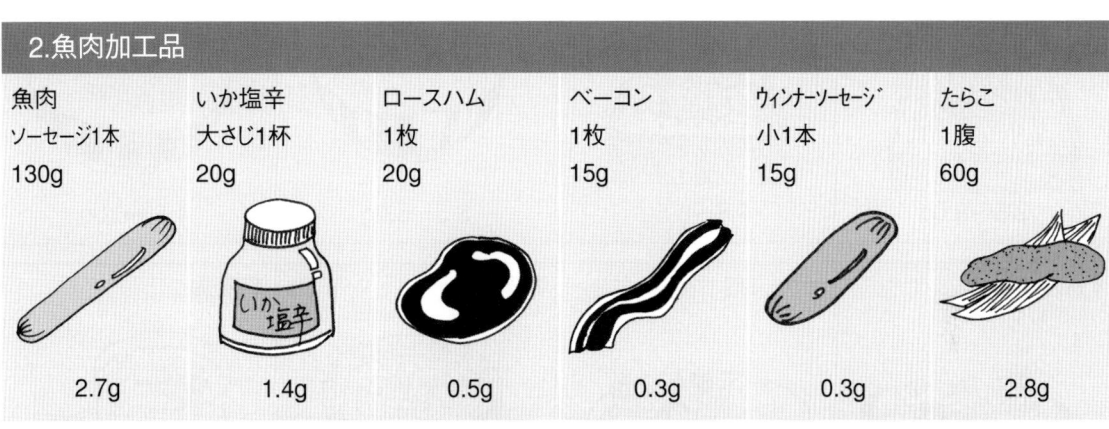

魚肉 ソーセージ1本 130g	いか塩辛 大さじ1杯 20g	ロースハム 1枚 20g	ベーコン 1枚 15g	ウィンナーソーセージ 小1本 15g	たらこ 1腹 60g
2.7g	1.4g	0.5g	0.3g	0.3g	2.8g

3. 魚肉加工品・つくだ煮

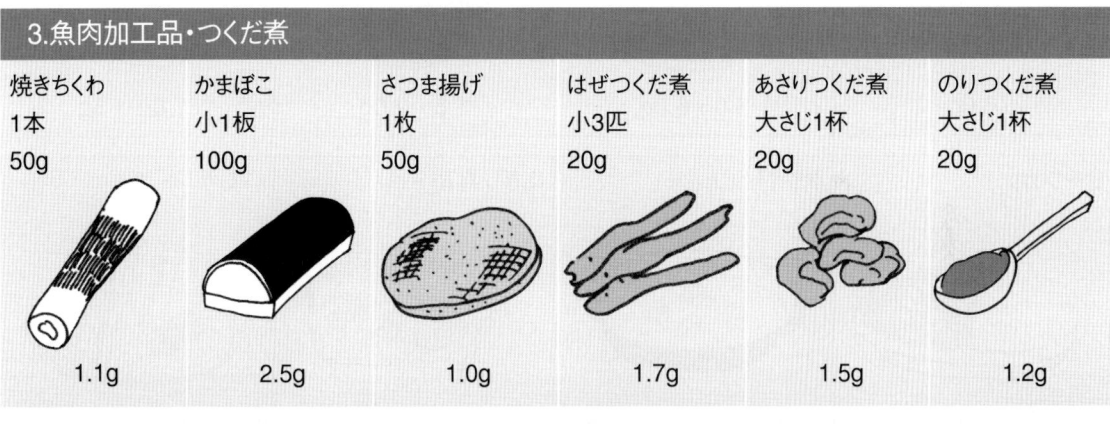

焼きちくわ 1本 50g	かまぼこ 小1板 100g	さつま揚げ 1枚 50g	はぜつくだ煮 小3匹 20g	あさりつくだ煮 大さじ1杯 20g	のりつくだ煮 大さじ1杯 20g
1.1g	2.5g	1.0g	1.7g	1.5g	1.2g

4. 漬物

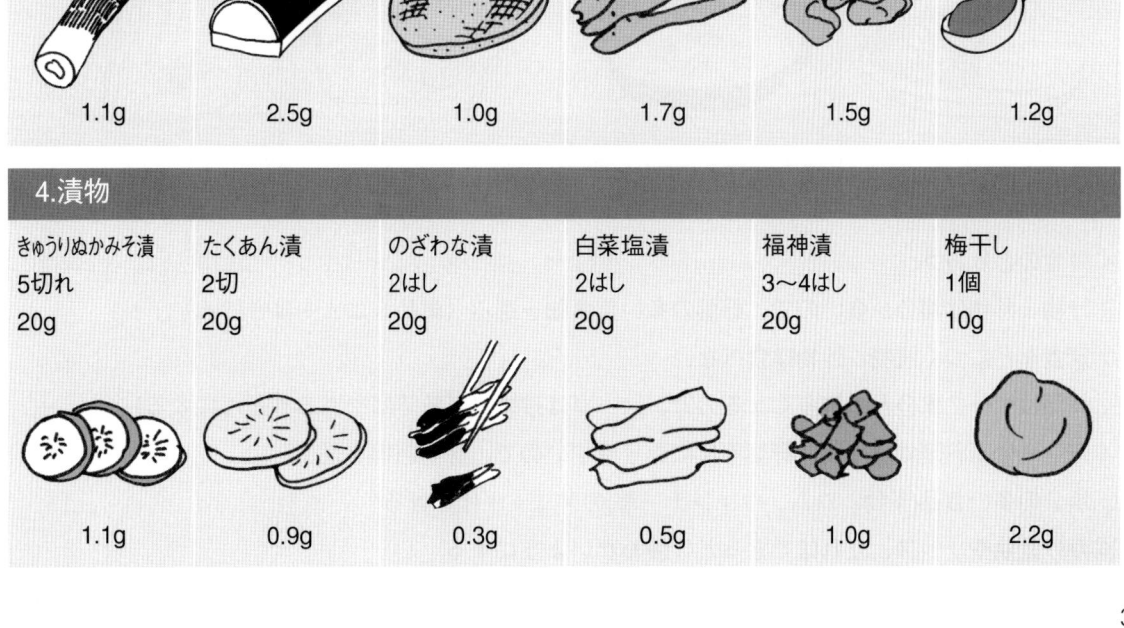

きゅうりぬかみそ漬 5切れ 20g	たくあん漬 2切 20g	のざわな漬 2はし 20g	白菜塩漬 2はし 20g	福神漬 3〜4はし 20g	梅干し 1個 10g
1.1g	0.9g	0.3g	0.5g	1.0g	2.2g

(6) 外食の塩分量

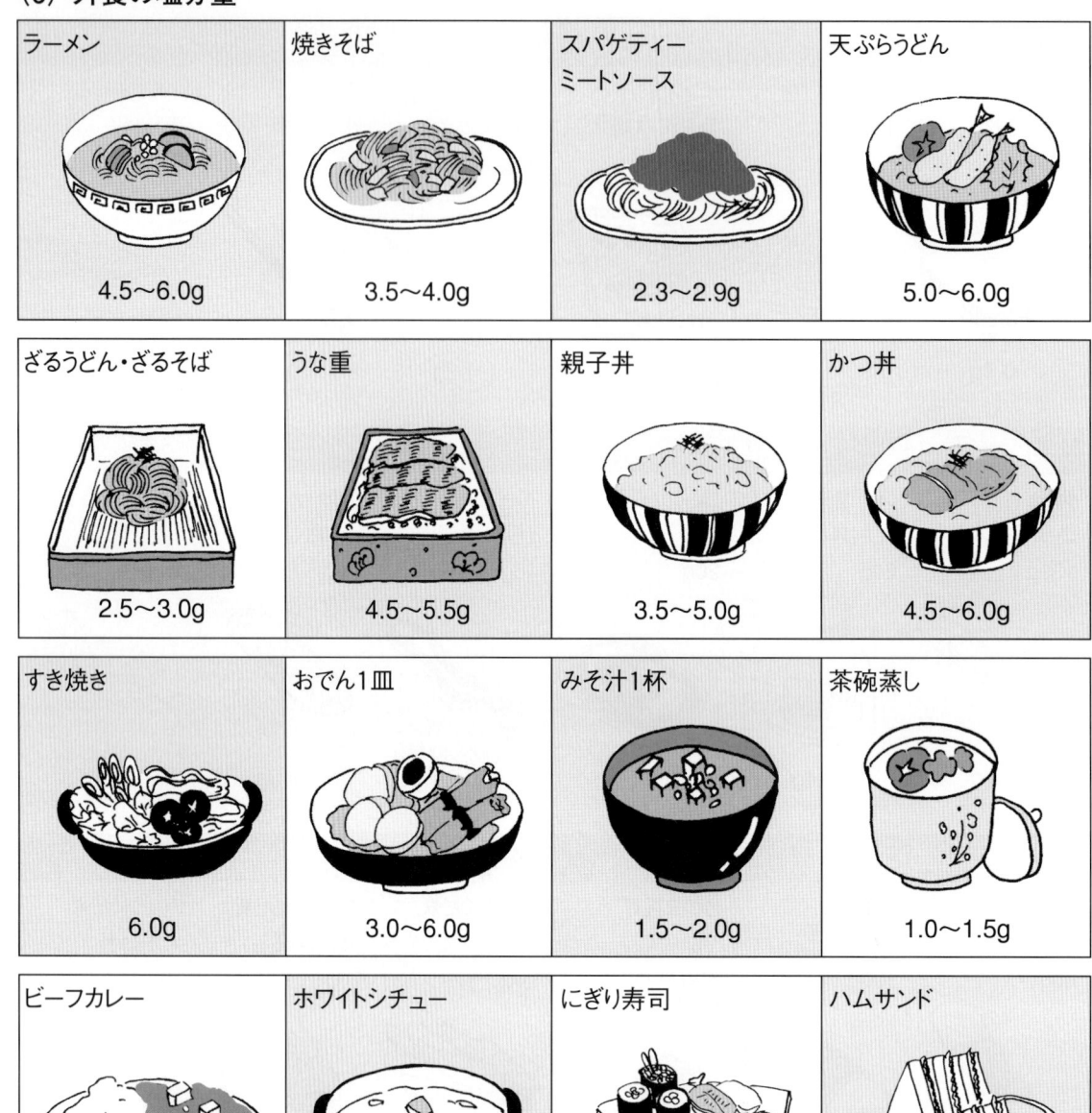

ラーメン	焼きそば	スパゲティーミートソース	天ぷらうどん
4.5〜6.0g	3.5〜4.0g	2.3〜2.9g	5.0〜6.0g
ざるうどん・ざるそば	うな重	親子丼	かつ丼
2.5〜3.0g	4.5〜5.5g	3.5〜5.0g	4.5〜6.0g
すき焼き	おでん1皿	みそ汁1杯	茶碗蒸し
6.0g	3.0〜6.0g	1.5〜2.0g	1.0〜1.5g
ビーフカレー	ホワイトシチュー	にぎり寿司	ハムサンド
2.5〜2.6g	2.0〜2.5g	3.0〜4.0g	3.3〜3.5g

＜外食のとり方＞

①汁物・丼物は塩分が多いので、野菜の多い定食物を選ぶ（単品メニューはさける）
②定食などにつく漬物、汁物は食べない
③麺類は塩分、水分ともに多くなるので、スープは残す（ざるそばやざるうどんにする）
④洋食や中華料理は高脂肪、野菜不足になりやすいので、野菜料理を選ぶ
⑤塩分の多い食品(干物、ハム、ウィンナー等)のメニューはさける
⑥かけ醤油やソース、たれはできるだけ使わないようにする

(7) 塩分制限の工夫

①新鮮な食品を使い、食品自体の持ち味を生かす

②味にメリハリをつける（1〜2品に塩分を多く使い、他はうす味にする）

③香辛料や酢を利用する（からし、わさび、こしょう、カレー粉など）

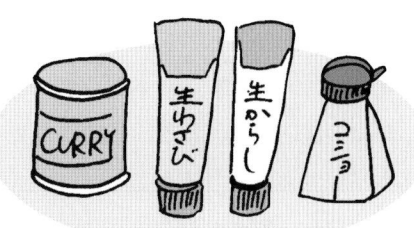

④風味（花かつお、しそ、ゴマなど）やこげ味を利用する

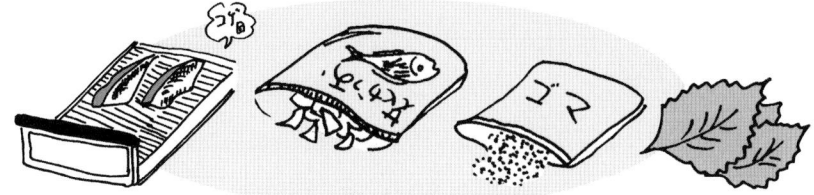

⑤かけるより、つけて食べる（ソースやしょうゆなどは、一口食べて味をみてからかける）

⑥油を利用する

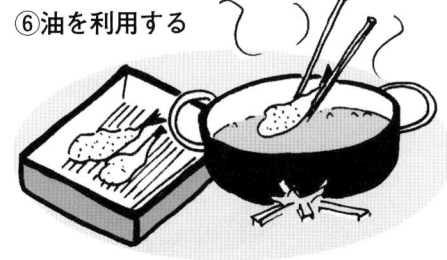

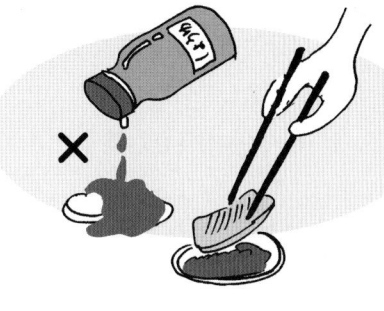

⑦下味は付けない（ゆでる時の塩、フライの下味、野菜の塩もみ、酢の物の塩など）

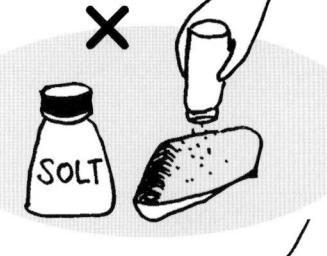

⑧煮付けの方法を工夫する（出し汁は濃い目に作り、多く入れすぎない、砂糖の量を減らす）

⑨しょうゆや味噌の味付けの料理ばかり重ねない

⑩味の付きやすい素材を利用する（卵、フライドポテトなど）

⑪練り製品、加工食品は避ける

⑫漬物を食べるなら、浅漬けか、一夜漬けにする

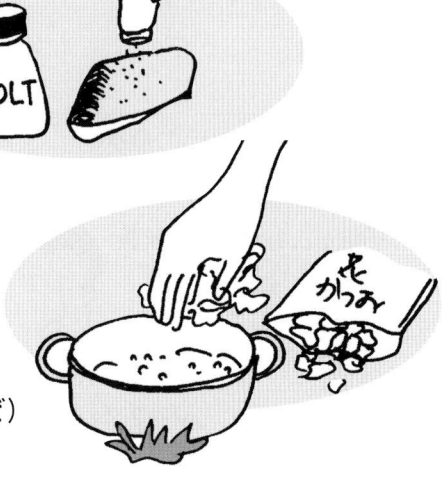

7. カリウムについて

　正常に腎臓が働いていれば、カリウムの90％は尿中に排泄されます。しかし腎臓の機能が衰えると、尿中よりカリウムが排泄されず、血液中にたまり、高カリウム血症をひきおこします。高カリウム血症の具体的な症状には、手足のしびれ、唇のしびれ、脱力感などがあり、カリウム値が極端に高くなると、不整脈、心停止をひきおこします。

　このように高カリウム血症になるのは、

①カリウムを多く含む食品をとりすぎた場合
②体細胞がこわれている場合（熱量不足）
③不十分な透析を行っている場合

などがあります。

　カリウム値が高くなった場合、まず何が原因しているのかを考えてみて下さい。そして、自分の食生活をふり返り、高カリウムの食品を食べすぎていないか？　熱量が不足していないか？　1つの食品を極端に食べすぎていないか？　など、1つ1つ食事内容を点検して下さい。

（1）カリウムを減らすために

　カリウムは、水に溶ける性質があるため、水にさらしたり、ゆでこぼすことにより、減少させることができます。しかし、カリウムが全くなくなってしまうのではないので、ゆでこぼせばどれだけ食べてもよいということはありません。ゆでこぼすことによって減少するカリウム量は、最大で70％程度です。しかし、食品によってはゆでてもほとんど減らないもの（栗、枝豆、とうもろこし）もありますので、注意が必要です。

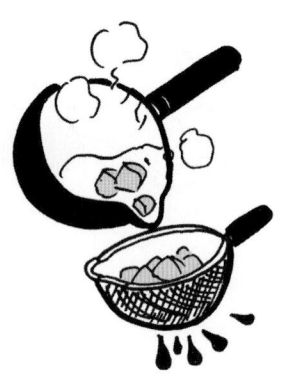

（2）高カリウム血症の原因

①食品からのカリウムの過剰摂取
②体細胞がこわれている状態
　（食欲不振、発熱など）
③透析不足
④便秘
⑤輸血

（3）高カリウムの症状、害

①脱力感、疲労感
②手足のしびれ
③唇のしびれ
④不整脈
⑤心停止

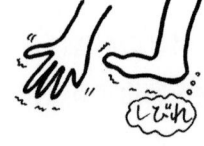

（4）カリウムが過剰にならないための食品の目安量

①いも類は50ｇ（じゃがいもなら1/2個）まで、それ以上食べる時はゆでこぼす

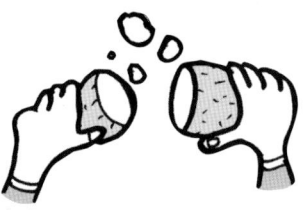

②焼いもは中1/2本まで

③とうもろこしは中1/2本まで

④種実類は一つまみ程度
　（ピーナッツなら20粒位、アーモンド20ｇ、グリーン豆20ｇ）

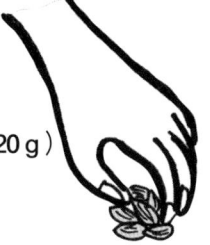

⑤豆類は避ける（ただし、きな粉、納豆以外の大豆加工食品のカリウムは少ない）

⑥カリウム含有量の多い果物（バナナ、アボガド、メロン等）
　は控える

⑦果物の目安量は、みかんなら中1個、
　りんごなら小1/2個程度に

⑧干魚類（丸干し・田作り）は控える

⑨インスタントコーヒーは、ティースプーン1杯で薄目に入れる

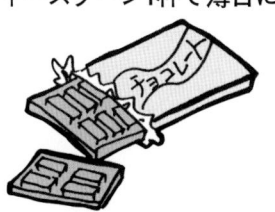

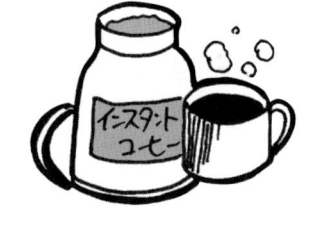

⑩チョコレートは1/3枚まで

⑪こぶまきなど大量に海草を使用する料理は食べない

⑫缶詰のシロップは飲まない

⑬たんぱく質の食品（肉類、魚介類、乳製品）も、
　1回に大量にとりすぎない

⑭乾燥野菜、乾燥果物は極少量に

⑮せんじて飲む漢方薬は避ける

⑯高カリウムの食品はかさねて食べない

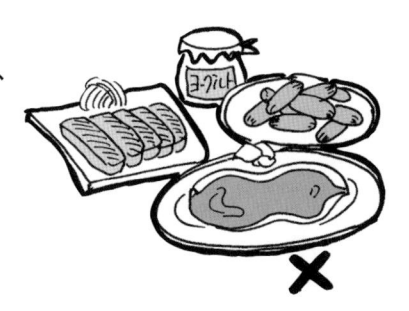

(5) カリウムの減らし方

水にさらす

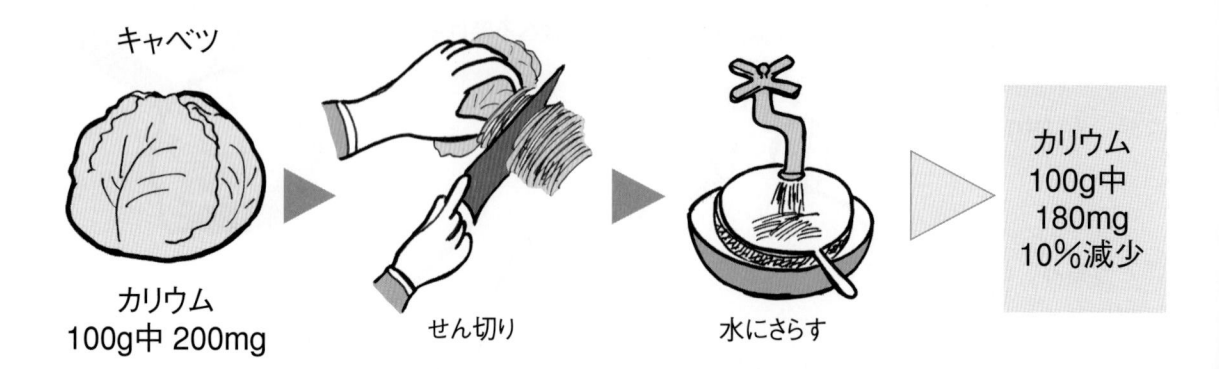

キャベツ
カリウム 100g中 200mg
→ せん切り → 水にさらす → カリウム 100g中 180mg 10％減少

ゆでこぼす

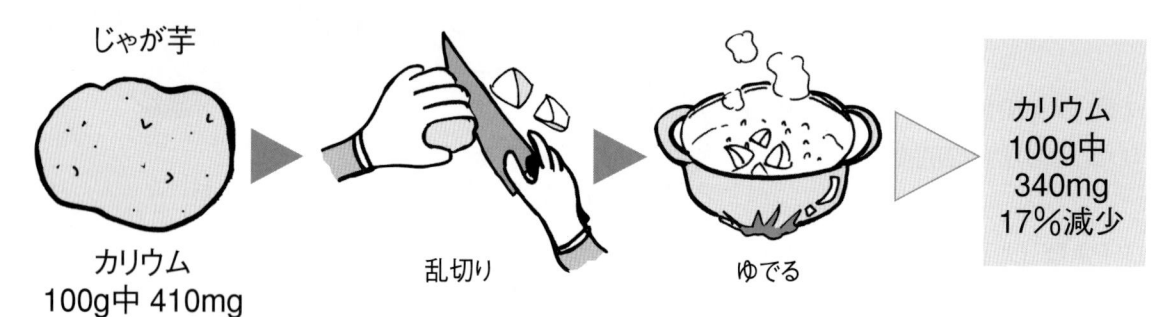

じゃが芋
カリウム 100g中 410mg
→ 乱切り → ゆでる → カリウム 100g中 340mg 17％減少

※ゆでこぼしても半分以下にはなりません。またゆでこぼしても、ほとんどカリウムの減少しない食品（栗・枝豆・とうもろこしなど）もあります。

缶詰め

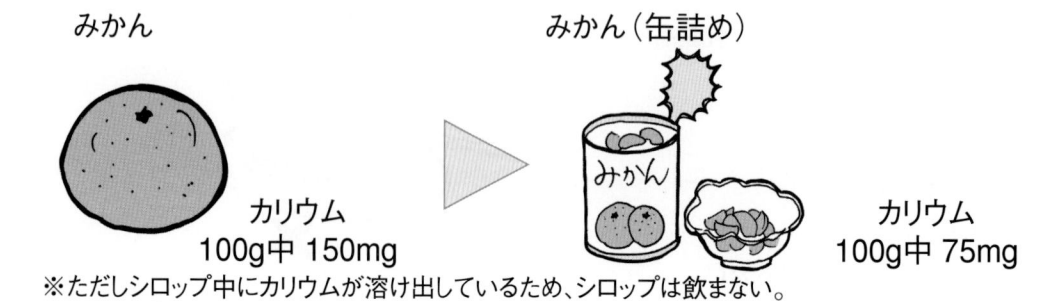

みかん
カリウム 100g中 150mg
→ みかん（缶詰め）
カリウム 100g中 75mg

※ただしシロップ中にカリウムが溶け出しているため、シロップは飲まない。

(6) 食品中のカリウム量

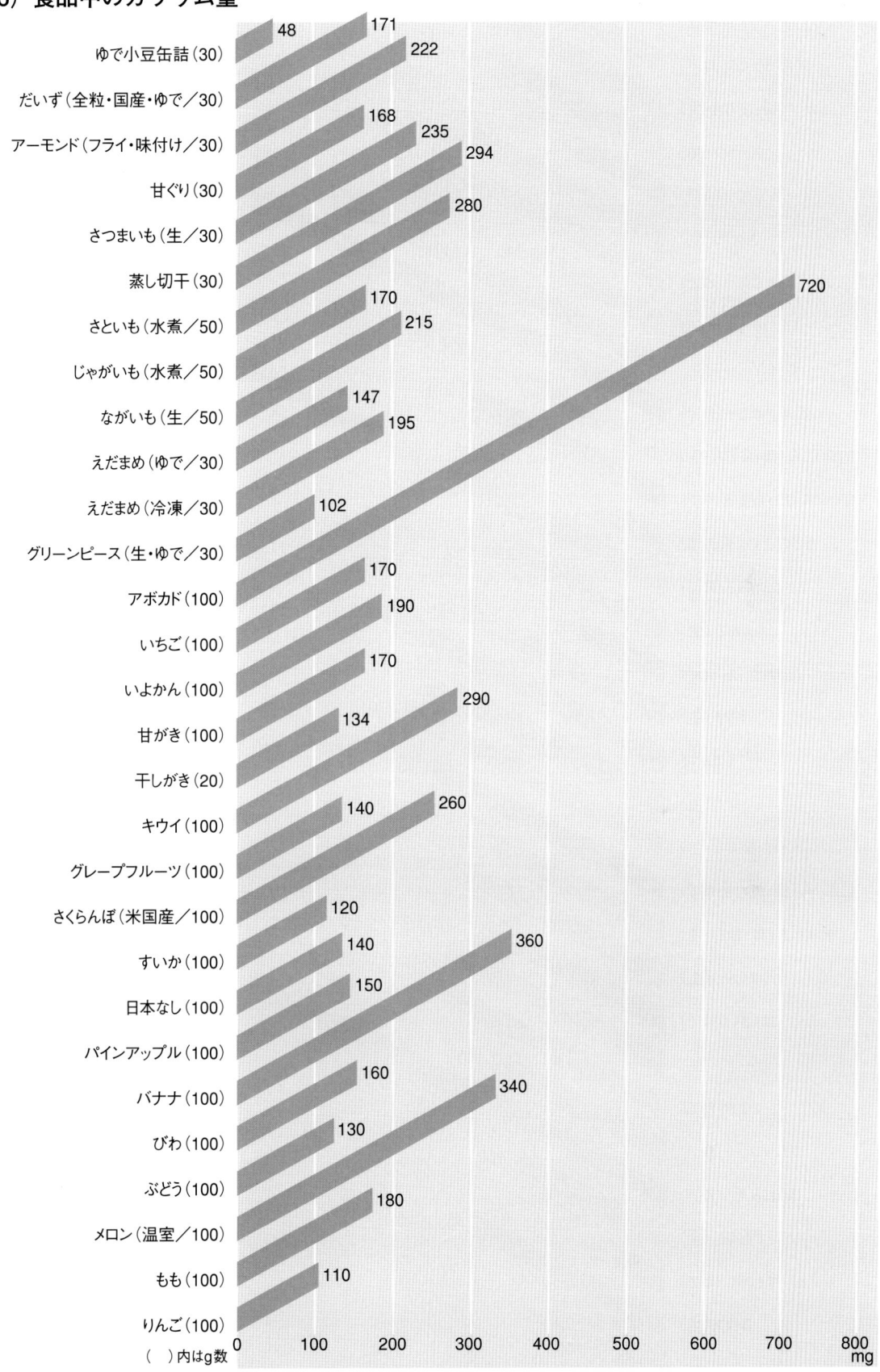

食品	カリウム量 (mg)
ゆで小豆缶詰 (30)	48
だいず (全粒・国産・ゆで/30)	171
アーモンド (フライ・味付け/30)	222
甘ぐり (30)	168
さつまいも (生/30)	235
蒸し切干 (30)	294
さといも (水煮/50)	280
じゃがいも (水煮/50)	720
ながいも (生/50)	170
えだまめ (ゆで/30)	215
えだまめ (冷凍/30)	147
グリーンピース (生・ゆで/30)	195
アボカド (100)	102
いちご (100)	170
いよかん (100)	190
甘がき (100)	170
干しがき (20)	290
キウイ (100)	134
グレープフルーツ (100)	140
さくらんぼ (米国産/100)	260
すいか (100)	120
日本なし (100)	140
パインアップル (100)	360
バナナ (100)	150
びわ (100)	160
ぶどう (100)	340
メロン (温室/100)	130
もも (100)	180
りんご (100)	110

( )内はg数

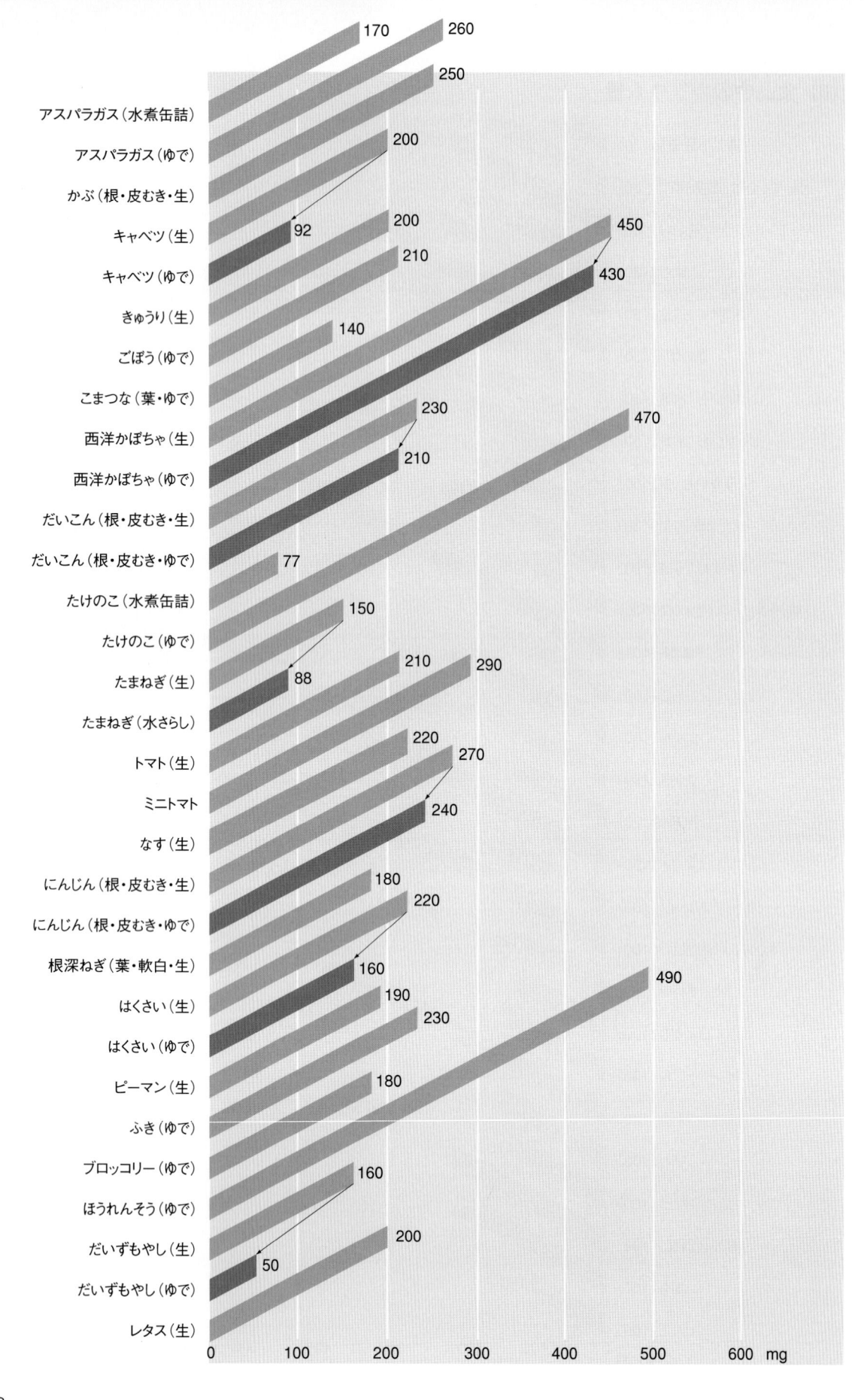

食品名	値 (mg)
アスパラガス（水煮缶詰）	170 / 260
アスパラガス（ゆで）	250
かぶ（根・皮むき・生）	200
キャベツ（生）	92 / 200 / 450
キャベツ（ゆで）	210 / 430
きゅうり（生）	140
ごぼう（ゆで）	
こまつな（葉・ゆで）	230 / 470
西洋かぼちゃ（生）	210
西洋かぼちゃ（ゆで）	
だいこん（根・皮むき・生）	77
だいこん（根・皮むき・ゆで）	150
たけのこ（水煮缶詰）	
たけのこ（ゆで）	88 / 210 / 290
たまねぎ（生）	
たまねぎ（水さらし）	220 / 270
トマト（生）	240
ミニトマト	
なす（生）	180
にんじん（根・皮むき・生）	220
にんじん（根・皮むき・ゆで）	160
根深ねぎ（葉・軟白・生）	190 / 490
はくさい（生）	230
はくさい（ゆで）	180
ピーマン（生）	
ふき（ゆで）	160
ブロッコリー（ゆで）	200
ほうれんそう（ゆで）	50
だいずもやし（生）	
だいずもやし（ゆで）	
レタス（生）	

38

(7) 食品100g中のカリウム量

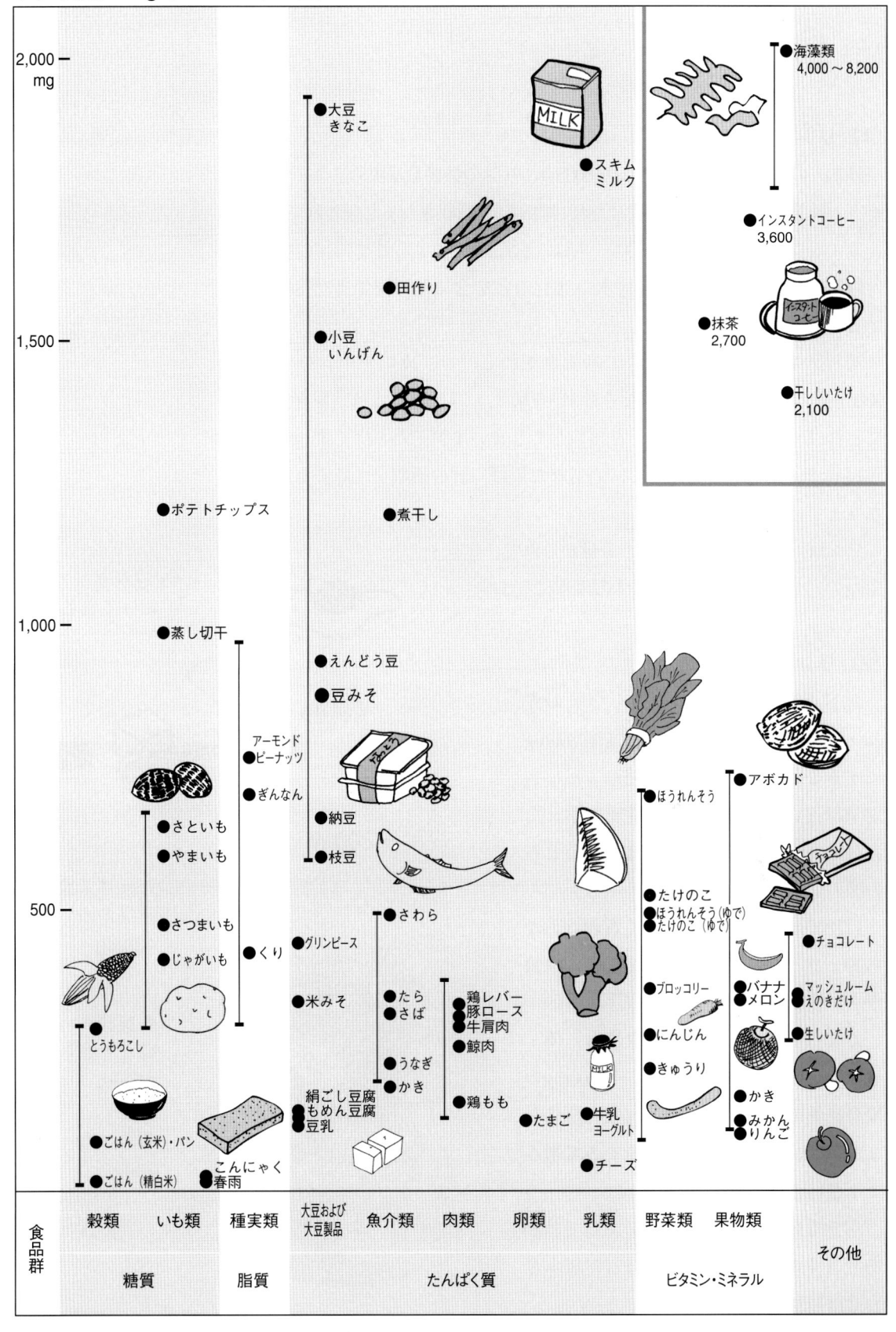

縦軸（mg）: 500, 1,000, 1,500, 2,000

穀類（糖質）
- ごはん（精白米）
- ごはん（玄米）・パン
- とうもろこし

いも類（糖質）
- 蒸し切干（約1,000付近）
- さといも
- やまいも
- さつまいも
- じゃがいも
- こんにゃく
- 春雨

種実類（脂質）
- ポテトチップス
- アーモンド
- ピーナッツ
- ぎんなん
- くり

大豆および大豆製品（たんぱく質）
- 大豆、きなこ
- 小豆、いんげん
- えんどう豆
- 豆みそ
- 納豆
- 枝豆
- グリンピース
- 米みそ
- 絹ごし豆腐
- もめん豆腐
- 豆乳

魚介類（たんぱく質）
- 田作り
- 煮干し
- さわら
- たら
- さば
- うなぎ
- かき

肉類（たんぱく質）
- 鶏レバー
- 豚ロース
- 牛肩肉
- 鯨肉
- 鶏もも

卵類（たんぱく質）
- たまご

乳類（たんぱく質）
- スキムミルク
- 牛乳
- ヨーグルト
- チーズ

野菜類（ビタミン・ミネラル）
- ほうれんそう
- たけのこ
- ほうれんそう（ゆで）
- たけのこ（ゆで）
- ブロッコリー
- にんじん
- きゅうり

果物類（ビタミン・ミネラル）
- アボカド
- バナナ
- メロン
- かき
- みかん
- りんご

その他
- チョコレート
- マッシュルーム
- えのきだけ
- 生しいたけ

- ●海藻類 4,000〜8,200
- ●インスタントコーヒー 3,600
- ●抹茶 2,700
- ●干ししいたけ 2,100

8. カルシウム・リンについて

(1) リンの考え方

　日本人のカルシウム必要量は1日600mg、リンの必要量は決められていませんが、一般的には800～1500mg位とされ、約50%が吸収されると言われています。

　カルシウムとリンのコントロールは、長期透析による骨や関節の痛み、異所性石灰化沈着によるかゆみや動脈硬化などを含めた腎性骨異栄養症を防止する大切なポイントです。

　透析食ではカリウムや水分の制限が加わるので、カルシウムを必要量の600mgとることはむずかしくなります。しかし、リンはたんぱく質を少し余分にとれば、簡単に1000mg以上を摂取してしまいます。たんぱく質1gは、約12～14mgのリンを含みますので、適切なたんぱく質の摂取をすることが重要となります。

　リンは、便や透析で除去できる量からみて、体重50kgの人では1日800mg以下にするようにします。

(2) リンのとり方

　毎日とる食品（穀類・たん白質の食品・野菜など）から入るリン量を約800mgにすることが必要です。（体格によって必要量は違います）先の食品構成で示した食品量（p10）からリンの分布を見ると右の図のようになります。

　1日800mgのうち、たんぱく質の食品から400mg、野菜やいも類から200mg、主食から200mg入ります。

　たんぱく質からのリン摂取量は、朝・昼・夕に配分して考えます。一日400mgの場合、朝100mg、昼・夕150mgを目標にします。（次ページからのリン量をみて選んで下さい。）

　主食も組み合わせの種類によって差がありますので、パンとそばなどの組み合わせは頻度を減らして下さい。

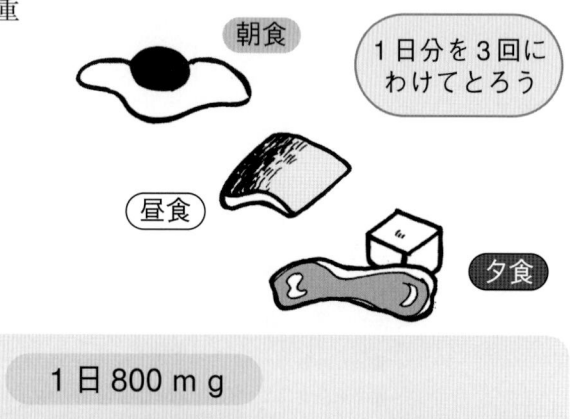

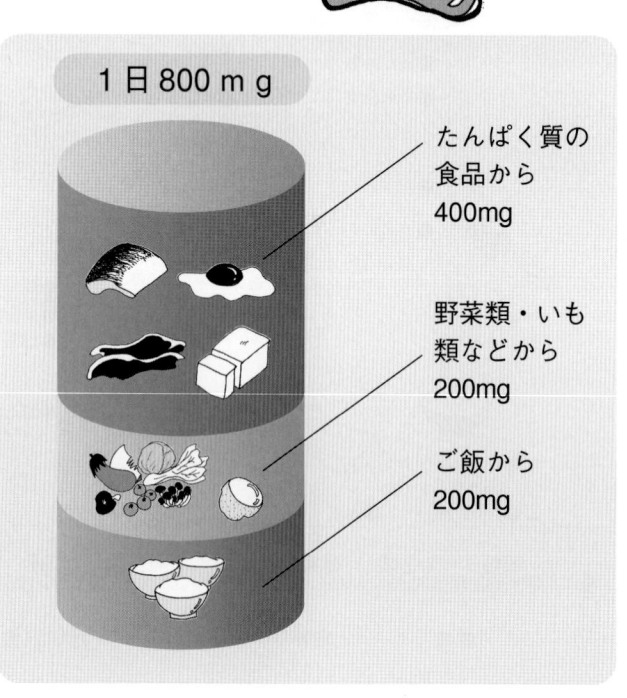

1日分を3回にわけてとろう

朝食 / 昼食 / 夕食

1日 800mg
- たんぱく質の食品から 400mg
- 野菜類・いも類などから 200mg
- ご飯から 200mg

(3) 食品中のリン量（常用量あたり）

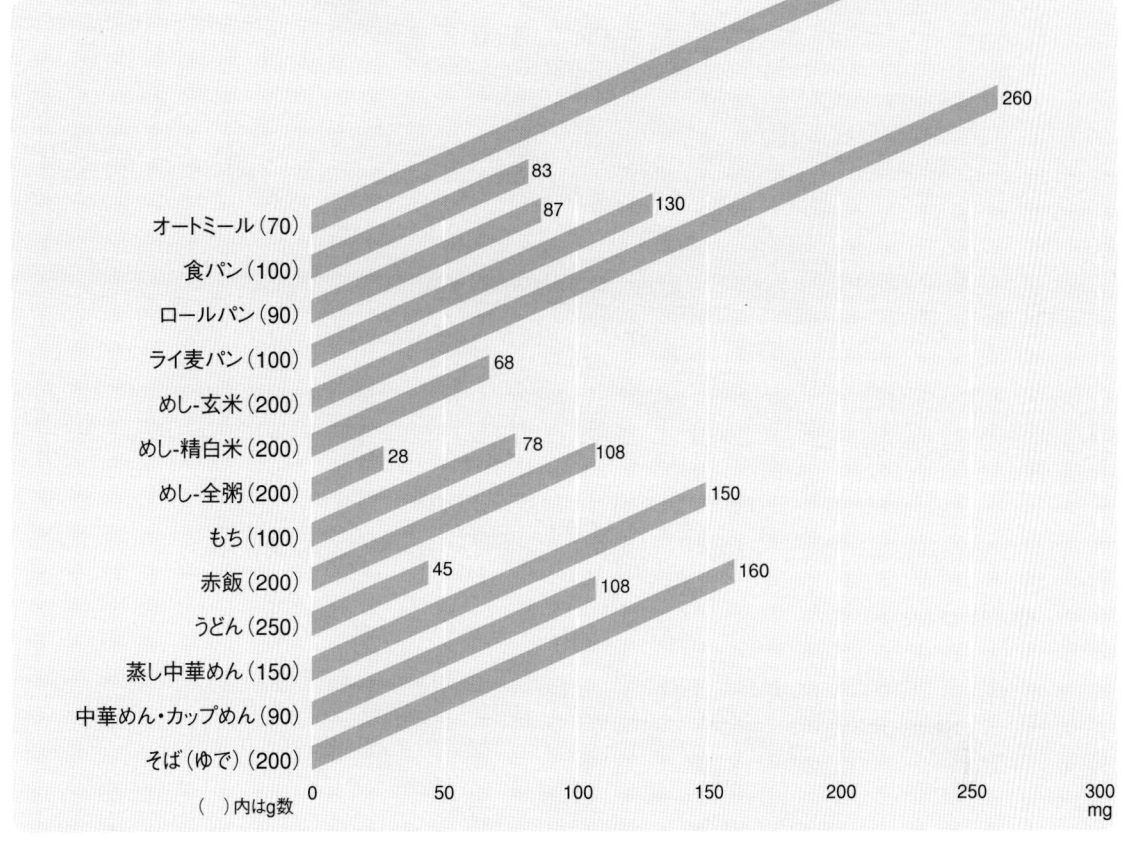

食品	リン量(mg)
オートミール(70)	259
食パン(100)	260
ロールパン(90)	83
ライ麦パン(100)	87
めし-玄米(200)	130
めし-精白米(200)	68
めし-全粥(200)	28
もち(100)	78
赤飯(200)	108
うどん(250)	150
蒸し中華めん(150)	45
中華めん・カップめん(90)	108
そば（ゆで）(200)	160

（ ）内はg数

主食は、朝、昼、夕とご飯を200g摂った場合204mgですが、朝がパンで昼がそば、夕がご飯の場合は344mgになります。組み合わせに注意が必要です。また、リンの少ない低リン米も市販されています。栄養士に問い合わせてください。

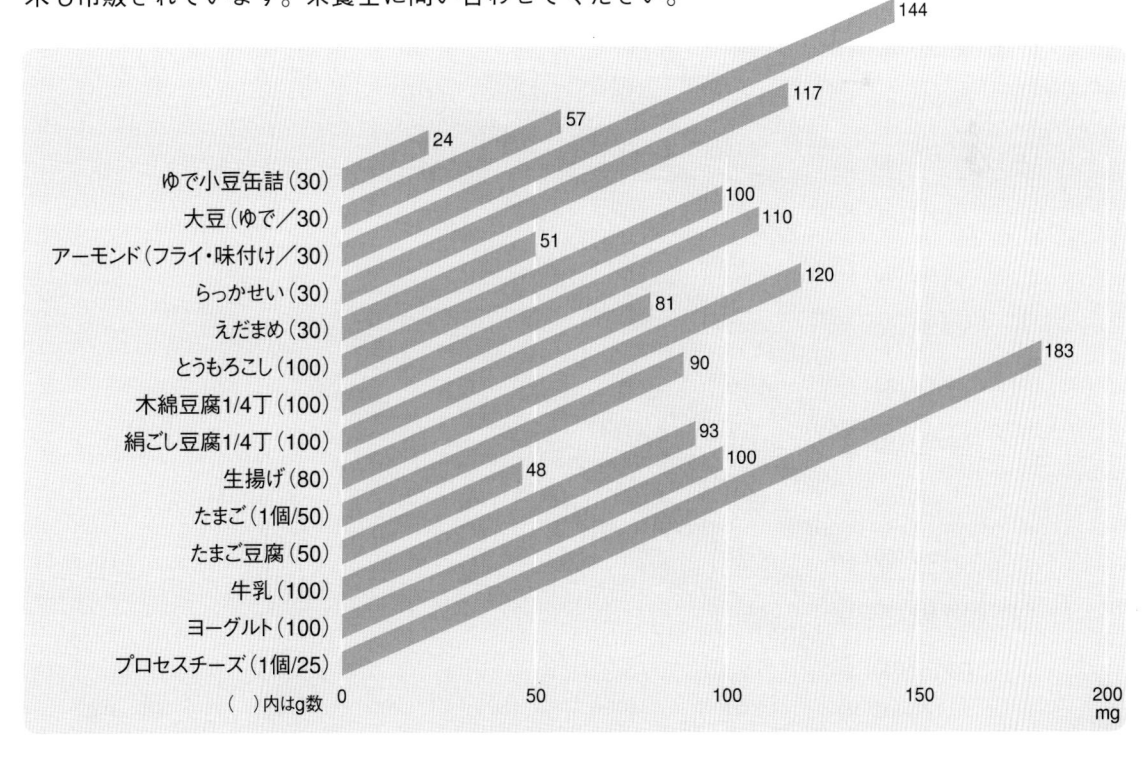

食品	リン量(mg)
ゆで小豆缶詰(30)	144
大豆（ゆで/30)	117
アーモンド（フライ・味付け/30)	24
らっかせい(30)	57
えだまめ(30)	100
とうもろこし(100)	110
木綿豆腐1/4丁(100)	51
絹ごし豆腐1/4丁(100)	120
生揚げ(80)	81
たまご(1個/50)	90
たまご豆腐(50)	183
牛乳(100)	93
ヨーグルト(100)	48
プロセスチーズ(1個/25)	100

（ ）内はg数

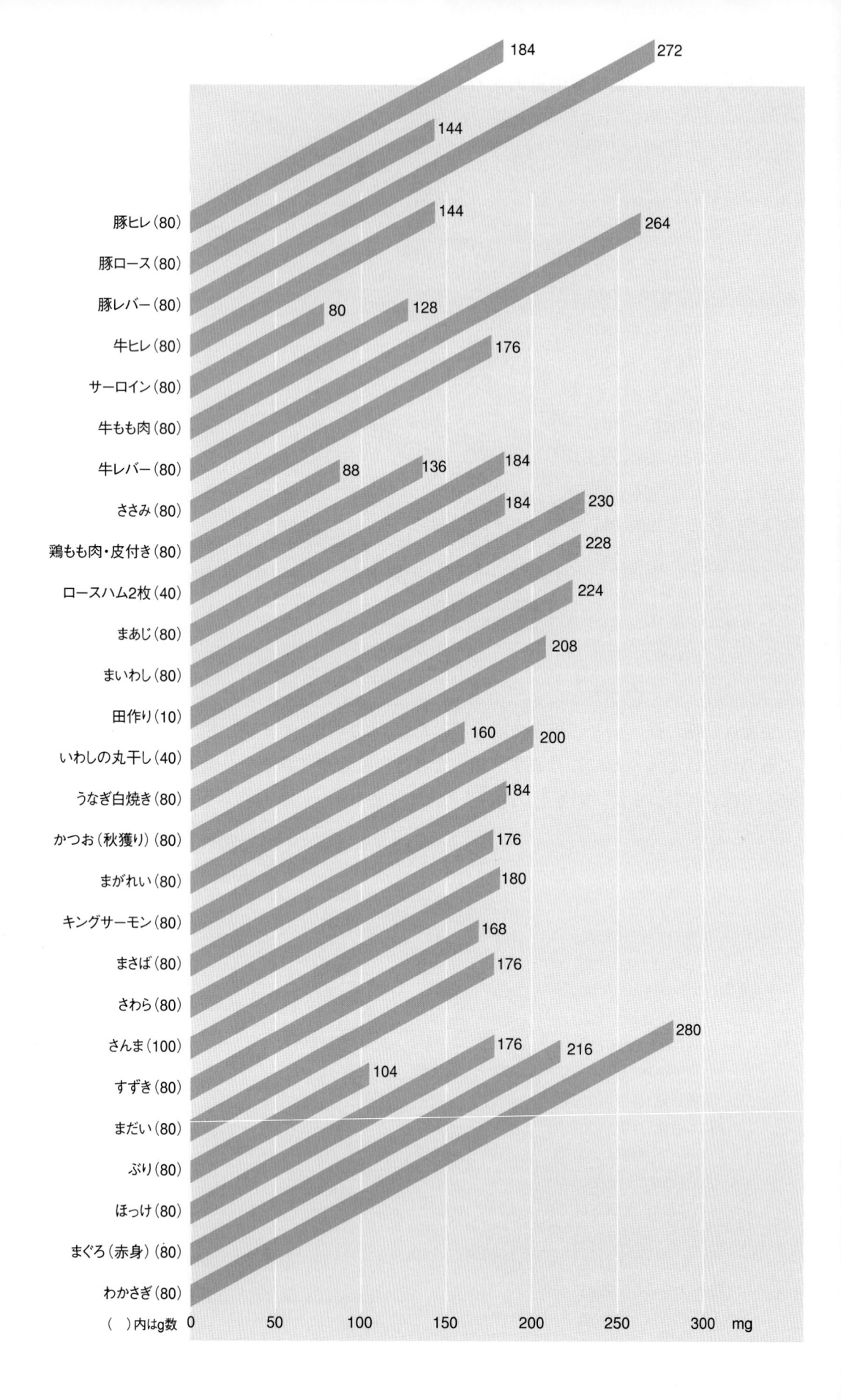

食品 (g)	値 (mg)
豚ヒレ (80)	272
豚ロース (80)	184
豚レバー (80)	144
牛ヒレ (80)	144
サーロイン (80)	264
牛もも肉 (80)	80
牛レバー (80)	128
ささみ (80)	176
鶏もも肉・皮付き (80)	88, 136, 184
ロースハム2枚 (40)	184, 230
まあじ (80)	228
まいわし (80)	224
田作り (10)	208
いわしの丸干し (40)	160, 200
うなぎ白焼き (80)	184
かつお (秋獲り) (80)	176
まがれい (80)	180
キングサーモン (80)	168
まさば (80)	176
さわら (80)	176, 216, 280
さんま (100)	104
すずき (80)	
まだい (80)	
ぶり (80)	
ほっけ (80)	
まぐろ (赤身) (80)	
わかさぎ (80)	

( ) 内はg数

(4) 食品100g中のリン量

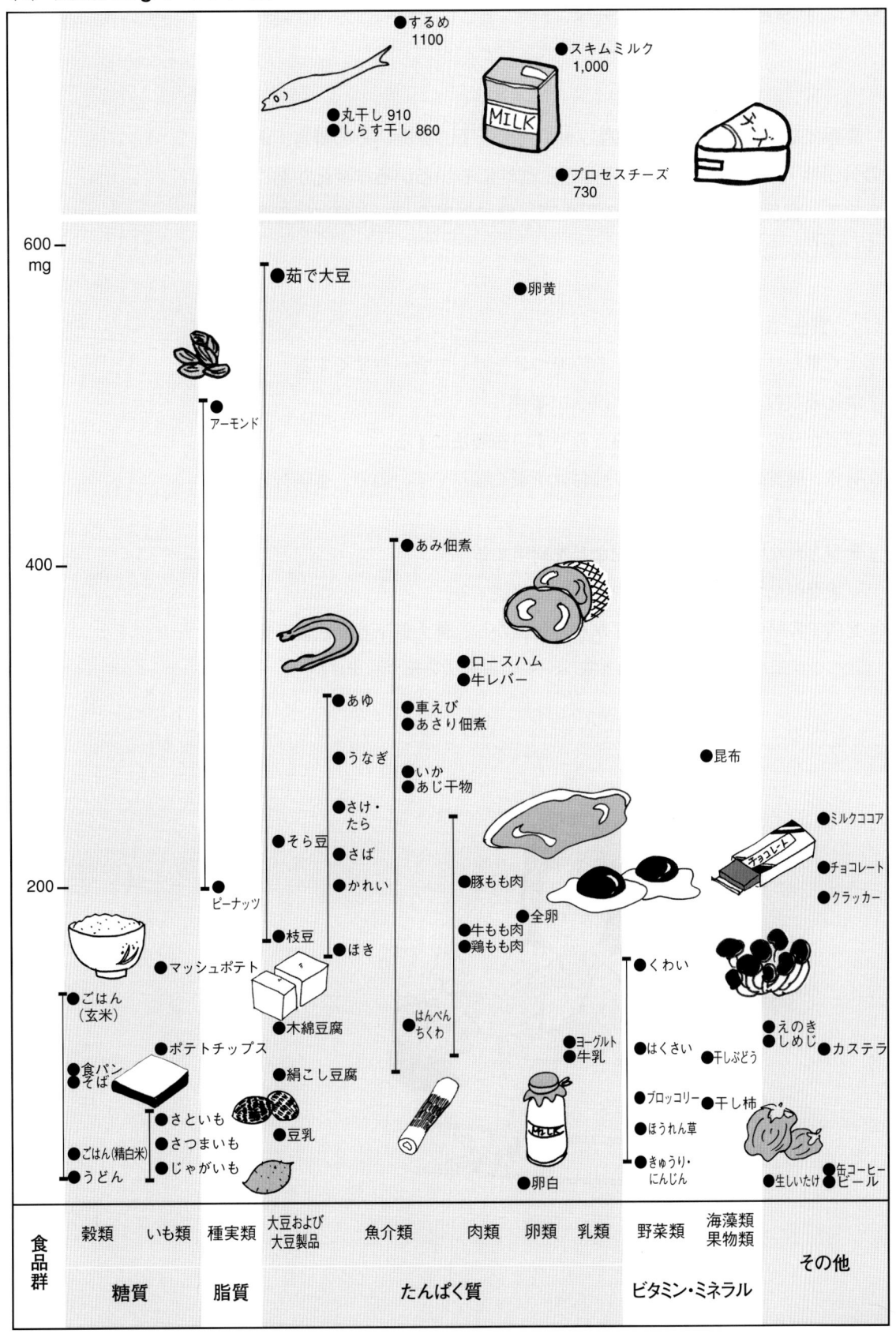

- するめ 1100
- スキムミルク 1,000
- 丸干し 910
- しらす干し 860
- プロセスチーズ 730

600 mg
- 茹で大豆
- 卵黄
- アーモンド

400
- あみ佃煮
- ロースハム
- 牛レバー
- あゆ
- 車えび
- あさり佃煮
- うなぎ
- いか
- あじ干物
- さけ・たら
- 昆布
- そら豆
- さば
- かれい
- ミルクココア
- チョコレート
- 豚もも肉
- クラッカー

200
- ピーナッツ
- 枝豆
- ほき
- 牛もも肉
- 鶏もも肉
- 全卵
- くわい
- マッシュポテト
- 木綿豆腐
- はんぺん
- ちくわ
- ヨーグルト
- 牛乳
- はくさい
- 干しぶどう
- えのき
- しめじ
- カステラ
- ごはん（玄米）
- 食パン
- そば
- ポテトチップス
- 絹こし豆腐
- ブロッコリー
- 干し柿
- さといも
- ほうれん草
- ごはん(精白米)
- さつまいも
- 豆乳
- きゅうり・にんじん
- うどん
- じゃがいも
- 卵白
- 生しいたけ
- 缶コーヒー
- ビール

食品群	穀類	いも類	種実類	大豆および大豆製品	魚介類	肉類	卵類	乳類	野菜類	海藻類 果物類	
	糖質		脂質		たんぱく質				ビタミン・ミネラル		その他

9. 高齢者の食事について

　高齢になると、義歯による咀しゃく力の低下、飲み込みの障害、消化液の分泌低下、腸管の働きの低下など生理的にもいろいろな変化がおこってきます。食品の選択や調理時の工夫で、食べやすくし、必要な栄養量を確保しましょう。

（1）　食生活のポイント
①よく煮たり、きざんだり、とろみをつけたりして食べやすくする
②消化吸収のよい食品を選ぶ（p50-51参照）
③口当たりのよい調理法、飲みこみやすい調理法にする
④味覚、嗅覚感覚の低下により味付けが濃くなりやすいので、香辛料を上手にとり入れる
⑤量がとれない場合は、栄養剤などを利用する
　　（栄養剤については、医師や栄養士に相談する）
⑥室内での軽い運動などをしてからだを動かし、体力低下と食欲低下を防ぐ
　次ページに高齢者向けの食品と食べやすい調理法を紹介します。

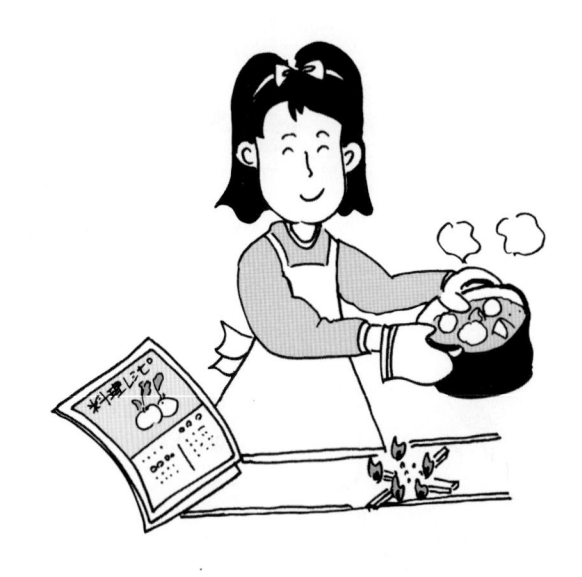

(2) 高齢者向け食べやすい食品と調理法

食品名	食べやすい料理方法
ごはん パン	軟飯・全粥・雑炊・五目ご飯・親子丼 サンドイッチ・フレンチトースト

【調理のポイント】
① いも類やかぼちゃなどでん粉質のものは粘りがでるので水分を増やす。
② 海藻類やきのこ類はみじん切りにする。
③ 市販のレトルトの粥にはたまごや野菜をたす。
④ 市販の五目ご飯や赤飯をお粥にする。
⑤ もちを小さく切って野菜粥に加える。

うどん・そば そうめん	煮込みうどん・とろろそば にゅうめん

【調理のポイント】
① たまごを加えて蒸す（小田巻き蒸し）。ゆでうどんを使い、食べる機能に合わせる。
② きな粉・すりごま・おろしあんをからめる。麺はとろとろになるくらいまでよく煮て、熱いうちにからめる。
③ 寒天やゼラチンを使ってソーメンを寄せる。
④ 煮込みうどんは麺と具を別々に煮込み、きれいに盛り付ける。
⑤ 五目あんかけ焼そばは麺をキザミ、油でさっと炒めてから熱湯を注ぎ、蒸し煮にして柔らかく仕上げる。

じゃがいも さつまいも ながいも・やまいも	マッシュポテト・クリーム煮・つぶし煮 甘辛煮・スィートポテト・きんとん 山かけ丼・とろろ汁・白煮・とろろ蒸し

【調理のポイント】(野菜類を参照)

たまご うずらたまご	半熟たまご・温泉たまご・たまご豆腐・スクランブルエッグ たまごとじ・かに玉・巣ごもりたまご・茶碗蒸し

牛・豚肉赤身 ひき肉類・鶏肉	シチュー・クリーム煮・豚汁・つくね煮・肉団子 そぼろあんかけ・そぼろ煮

【調理のポイント】
① 焼き物；照焼、味噌漬け焼、焼肉は出来あがったものを細かくきざむ。
② 揚げ物；唐揚げや竜田揚げは揚げてから煮た後、細かくきざみ、煮汁をかけると食べやすい。
③ ミンチ；コロッケは、ミンチとたまねぎを炒めてから牛乳を加えて、ミキサーにかけると柔らかく出来る。
　　　　　ハンバーグやミートローフは出来あがってからつぶし、元の形に整えて盛り付ける。
　　　　　焼き上がった物をつぶし、スープを加えてゼリー寄せにする。
　　　　　焼いた後、煮てつぶしその煮汁をかける。
　　　　　各種のとろみのあるソース(卸ソース、ホワイトソース等)をかける。
　　　　　二度びきのひき肉を使い、クリーム煮、シチュー、くず煮にする。

| 豆腐
がんもどき | 白あえ・みそかけ・豆腐入りハンバーグ・空也蒸し・凝製豆腐
田楽・煮奴・揚げ出し豆腐・含め煮 |

【調理のポイント】
① 煮豆；柔らかく煮たうずら豆、金時豆はつぶすかうらごしする。
　　　　煮汁と一緒にミキサーにかける。
② 豆腐；煮てからすりつぶす。白みそ、ピーナッツ粉、ピーナッツバター、
　　　　ごまじょうゆ、すりくるみなどで味付けする。
　　　　ゆでてから調味汁と一緒にミキサーにかける。
　　　　くずし煮にして卵でとじる。
③ 凍豆腐；そのまますりおろし、ハンバーグ、肉団子、みそ汁などの汁物に入れる。

| さわら・さけ
白身魚 | ホイル焼き・バター焼き・ムニエル・刺身・あんかけ・おろし煮
揚げ煮・酒蒸し |

【調理のポイント】
① 煮魚；細かくほぐしてから煮汁をかける。身がパサつく場合は煮汁にとろみ
　　　　をつける。嚥下困難な場合には煮汁と一緒にゼリー寄せにする。
② 焼魚；ほぐして味付けしたおろしだいこんやたれをかける。
　　　　ほぐし身を味付けしキザミ野菜と一緒にホイルに包み蒸し焼きにする。
③ 蒸し魚；ほぐして、とろみのあるあんをかける。
　　　　　ほぐしてつぶし、マヨネーズや生クリームであえる。
④ 刺身；うすく切ったり、包丁の背を使ってたたく。
⑤ すり身；つなぎにたまごやながいもを入れて、蒸す。ゆでる、煮るときの形は白玉団子の
　　　　　ように平たい団子型にして、盛付け時に上からあんをかける。

| 牛乳
ヨーグルト | グラタン・クリームシチュー・ポタージュ
ヨーグルトあえ |

| だいこん・玉かぶ
ほうれんそう・白菜など | おろしあえ・クリーム煮・かぶら蒸し・ふろふきだいこん・煮浸し
お浸し・あえ物・煮物 |

【調理のポイント】
① 熟煮；いもやだいこん、かぶ、にんじん、たまねぎ、かぼちゃなどは弱火でよく煮て、そのまま押しつぶし軽くまとめる。
② よくゆでてきざむ；青菜などのなっぱ類をよくゆで、味付け後細かくきざむ。
③ ミキサーかけ；よく煮たり、ゆでたりしたものにだし汁を加えミキサーにかける。
④ ゼリー寄せ；ミキサーでなめらかにしたものを寒天やゼラチンで固める。

| フルーツ缶
りんご | ジュース・ゼリー・フルーツサラダ
コンポート・おろしりんご |

| その他 | ウエハース・プリン・カステラ |

10. 貧血と食事

　貧血の治療は、エリスロポエチンの登場で、かなりの治療効果を得るようになってきました。しかし、食事の絶対量の不足や鉄分・ビタミンなどの不足による栄養のアンバランスがある場合は、投与中であってもよい効果を得ることはできません。貧血時には、基本となる食事内容を次の七項目について見直すことが大切です。

(1) 鉄分について

　鉄の摂取量は1日10mg程度が望ましく、このうち吸収されるのは5～10%です。食品によって吸収率が違い、レバーや肉類、魚介類、大豆製品に含まれる鉄分は、比較的よく吸収されます。しかし、レバーはビタミンAやリンも多く、とりすぎは好ましくありません。1週間に1度程度としましょう。

(2) 食べ方のポイント

①偏食をしない

　自分の嗜好のみにかたよらず、栄養素のバランスをとり、食事内容を豊かにする。

②たんぱく質を十分にとる

　たんぱく質は血液をつくる大切な材料です。また、動物性のたんぱく質の食品に含まれている鉄分は吸収されやすいので、不足のないよう適切に摂取する。

③熱量を十分とる

　熱量が不足すると、せっかく摂取したたんぱく質が、熱量源に利用されてしまいます。

④造血に必要なビタミンを十分にとる（別表参照）

⑤朝食はきちんと食べる

　欠食は、貧血の原因となります。仕事をするために朝の栄養は欠くことが出来ません。

⑥インスタント食品や加工食品ばかりをとりすぎない。

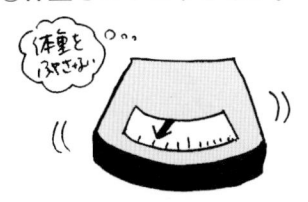

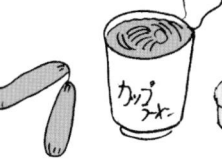

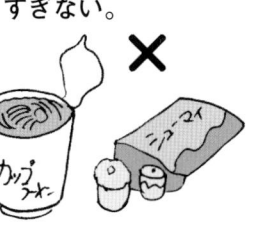

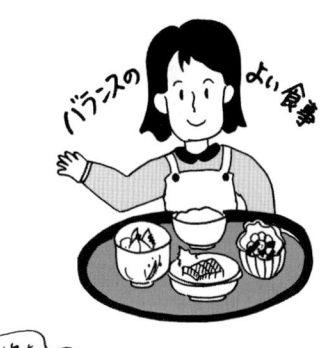

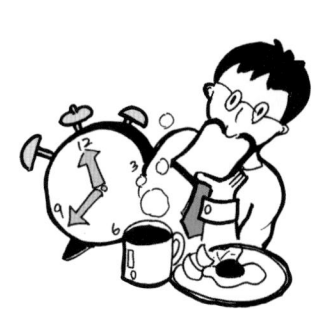

⑦体重をふやしすぎない。

(3) 造血に必要な栄養素と多く含まれる食品

鉄
牛レバー、豚レバー、鶏レバー、牛もも肉、豚もも肉、鶏もも肉
大豆、いんげん、あずき、えんどう
しじみ、バカガイ、アサリ、ハマグリ、かき
まぐろ(赤身)、いわし、かつお
緑黄色野菜、ひじき、もずく

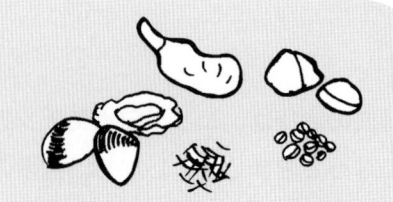

銅
牛レバー
かき
ココア、チョコレート、大豆
きくらげ

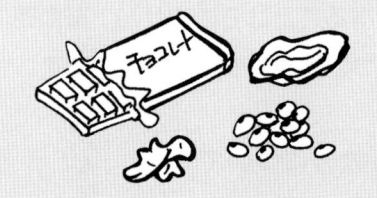

ビタミン B_{12}
牛レバー、豚レバー、鶏レバー、牛肉、豚肉
あさり、しじみ、かき
卵黄、チーズ

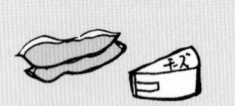

ビタミン B_2
牛レバー、豚レバー、卵黄
緑黄色野菜(春菊、ほうれんそう、にら、アスパラガス、なばな)
干しいたけ

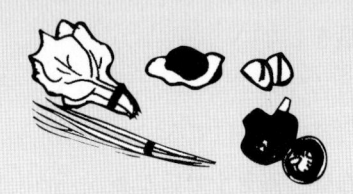

ビタミン B_6
牛レバー、鶏肉
さけ、いわし、かつお、まぐろ(赤身)
バナナ、胚芽米

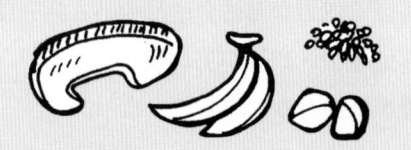

ビタミン C
パセリ、ブロッコリー、芽キャベツ、なばな
レモン、いちご、アセロラ、柿、キウイ、オレンジ
じゃがいも、さつまいも

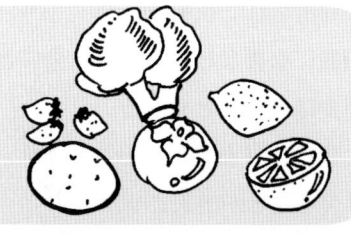

葉酸
鶏レバー、牛レバー、豚レバー
小麦、豆類、種実類、たまご
さつまいも、緑黄色野菜
いちご、メロン、オレンジ

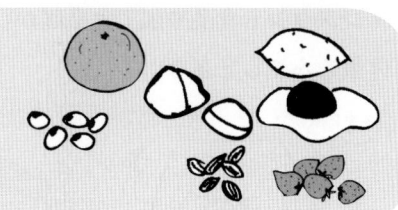

11. 胃腸が不快な時の食事

　かぜ、季節の変わり目、睡眠不足などが原因で、胃腸の調子をくずすことがあります。規則正しい食生活にし、胃への負担の少ない吸収のよい食品を摂取し、できるだけ早く体調を整える努力をしましょう。

（1）食生活のポイント
①一定の決められた時間に食事をし、胃液の分泌を正しく保つ
②一度に必要量が食べきれないときは、頻回に摂取する
③咀しゃくを十分に行い、胃への負担を少なくする

④少量で栄養価やエネルギーが高く、しかも
　消化のよい食品を努めてとる
　　（別表にあるような消化のよい食品を選び、
　　消化吸収されやすい調理法にする）

⑤熱過ぎるもの、冷た過ぎるものは避ける
　人肌ぐらいが無難だが、熱過ぎたり、
　冷た過ぎたりするものは、一度口に
　含んでからゆっくり食べる。

⑥栄養効果の高いものから食べる
　食事の始めに、お茶や汁物を飲むと、
　量が食べられなくなるので、まず副食、
　それも主菜から箸をつけるようにする。

⑦日常の生活を規則正しくする
　生活の乱れで胃腸に悪影響を与えないようにする。
⑧冷たいものを口当たりがよいからといってとりす
　ぎない
　水分や冷たいもの（氷等）は胃液をうすめ、胃を
　疲労させるため、水分もとりすぎないようにする。

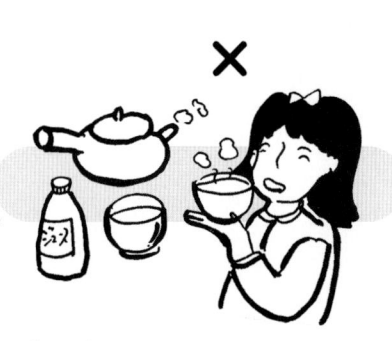

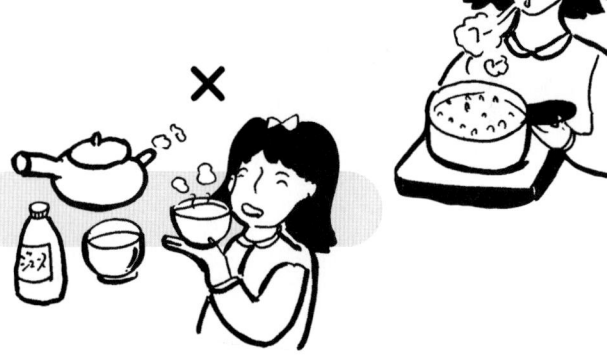

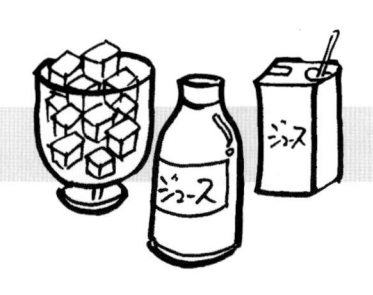

(2) 消化のよい食品と調理法

食品群	食品名	
乳 類	牛乳、脱脂粉乳、ヨーグルト、チーズ、生クリーム、プリン	温かい牛乳、フルーツのポタージュ、グラタン
卵 類	たまご、うずらたまご	半熟たまご、オムレツ、たまごとじ
魚 類	脂肪の少ない魚（ひらめ、かれい、きす、さより、舌びらめ、まぐろ、かき）、たい、さけ	煮魚、蒸しグラタン、
肉 類	脂肪の少ない肉（鶏の皮なし、牛豚のヒレ肉・もも肉、レバー）、ひき肉	肉団子の煮ピカタ、バ
豆と大豆製品	豆腐、焼豆腐、凍り豆腐、納豆、油抜きした生揚げ	煮奴、冷奴、月見豆腐、田楽豆腐
緑黄色野菜	ほうれんそう、こまつな、かぼちゃ、ブロッコリー、にんじん、トマトなど	お浸し、油マヨネーズ
淡色野菜	きゅうり、だいこん、なす、キャベツ、カリフラワー、はくさい、もやし、レタスなど	上記に同じ、ドレッシン
いも類	じゃがいも、さといも、やまいも、さつまいも	煮物、焼物、ポテトサラ、とろろいも
果 物	りんご、バナナ、もも、メロン、みかん、缶詰、完熟した果物	コンポート、ジュース
穀 類	軟飯、かゆ、うどん、そば、マカロニ、パン、もち	親子丼、たにゅうめん、グラタン
その他	砂糖、はちみつ、水あめ、バター、マーガリン、サラダ油、薄い紅茶、緑茶、トマトケチャップ、ソース	オレンジゼ、ホットケーキ

調理法	避けたい食品
ブランマンジェ、ミルクゼリー、ヨーグルトかけ、クリームシチュー、	冷たい牛乳を一気に飲む
茶碗蒸、たまご豆腐、スクランブルエッグ、ポーチドエッグ	固ゆでたまご、揚げたまご
魚、焼き魚、包み焼、刺身、照り煮	油漬缶詰、干物、天ぷら、フライ、脂肪の多い魚(いわし、さんま、すじこなど)
付、ハンバーグ、そぼろ煮、包み焼、ター焼、シチュー	脂肪の多い肉類(ばら肉、ベーコン、ウインナー)、カツ、ステーキ、から揚げ
あんかけ、たまごとじ、いり豆腐、白あえ、納豆の青菜あえ	大豆、小豆、いんげん豆、がんもどき、油揚げ
炒め、煮付け、ごまあえ、あえ、クリーム煮	にら、春菊、漬物
おろしあえ、おろし煮、グサラダなど	繊維の多い野菜(ごぼう、たけのこ、れんこん)、ぜんまい、わらび、漬物
マッシュポテト、やまかけ、ダ、クリーム煮	こんにゃく、しらたき、繊維の多いさつまいも
フルーツサラダ、果汁	なし、かき、パインアップル、未熟な果物
まご丼、そぼろごはん、月見うどん、サンドイッチ、あべ川もち	玄米、赤飯、チャーハン、ラーメン、カップヌードル、カツサンド、揚げパン
リー、フルーツ白玉、クッキー	揚げ菓子、ピーナッツ、アーモンド、ぎんなん、アルコール、コーヒー、炭酸飲料、わかめ、こんぶ、ひじきなど海藻類

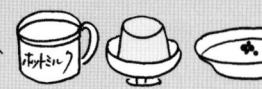

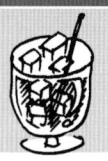

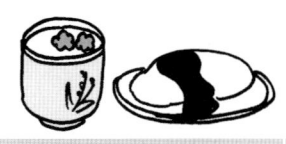

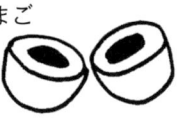

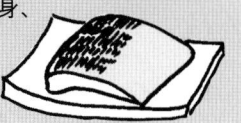

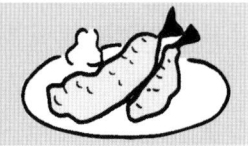

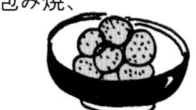

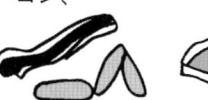

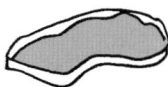

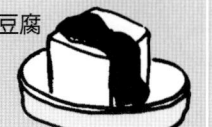

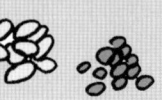

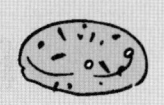

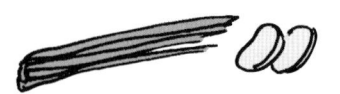

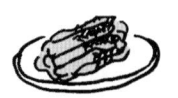

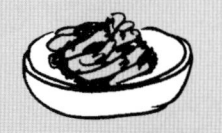

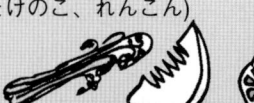

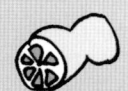

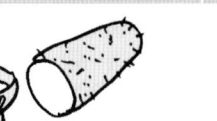

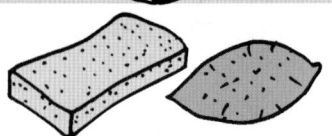

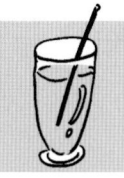

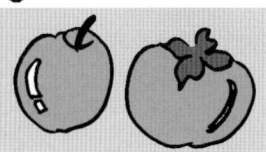

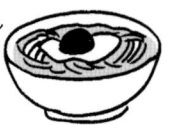

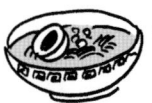

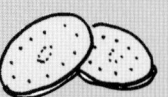

12. 便秘と食事

　透析患者さんの多くが便秘に悩まされていますが、水分制限や、繊維質の不足なども原因となりますので、カリウムやリン制限のなかでも工夫できるコツを紹介します。

（1）食べ方のポイント
①排便の習慣づけをする（一定の時間を決める。便意は絶対にがまんしない）
②腹部の軽いマッサージを行う

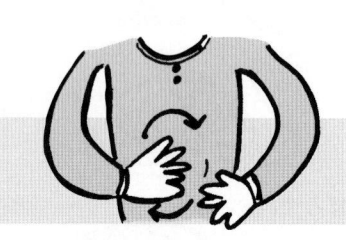

③腸内運動を高めるような食品（りんごやヨーグルト）を習慣的に摂取してみる

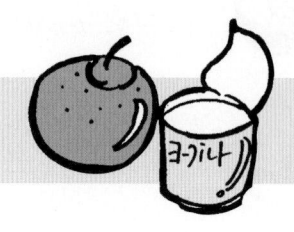

④便のかさを増やすよう、繊維の多い豆類やいも類・野菜類・きのこ類を、カリウムの高くならない範囲内で摂取する

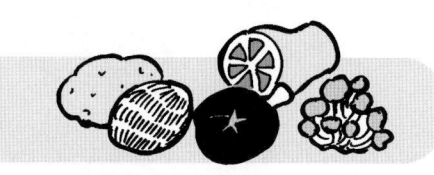

⑤糖質とくにしょ糖（甘い菓子類）の多いものばかりをとりすぎない

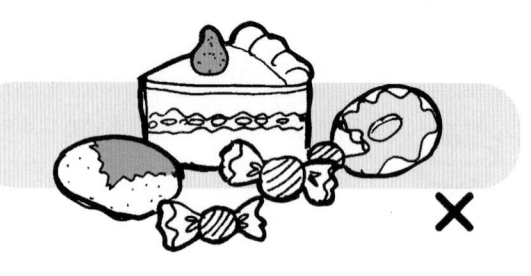

⑥適度の運動を行う

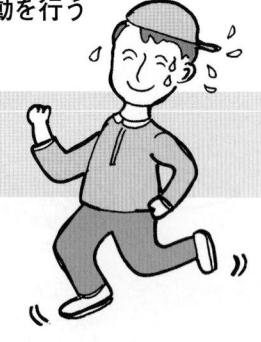

⑦規則正しい生活を行うようにする

(2) 便秘によい食品

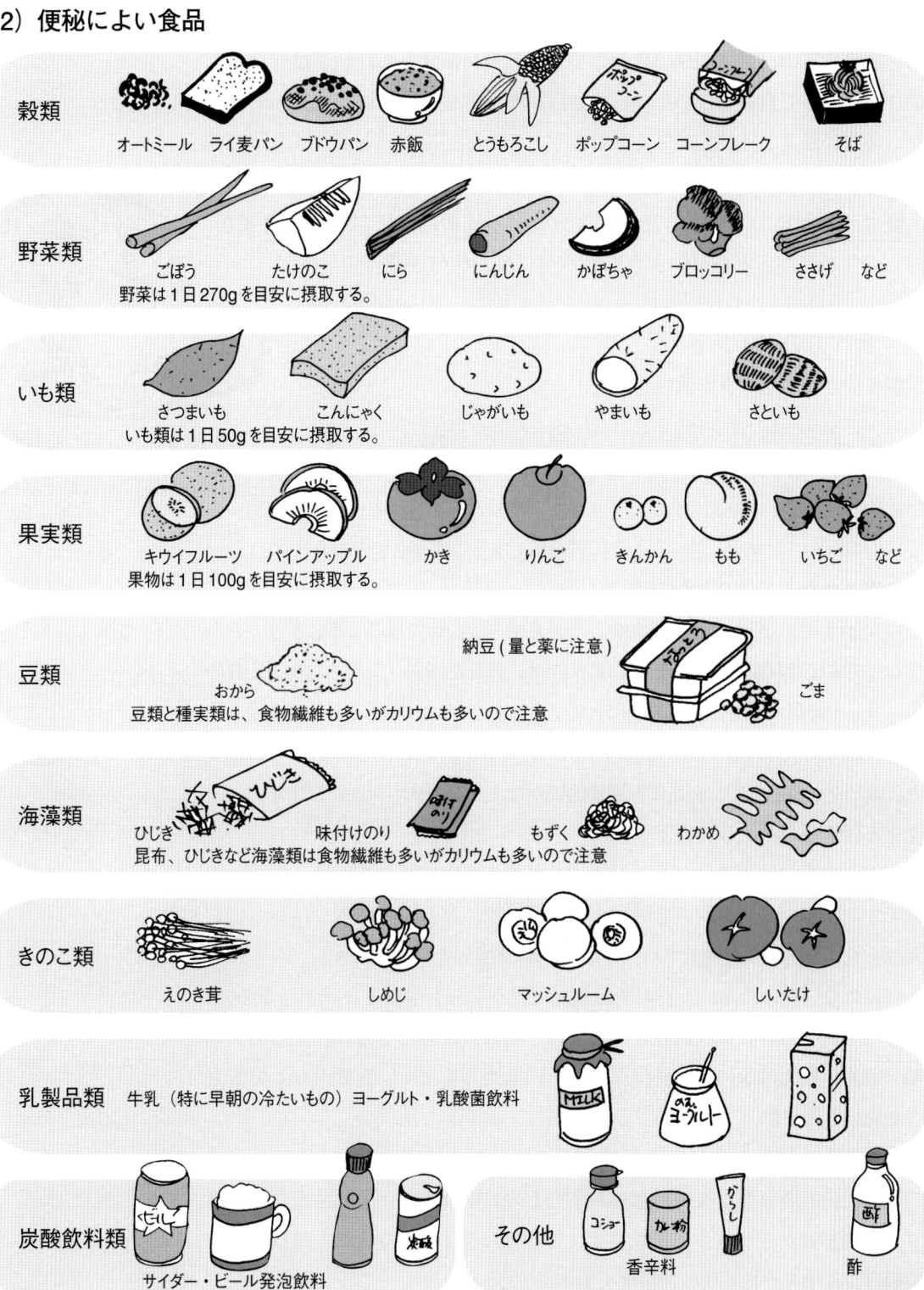

穀類	オートミール　ライ麦パン　ブドウパン　赤飯　とうもろこし　ポップコーン　コーンフレーク　そば

野菜類	ごぼう　たけのこ　にら　にんじん　かぼちゃ　ブロッコリー　ささげ　など

野菜は1日270gを目安に摂取する。

いも類	さつまいも　こんにゃく　じゃがいも　やまいも　さといも

いも類は1日50gを目安に摂取する。

果実類	キウイフルーツ　パインアップル　かき　りんご　きんかん　もも　いちご　など

果物は1日100gを目安に摂取する。

豆類	おから　納豆(量と薬に注意)　ごま

豆類と種実類は、食物繊維も多いがカリウムも多いので注意

海藻類	ひじき　味付けのり　もずく　わかめ

昆布、ひじきなど海藻類は食物繊維も多いがカリウムも多いので注意

きのこ類	えのき茸　しめじ　マッシュルーム　しいたけ

乳製品類	牛乳（特に早朝の冷たいもの）ヨーグルト・乳酸菌飲料

炭酸飲料類	サイダー・ビール発泡飲料

その他	香辛料　酢

13. 夏場の食事管理の注意点

　蒸し暑い日が続くと、からだの調節機能とともに消化機能も低下し、だるい、疲れやすい、食欲がないなどの不快感を覚えます。しかし、食べたくないからといって食事を抜いたり、水っぽいあっさりした物ばかり食べていると、体力が衰え、抵抗力がなくなります。また秋口に調子をくずす原因にもなりますので、上手に食べて夏バテしないように気をつけましょう。

　夏は汗が出るので、水分管理、塩分管理が比較的楽になるわけですが、涼しくなってから困らないように飲水量には、十分注意して下さい。

(1) 食べ方のポイント

①量は少なくても中身の濃いものを

　バランスのとれた食事をとることは、いつの季節でも必要なことです。しかし、食欲の落ちる夏は、量とともに栄養的な面もおろそかになりがちです。その上夏は活動時間が長く、睡眠も十分にとりにくいために、エネルギーの消費が多いので、少ない量で効果的に食べるように質を高くすることが必要となります。

②食事がかたよらないように

　主食と肉・魚・野菜などの副食を、うまく組み合わせて摂取しましょう。おかずなしですまされやすいめん類やごはん物は、具をたっぷり入れ、たんぱく質の多い食品や野菜が不足しないようにして下さい。一皿にいろいろな材料を盛り込んで自然に食べられるように、和えもの、サラダなどに鶏肉、ハム、チーズ、イカ、エビなどを加えて、一品でも栄養的にかたよらないメニューにします。

③たんぱく質が不足しないように

　スタミナをつけるには、どの栄養素も必要ですが、特にたんぱく質が効果的です。からだのストレスを解消するためには、私たちの体内ではおもにたんぱく質が分解されて消費されます。補充に注意したいものです。

　食欲のない時はたんぱく質の多い食品はどうしても少なくなりがちなので、あっさり食べられるよう調理して下さい。鶏肉、新鮮なさしみ、酢じめ、塩焼、豆腐、ぽん酢かけ、卵豆腐などは、口あたりもよく、食欲がなくても食べやすいものです。

④油を上手に使う

　暑いとあっさりしたもの、水分の多いものにかたよりがちですが、低カロリーの食事はかさが多くなりやすく、胃が疲れやすくなります。量より質を心掛けて、油をうまく使った料理を食べて下さい。

脂肪は胃の停滞時間が長く腹もちもよく、エネルギー量が高いので、量が少なくてすみ、結局は胃の負担を軽くします。また水分量も少なくてすみます。油を使ってさっぱり食べるには、香辛料、香味野菜、酢などをうまく使うことです。パセリ、青じそ、レモンの皮のせん切りをそえたり、かけたり、また、レモン汁、しょうが汁を加えたり、にんにく、唐辛子、しょうがを少々入れたりして、さわやかさや、パンチのきいた味で食べてみて下さい。これらの香辛料をマリネ、南蛮漬け、炒め煮、バター煮、揚げ物などの下料理に使うと、あまり油っぽさを感じさせません。

　揚げ物、炒め物は、できたての熱いうちに食べるのがコツで、さめると逆に油っぽく食べにくいものです。特に天ぷらは食べる準備がととのってから、揚げるくらいの配慮をしてください。

⑤食欲をそそる工夫を

　夏に食欲が衰えるのは、胃酸の分泌が悪くなるためです。胃酸の分泌を促すには、胃を適度に刺激する香辛料やクエン酸（レモン汁など）、肉エキスなどが効果的です。

⑥食欲増進剤をうまく使う

　香辛料、香味野菜を利用して、香り、風味を楽しみながら食事をして下さい。また食卓に一品酢を使った料理をのせてみて下さい。すっぱいものが苦手な人は、甘酢にしたり、ドレッシングに少ししょうゆを加えるなどで、味を調節してください。ほどよい酸味が食欲をそそります。

⑦献立に変化をつける

　献立を考える時、味付けや調理法をだぶらせないということは料理の基本ですが、夏は特に注意しましょう。こってりした物とあっさりした物、香辛料のきいた物とそうでない物、熱い物と冷たい物、甘い物と辛い物というように、はっきりした変化をつけることが必要です。

⑧食欲をそそる演出を

　おしゃべりしながら食事をすると案外食事が進むものです。楽しく食べる工夫をして下さい。室内をさっぱりと整理し、食事の前に、冷たい水や湯で顔や手をふいて、すっきりした気分で食事をするのも一つの方法です。

　器をガラス製や、大皿、お弁当、竹かごに替えたり、ムードや食事の場所などを変えてみるのもいいものです。

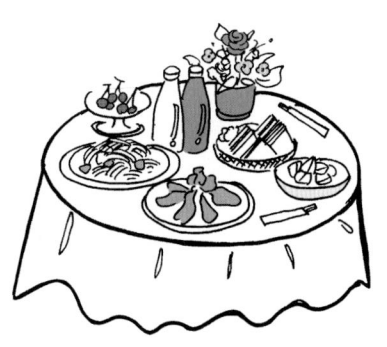

14. お正月料理の注意点

　お正月は、ごちそうが目の前に並んだり、大勢の人が出入りするので、つい食べすぎたり、飲みすぎたりしやすくなります。注意するポイントをしっかり覚えて、体重の増やし過ぎや、高カリウム血症を起こすことのないよう注意しましょう。

（1）注意ポイント
①塩分の多いものが出廻ります。
　おせち料理は保存を目的として作られたものです。そのため塩や砂糖をたっぷり使っています。できるだけ手作りにし、塩分のとりすぎに注意しましょう。
②カリウムの多いものが出廻ります。
　田作り、昆布まき、黒豆などの摂取は極力ひかえましょう
③水分のとりすぎには気をつけてください。
　鍋物、アルコール類、果物は、つい増えすぎる原因となります。注意して下さい。
④バランスもくずれやすくなります。きちんと三食食べましょう
　また、雑煮だけですましてしまわず、熱量、たんぱく質を十分にとり、野菜の摂取も忘れないようにしましょう。

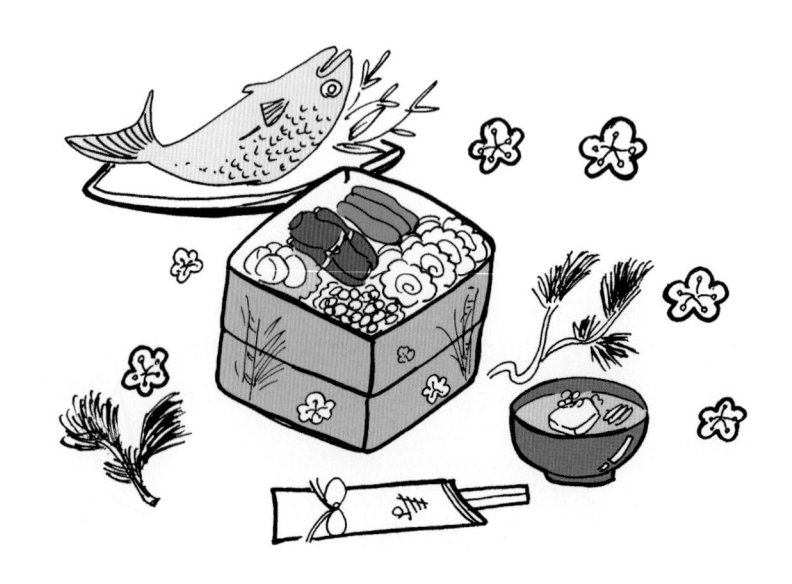

(2) 正月料理の栄養量のとり方

食品名(献立名)	注意のポイント	目安量	熱量(kcal)	P(mg)	K(mg)	塩分(g)	備考
もち 雑煮	雑煮は汁を飲まない	1個50g	117	39	33	0	もちはカロリーがあり、水分が少ない。雑煮のもちは、焼いてから使用する。
黒豆		大さじ1杯 20g	98	41	122	0.3	カリウムは100g中(乾燥)1900mg
田作り	カリウムが多いので極力控える。ゆでこぼして手作りにする	10本 20g	67	460	320	0.4	リンを多く含むので注意。
昆布巻き		小2ヶ	25	36	231	2.2	カリウムを多く含むので注意。
かまぼこ	塩分が多い	2切れ 20g	19	12	22	0.5	1板100gで塩分2.5g

食品名(献立名)	注意のポイント	目安量	熱量(kcal)	P(mg)	K(mg)	塩分(g)	備考
ロースハム	塩分・リンが多い	1枚 20g	39	68	52	0.5	
ウィンナー		1本 20g	64	38	36	0.4	
かずのこ	塩分が多い	1本 20g	18	19	0	0.2	
新巻さけ		小1切れ 50g	77	115	190	1.5	
たらこ	塩分・リンが多い	1腹 40g	50	156	120	1.8	
はぜの佃煮		小3匹 20g	57	16.4	96	1.1	食べ過ぎに注意
干し柿	カリウムが多い	小1個 20g	55	12	134	0	1個の重さは少なくても、生柿1個分のカリウムが含まれる。
みかん	カリウムと水分が多い	Lサイズ 1個 100g	46	15	150	0	1日1個程度 つい手がでやすいので注意。
りんご		中 1/2個 100g	54	10	110	0	1個200～300g。量に注意

15. 外食について

　透析も安定期に入れば、気分転換に外食をしたりするのもよいと思います。また、仕事を始めれば当然外食の機会も増えて来ます。外食の栄養価は店によってかなり差が有りますので、メニューの特徴を知り、次にあげる点を参考にメニュー選びをする様にしましょう。

(1) 外食の選び方

①塩分について
・かけしょうゆやソースなどで、自分で食べる時に塩分の調節が出来るメニューを選ぶ。
・練り製品などの塩分の多い素材や水分の多いメニューは出来るだけ避ける。あるいは残す。
・なじみの店などでは、あらかじめうす味に作ってもらうように頼む。

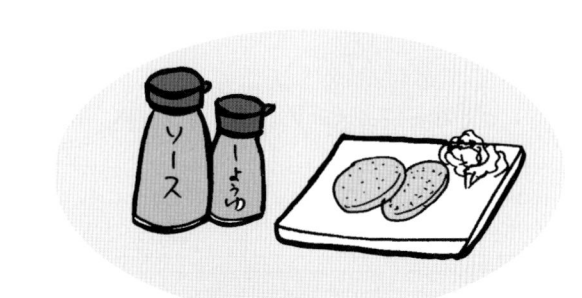

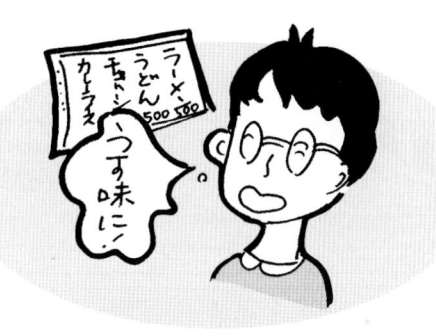

②水分について
・鍋・汁・麺など水分の多いメニューは極力避ける。あるいは残す。

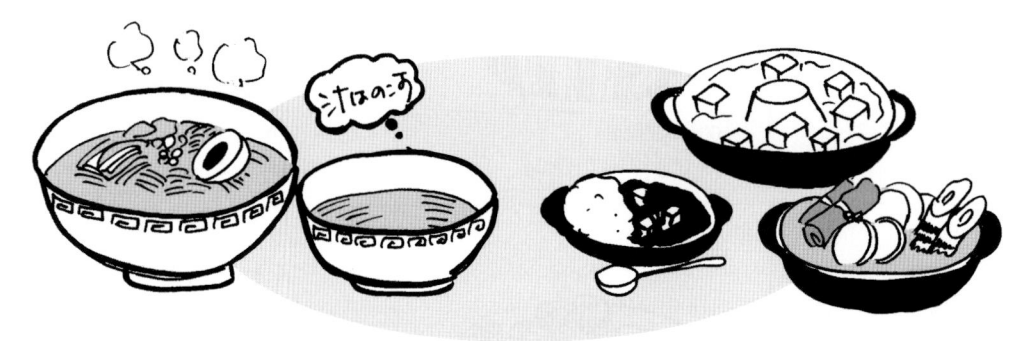

　外食はどうしても単品になりやすく、食品面・栄養面にも偏りが生じやすいものです。外食する日には、必ず前後の食事で、食品や栄養量の調節をするようにしましょう。

(2) 外食の熱量・たんぱく質・塩分

①熱量　②たんぱく質　③塩分

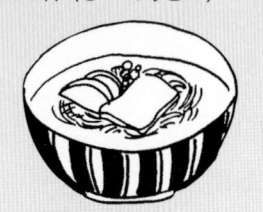

うどん1杯（きつねうどん）
①400～500kcal
②15～20g　③5.0～8.0g

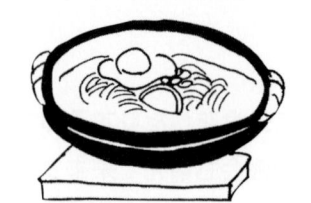

みそ煮込みうどん(1人前)
①350～600kcal
②15～25g　③5.5～7.5g

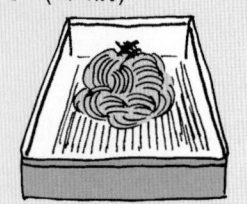

ざるそば(1人前)
①250～300kcal
②10～15g　③2.5～3.0g

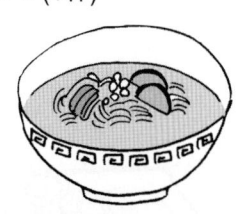

ラーメン(1杯)
①400～500kcal
②15～30g　③4.5～6.0g

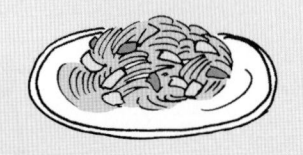

焼きそば(1皿)
①600～800kcal
②15～25g　③3.5～4.0g

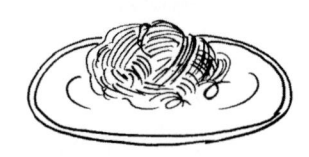

スパゲティー(1皿)
①600～800kcal
②15～25g　③2.0～5.0g

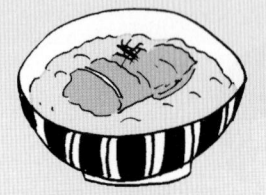

カツ丼
①1100～1200kcal
②35～40g　③4.5～6.0g

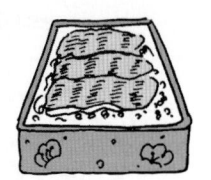

うな重
①700～1000kcal
②30～40g　③4.5～5.5g

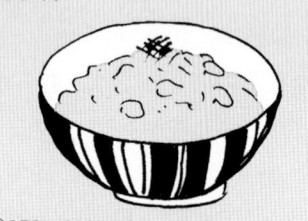

親子丼
①650～800kcal
②30～40g　③3.5～5.0g

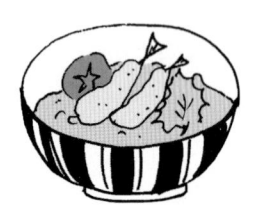

天丼
①600～700kcal
②20～25g　③4.0～6.0g

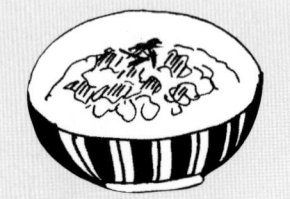

牛丼
①700～900kcal
②25～35g　③4.0～7.0g

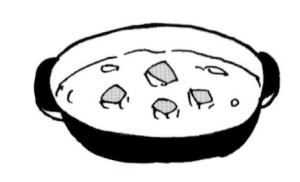

ビーフシチュー
①450～550kcal
②30～35g　③2.0～2.5g

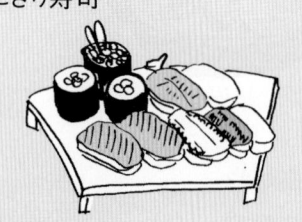

にぎり寿司
①400～600kcal
②25～30g　③3.0～4.0g

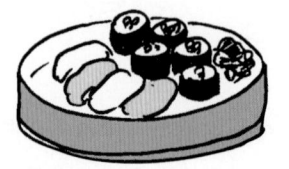

助六すし
①600～700kcal
②15～25g　③4.0～5.0g

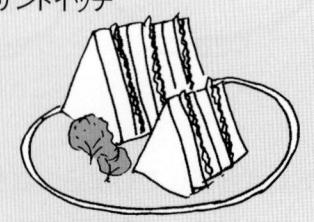

サンドイッチ
①400～600kcal
②20～30g　③2.5～5.0g

ロースかつ定食	和食定食（煮魚・焼魚）	中華定食（エビチリ）
①1000〜1200kcal ②30〜35g ③4.0〜7.0g	①500〜600kcal ②35〜40g ③5.0〜7.0g	①500〜800kcal ②25〜30g ③5.0〜7.0g
中華定食（麻婆豆腐）	中華定食（鶏のから揚げ）	豚肉のしょうが焼き定食
①600〜800kcal ②20〜25g ③5.0〜6.0g	①1000〜1200kcal ②35〜45g ③4.5〜5.5g	①900〜1100kcal ②25〜35g ③5.0〜7.0g
ミックスフライ定食	ハンバーグ定食	グラタン
①1000〜1200kcal ②25〜35g ③4.0〜5.0g	①700〜1000kcal ②20〜35g ③4.0〜5.5g	①500〜800kcal ②25〜35g ③2.0〜3.0g
チャーハン	スパゲティ（カルボナーラ）	スパゲティ（ミート）
①600〜800kcal ②20〜25g ③2.0〜5.0g	①700〜900kcal ②25〜35g ③3.0〜4.0g	①700〜900kcal ②25〜35g ③2.3〜2.9g
スパゲティ（シーフード）	ピザ（ミックス・24センチ）	みそ汁
①600〜800kcal ②25〜40g ③3.5〜4.0g	①1200〜1300kcal ②50〜55g ③4.0〜6.0g	①40〜70kcal ②2〜10g ③1.5〜2.0g

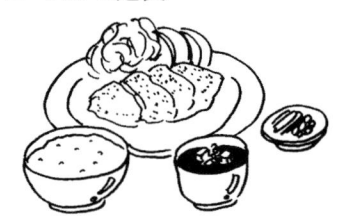

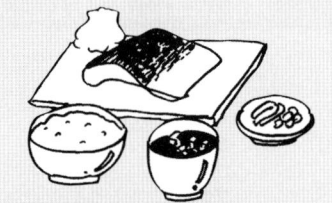

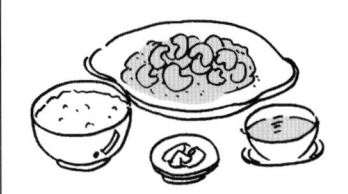

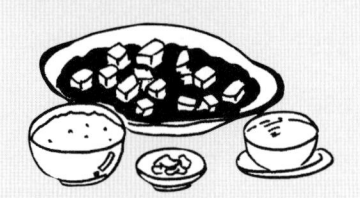

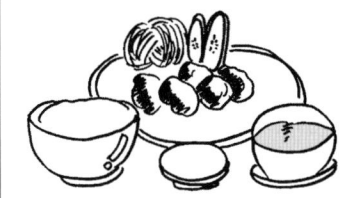

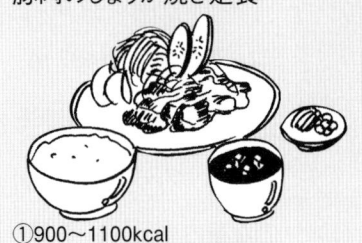

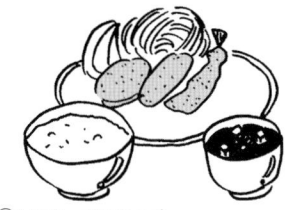

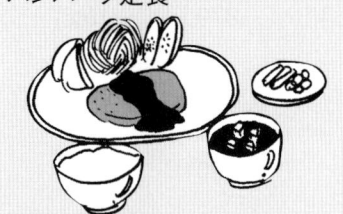

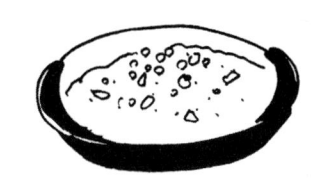

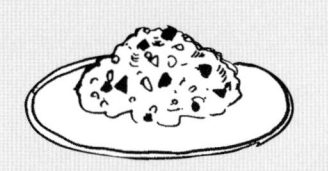

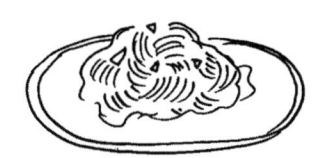

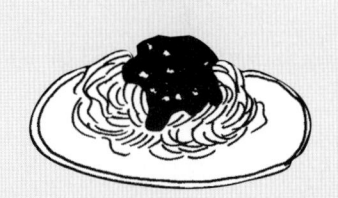

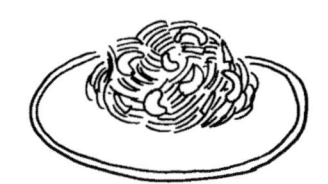

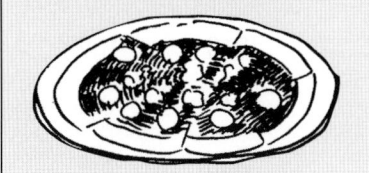

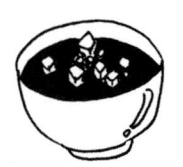

(3) テイクアウトお弁当の栄養量

	商　品　名（内容量）	熱量 (kcal)	蛋白質 (g)	K (mg)	P (mg)	塩分 (g)
弁当	幕の内弁当(462 g)	854	30.1	575	362	4.6
	とんかつ&生姜焼弁当(498 g)	996	33.8	643	407	4.3
	牛丼(428 g)	721	24.6	268	196	4.3
	牛カルビ弁当(381 g)	782	21.4	204	173	2.8
	から揚げ弁当(455 g)	774	31.7	489	349	5.1
	ロースかつ弁当(437 g)	766	24.8	365	309	3.6
	白身フライのり弁当(385 g)	803	21.3	380	270	3.0
	洋風ミックス弁当(492 g)	892	26.5	512	315	3.8
	うな重(340 g)	667	23.0	380	350	3.6
	三色鶏弁当(410 g)	927	28.7	338	287	4.1
	海老天重(445 g)	879	19.6	268	196	4.1
単品	手巻き寿司(219 g)	392	11.2	235	150	2.8
	紅鮭おにぎり(109 g)	180	5.2	74	54	1.5
	昆布おにぎり(108 g)	174	3.5	94	44	1.1
	エビピラフ(300 g)	528	13.9	144	141	3.5
	サラダ巻き(222 g)	417	10.1	195	121	2.8
	いなり(3個／163 g)	291	9.3	67	157	1.8
	お赤飯(180 g)	353	7.3	150	103	0
	助六(441 g)	538	16.6	205	267	4.1
	麻婆飯(マーボファン／360 g)	440	12.0	243	137	2.1
	玉子サンド	256	10.7	122	170	1.5
	チキンカツサンド(321 g)	395	17.0	318	187	2.4
	ミックスサンド(181 g)	313	12.5	132	111	1.7
	メロンパン(107 g)	414	8.5	136	110	0.5
	クリームパン(94 g)	258	5.4	108	108	0.4
	ビーフバーガー(134 g)	252	11.7	214	118	1.4

	商品名(内容量)	熱量 (kcal)	蛋白質 (g)	K (mg)	P (mg)	塩分 (g)
単品	カロリーメイト(40.5 g)	200	4.0	90	40	0.3
	大玉たこ焼(212 g)	452	10.4	194	131	2.8
	エビマカロニグラタン(259 g)	433	16.8	258	282	2.4
	レトルトカレー(216 g)	211	5.5	357	95	2.2
麺類	カップラーメン(みそ味／87 g)	385	7.3	177	144	5.6
	ざるそば(360 g)	351	16.4	311	230	2.4
	ミートソーススパゲティ(339 g)	538	27.2	568	294	2.8
	カルボナーラ(322 g)	501	21.6	218	300	3.6
	ミニ冷やし中華(308 g)	330	14.6	273	181	3.8
惣菜	若鶏立田揚げ(145 g)	450	31.5	476	291	2.4
	肉じゃが(183 g)	235	8.7	435	130	1.8
	焼餃子(7個／157 g)	309	13.1	261	137	2.2
	ツナ&コーンサラダ(134 g)	114	6.9	254	69	1.0
	玉子ポテトサラダ(98 g)	198	5.0	238	125	1.0
	マカロニサラダ(123 g)	186	4.3	112	68	1.4
	ごぼうサラダ(92 g)	153	2.0	51	43	1.6
	揚げ出し豆腐(227 g)	214	14.1	435	219	1.4
	野菜の煮物(135 g)	104	2.7	325	54	1.9
	きんぴら(83 g)	135	2.6	173	44	1.6
	ひじきの根菜煮(64 g)	87	2.6	141	34	1.3
	酢豚(200 g)	340	16.8	252	302	2.8
	肉しゅうまい(15個／225 g)	185	8.0	160	60	1.0
	肉団子(200 g)	177	8.7	168	65	1.4
	中華丼の具(360 g)	107	5.8	335	79	2.3
	ハンバーグ(180 g)	315	17.5	11	142	1.6
	シチュー(250 g)	263	9.8	160	35	1.8
	レトルト親子丼(221 g)	177	15.4	254	201	2.9

(4) 栄養成分調整食品の栄養量

商品名	熱量(kcal)	水分(g)	蛋白質(g)	P(mg)	K(mg)	塩分(g)	製造会社
生活日記ごはん1/12(180g)	272	113	0.4	13	2	0	三和化学
ピーエルシーごはん1/10(180g)	279	110	0.5	23	5	0	ホリカフーズ
たんぱく調整米(100g)	251	38	2.6	32	16	0	ジャネフ
越のげんた米(100g)	308	24	0.4	34	5	0	キッセイ薬品工業
低りん米かりんちゃん(100g)	355	—	4.9	49	48	0	埼農
でんぷん米1/12(100g)	351	13	0.5	17	14	0	日本療食
グンプンライス(100g)	355	12	0.5	24	7	0	グンプン
げんた速水もち(7g)	25	1	0	0	0	0	キッセイ薬品工業
でんぷんもち(45g)	100	20	0.1	5	1	0	日本療食
グンプン力餅(45g)	90	23	0.1	2	2	0	グンプン
たんぱく調整食パン(50g)	147	15	2.1	18	29	0.2	ヘルシーフード
たんぱく調整ロールパン(50g)	168	14	2.0	21	29	0.2	ヘルシーフード
低蛋白パン(50g)	220	8.8	1.9	18	33	0.3	三和化学
低たんぱくスパゲッティタイプ(100g)	357	13	0.6	23	30	0.1	ヘルシーフード
低たんぱく中華めんタイプ(100g)	354	13	0.6	23	30	0.1	ヘルシーフード
低たんぱくマカロニタイプ(100g)	354	13	0.6	23	30	0.1	ヘルシーフード
でんぷんスパゲティ(100g)	347	14	0.3	48	8	0.2	日本療食
でんぷんうどん(100g)	353	13	0.9	27	20	0	日本療食
生活日記うどん1/12(200g)	309	—	1.1	40	40	1.4	三和化学
たんぱく調整1/8うどん(200g)	286	129	0.6	28	28	0.1	日清サイエンス
即席げんたうどん(75g)	343	—	3.9	16	34	3.0	キッセイ薬品工業
げんたうどん(100g)	348	14	2.7	50	44	0.1	キッセイ薬品工業
げんたそば(100g)	345	13	2.9	52	93	0	キッセイ薬品工業
げんたそうめん(100g)	349	14	2.8	50	43	0.1	キッセイ薬品工業
レナケア-たんぱく調節ラーメン(72.5g)	331	4	2.9	68	115	2.9	日清サイエンス
げんたらーめん(しょうゆ味／73g)	339	3	3.8	47	67	3.4	キッセイ薬品工業

商　品　名	熱量(kcal)	水分(g)	蛋白質(g)	P(mg)	K(mg)	塩分(g)	製造会社
げんたらーめん(みそとんこつ／73g)	336	―	4.3	44	91	2.2	キッセイ薬品工業
げんたやきそば(72g)	342	―	3.8	43	56	1.4	キッセイ薬品工業
レナウエル(ココア／ミックスフルーツ／125g)	200	94	0.8	20	20	0.2	テルモ
テゾン(アップル風味／100g)	15	97	0.0	4	35	0.1	テルモ
テゾン(サワー風味／100g)	15	97	1.0	11	19	0.1	テルモ
レナケアー揚げせん(しお味／18g)	103	0.3	0.4	5	4	0.1	日清サイエンス
レナケアー揚げせん(カレー味／18g)	102	0.2	0.4	6	5	0.1	日清サイエンス
ビスケット(バター風味／1袋)	39	0.1	0.2	1	2	0	日清サイエンス
ビスケット(ココナツ風味／1袋)	39	0.1	0.2	2	6	0	日清サイエンス
ビスケット(かぼちゃ風味／1袋)	37	0.1	0.2	1	2	0	日清サイエンス
ビスケット(紅茶風味／1袋)	39	0.1	0.2	1	2	0	日清サイエンス
ニューマクトンビスキー(18.6g)	100	0.6	0.5	5	7	0	萬有エー・エス・シー
マクトンクッキー(1個)	22	0	0.1	2	2	0	萬有エー・エス・シー
ハイカロクッキーセット(7g)	40	0.1	0.2	2	5	0	ジャネフ
フルーツ羊かんミックス(10g)	40	1.8	0.2	4	2	0	オクノス
ニューマクトンプチゼリー(24.5g)	50	12	0	1	12	0	萬有エー・エス・シー
カップアガロリー(83g)	150	44	0	0	4	0	キッセイ薬品工業
マクトンようかん(小豆／55g)	100	44	0.5	4	3	0	萬有エー・エス・シー
マクトンようかん(いも／55g)	100	29	0.1	3	30	0	萬有エー・エス・シー
マクトンようかん(抹茶／55g)	100	29	0.5	4	6	0	萬有エー・エス・シー
マクトンゼリー(25g)	100	4	0.2	4	3	0	萬有エー・エス・シー
ジャネフフルーツゼリー(オレンジ12g)	41	2	0	4	5	0	ジャネフ
ジャネフフルーツゼリー(アップル12g)	42	2	0	5	3	0	ジャネフ
ジャネフフルーツゼリー(いちご12g)	42	2	0	4	5	0	ジャネフ
ハイカロ150(りんご／75g)	150	37	0	1	2	0	ジャネフ
ハイカロ150(みかん／75g)	150	37	0	1	3	0	ジャネフ
ハイカロ150(ぶどう／75g)	150	37	0	1	2	0	ジャネフ

献立の実際

主菜／魚介類をメインにした料理

あじの臭みも南蛮漬けなら気にならない

●あじの南蛮漬け

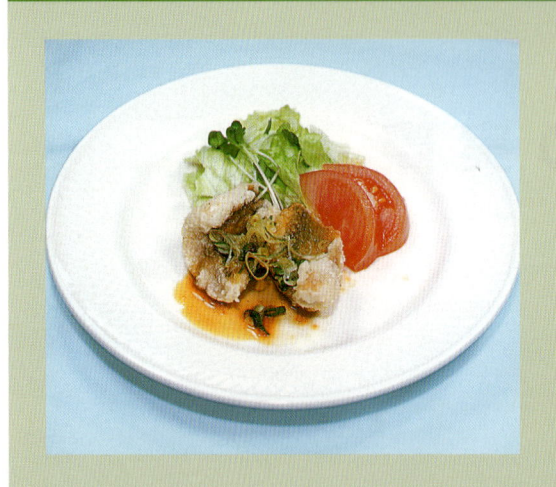

材料・分量（1人分）
あじ60g（35g×2切れ）、酒5g、片栗粉7g、揚げ油（吸収分）10g、しょうゆ7g、酢10g、しょうが5g、ねぎ10g、レタス20g、かいわれだいこん3g、トマト20g

作り方
① しょうがはすりおろし、ねぎはみじん切りにする。しょうが、ねぎ、しょうゆ、酢を混ぜ、漬け込み液を作っておく。
② あじは半分に切り、酒に浸す。かたくり粉をまぶして170℃に熱した油で揚げる。
③ ①に②で揚げたあじを漬け込む。
④ レタスは洗って水気を切る。かいわれは洗って適当な長さに切る。トマトはくし型に切る。
⑤ 皿に付け合せの野菜と、③のあじを盛りつける。

●こんにゃくとさといもの田楽

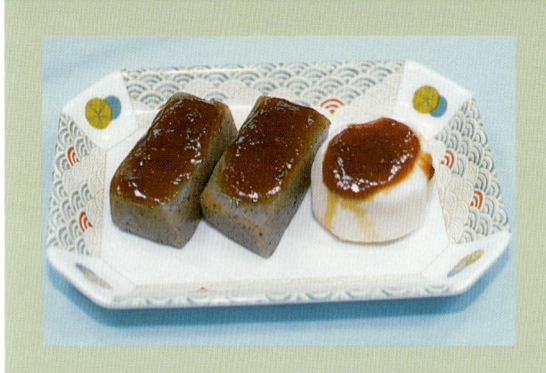

材料・分量（1人分）
板こんにゃく30g×2、さといも30g、みそ5g、砂糖5g、みりん3g、からし適量

作り方
① 板こんにゃくは1／6の短冊切りにし、ゆでて水をきる。さといもは洗って皮をむき、一口大に切ってゆでておく。
② みそ、砂糖、みりん、からしを混ぜて鍋に入れ、弱火で混ぜながら田楽みそをつくる。
③ ①のこんにゃくとさといもに、②の田楽みそを塗る。

●菜の花のからしあえ

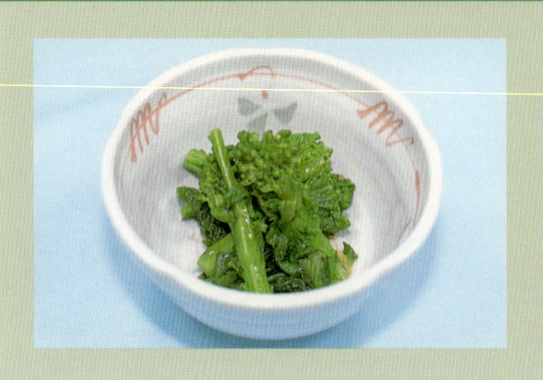

材料・分量（1人分）
菜の花30g、しょうゆ1.5g、からし2g

作り方
① 菜の花は洗って半分の長さに切る。
② 鍋に湯を沸かし、沸騰したら菜の花を入れてゆでる。（先に茎の方を入れ、後からつぼみの方を入れる）
③ ゆで上がったら、水にとり、水気をよくしぼる。
④ しょうゆ、からしであえて、器に盛りつける。

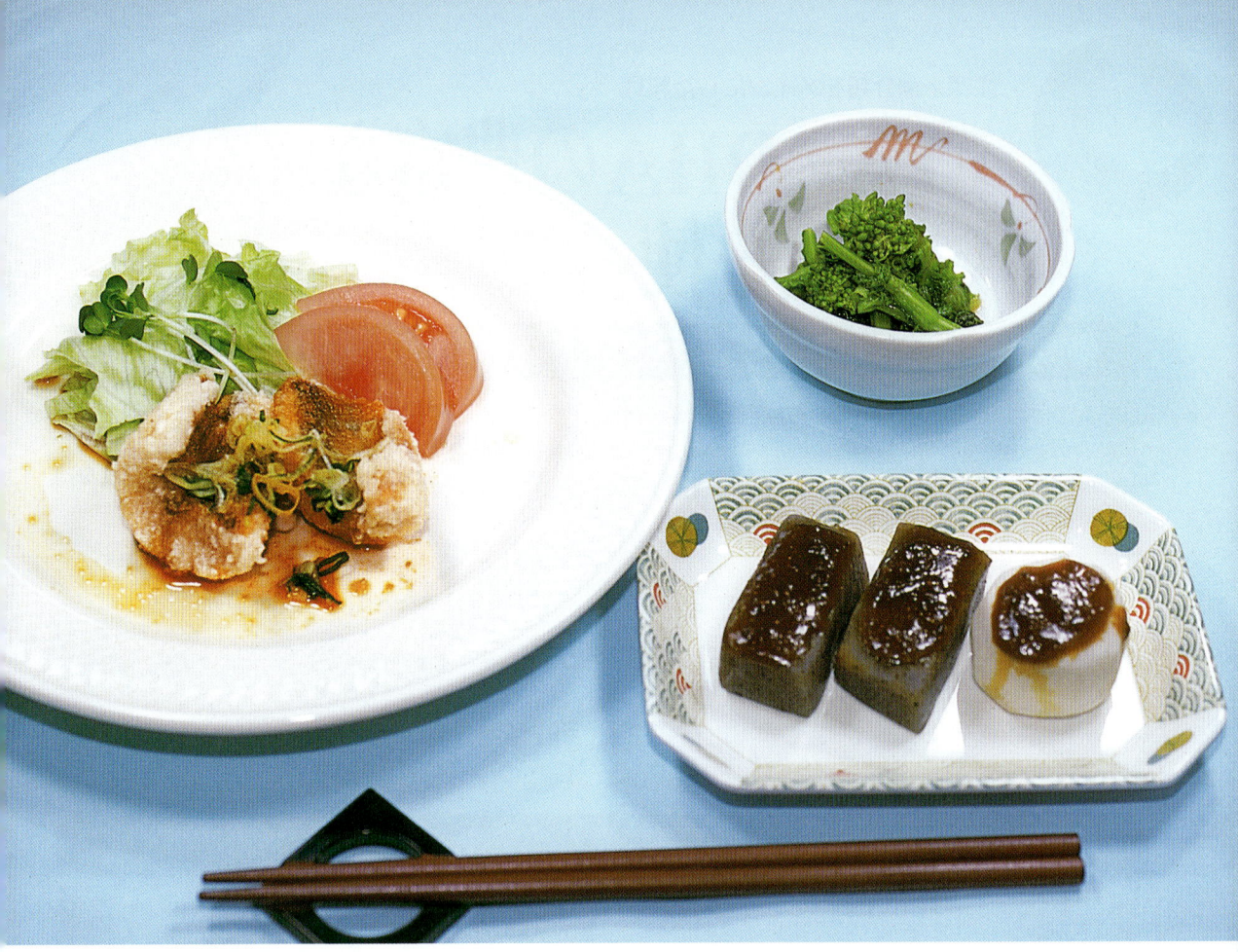

あじの南蛮漬け、こんにゃくとさといもの田楽、菜の花のからしあえ

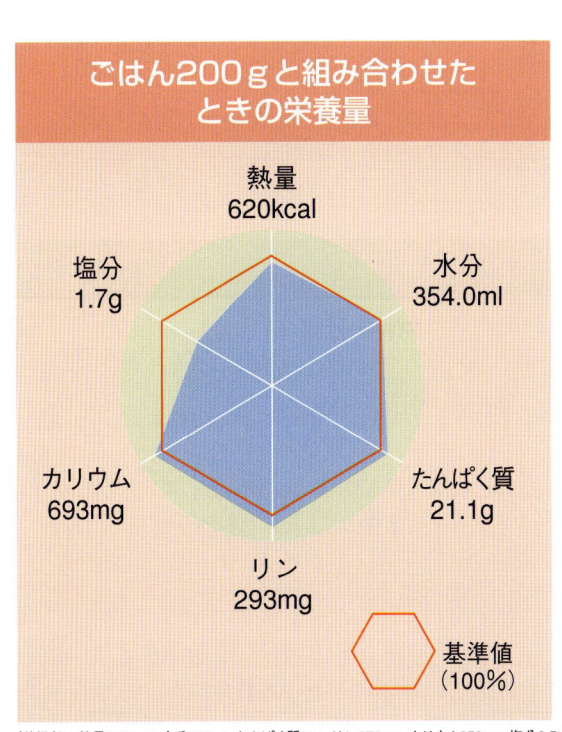

ごはん200gと組み合わせたときの栄養量

- 熱量 620kcal
- 水分 354.0ml
- たんぱく質 21.1g
- リン 293mg
- カリウム 693mg
- 塩分 1.7g

基準値（100％）

〈基準値：熱量650kcal、水分350ml、たんぱく質20g、リン270mg、カリウム650mg、塩分2.5g〉

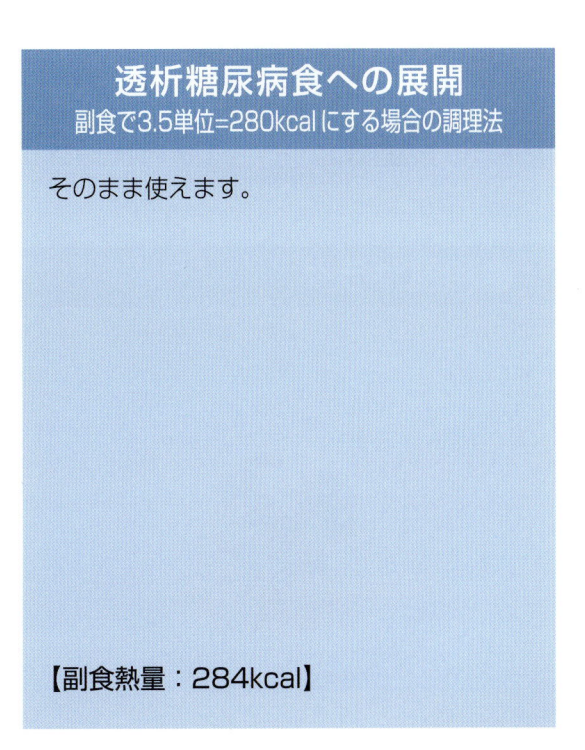

透析糖尿病食への展開
副食で3.5単位＝280kcalにする場合の調理法

そのまま使えます。

【副食熱量：284kcal】

主菜／魚介類をメインにした料理

EPA・DHAの豊富ないわしを使って

●いわしのしょうが煮

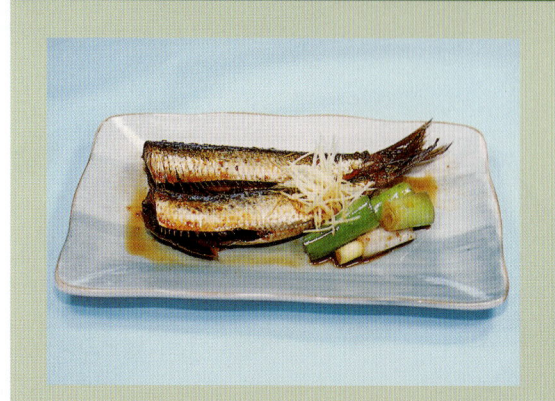

材料・分量（1人分）
いわし60g（2尾）、ねぎ20g、しょうが3g、しょうゆ7g、砂糖3g、酒5g

作り方
① いわしは、頭をとり内臓を出す。ねぎは4cmのぶつ切り、しょうがはせん切りにする。
② 鍋に、水、砂糖、しょうゆ、酒を入れて火にかけ、沸騰したらねぎとしょうが、いわしを入れ、煮汁がなくなるまで煮含める。

●揚げなすのさっと煮

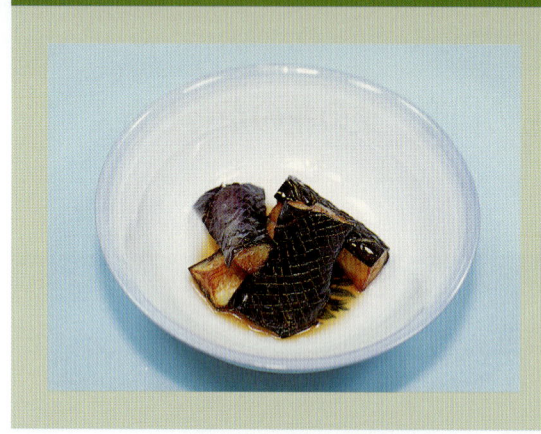

材料・分量（1人分）
なす60g、揚げ油（吸収分）8g、しょうゆ4g、砂糖2g、酒3g

作り方
① なすは、たてに半分に切り、火が通りやすいやすいように、皮にすじを入れて3cmくらいに切る。水をはったボウルに入れてあく抜きをする。
② 油を170℃に熱し、水気をきったなすを揚げる。火が通ったら、取り出して油をきっておく。
③ 鍋にしょうゆ、砂糖、酒、だし汁15ccを入れてひと煮立ちしたら、揚げたなすを入れてさっと煮る。

●和風サラダ

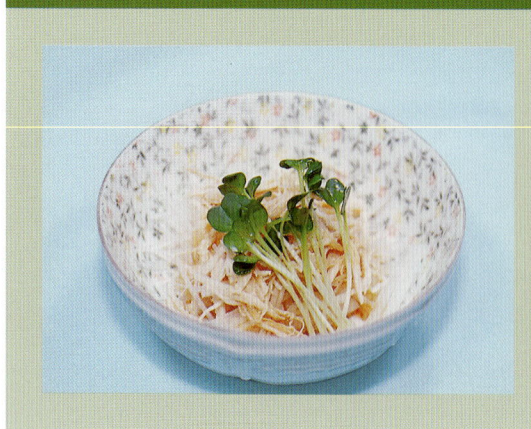

材料・分量（1人分）
だいこん30g、かいわれ5g、鶏ささみ10g、しょうゆ3g、酢5g、油8g、ごま油1g

作り方
① だいこんは、せん切りにし水にさらす。かいわれは洗って長さを半分に切る。鶏ささみはゆで、細かくほぐす。
② しょうゆ、油、酢、ごま油を混ぜてドレッシングを作る。
③ 水気をきっただいこん、鶏ささみをドレッシングであえて、器に盛り、かいわれを飾る。

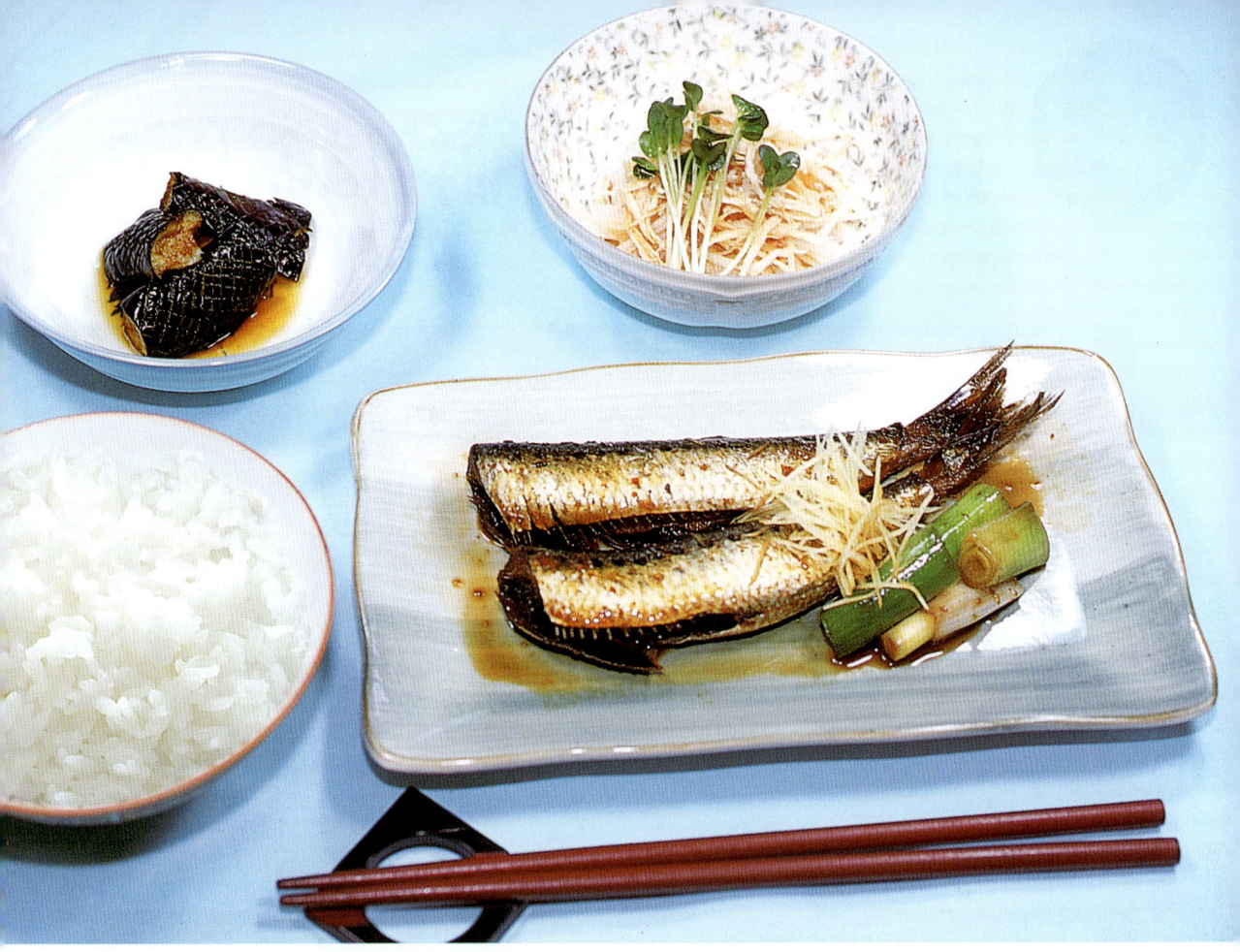

いわしのしょうが煮、揚げなすのさっと煮、和風サラダ

ごはん200gと組み合わせたときの栄養量

- 熱量 700kcal
- 水分 296.7ml
- たんぱく質 21.5g
- リン 282mg
- カリウム 603mg
- 塩分 2.3g
- 基準値（100%）

〈基準値：熱量650kcal、水分350ml、たんぱく質20g、リン270mg、カリウム650mg、塩分2.5g〉

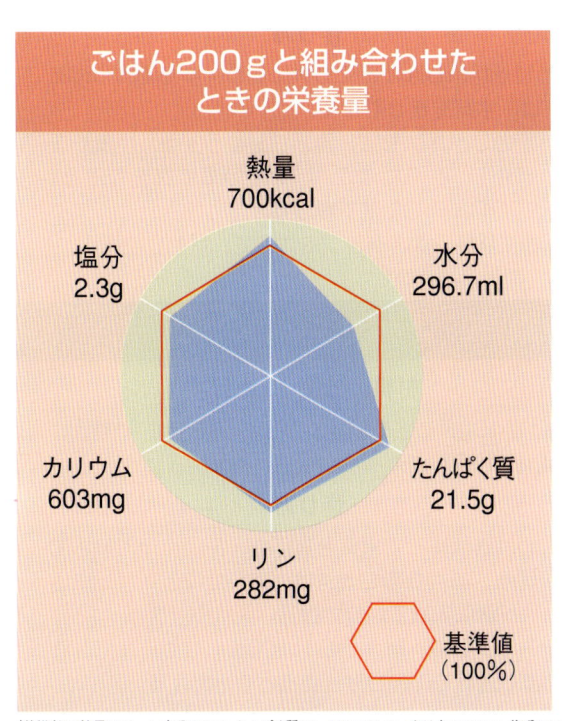

透析糖尿病食への展開
副食で3.5単位=280kcalにする場合の調理法

揚げなすのさっと煮をなすの煮つけに変える：なすは同様に切り、下ゆでする。鍋にだし汁としょうゆ、砂糖を入れてひと煮立ちさせ、なすを入れて煮含める。

【副食熱量：287kcal】

主菜／魚介類をメインにした料理

EPA・DHAの補給はぶりで

●ぶりの照焼

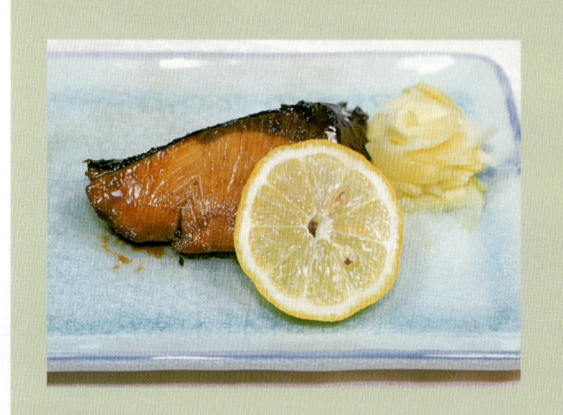

材料・分量（1人分）
ぶり60g、しょうゆ6g、みりん6g、油1g、しょうが15g、酢10g、砂糖5g、レモン8g

作り方
① ぶりは、しょうゆとみりんを合わせたものに10分くらい漬け込む。フライパンに油を熱し、漬け込んだぶりを焼く。表になる方から強火で焼き色をつけて、裏返して火を中～弱火にする。漬け汁をぬりながら中まで火を通す。
② しょうがは皮をむき、1mmの厚さにスライスする。酢と砂糖を合わせたものに漬け込んでおく。レモンは洗って、3mmくらいにスライスする。
③ 皿にぶりの照り焼きを盛り、②の甘酢しょうがとスライスしたレモンを飾る。

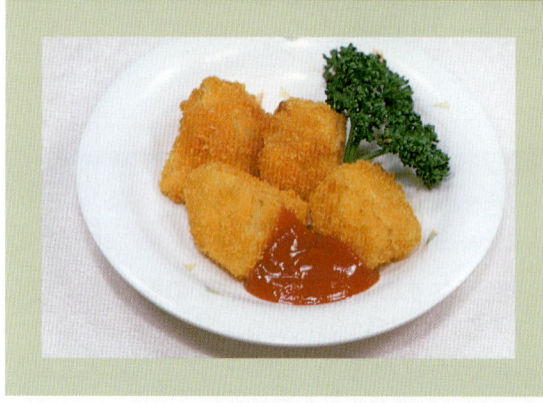

●ポテト一口カツ

材料・分量（1人分）
じゃがいも50g、塩0.4g、こしょう少々、小麦粉6g、たまご6g、パン粉6g、揚げ油（吸収分）6g、ケチャップ10g、パセリ1g

作り方
① じゃがいもはひとくち大に切り、ゆでてザルにあけ、水気をきっておく。
② ①のじゃがいもに、塩、こしょうする。小麦粉をまぶし、ときたまご、パン粉の順に衣をつける。200℃に熱した油で揚げる。
③ 皿に盛り、ケチャップを添えて、パセリを飾る。

●わけぎのぬた

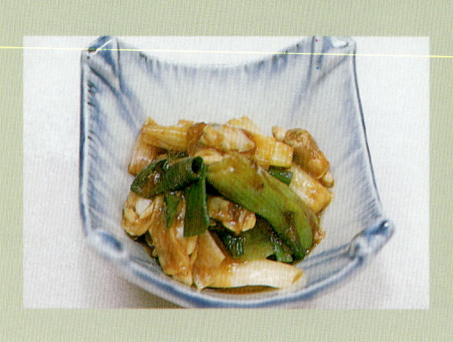

材料・分量（1人分）
わけぎ40g、あさり10g、酒3g、みそ6g、砂糖5g、酢3g、からし少々

作り方
① わけぎはゆでて水気をしぼり、3～4cmの長さに切る。あさりのむき身は、熱したフライパンに酒と一緒に入れて炒りつける。
② みそ、砂糖、酢、からしを加え、なめらかになるまで混ぜて①のわけぎとあさりとあえる。

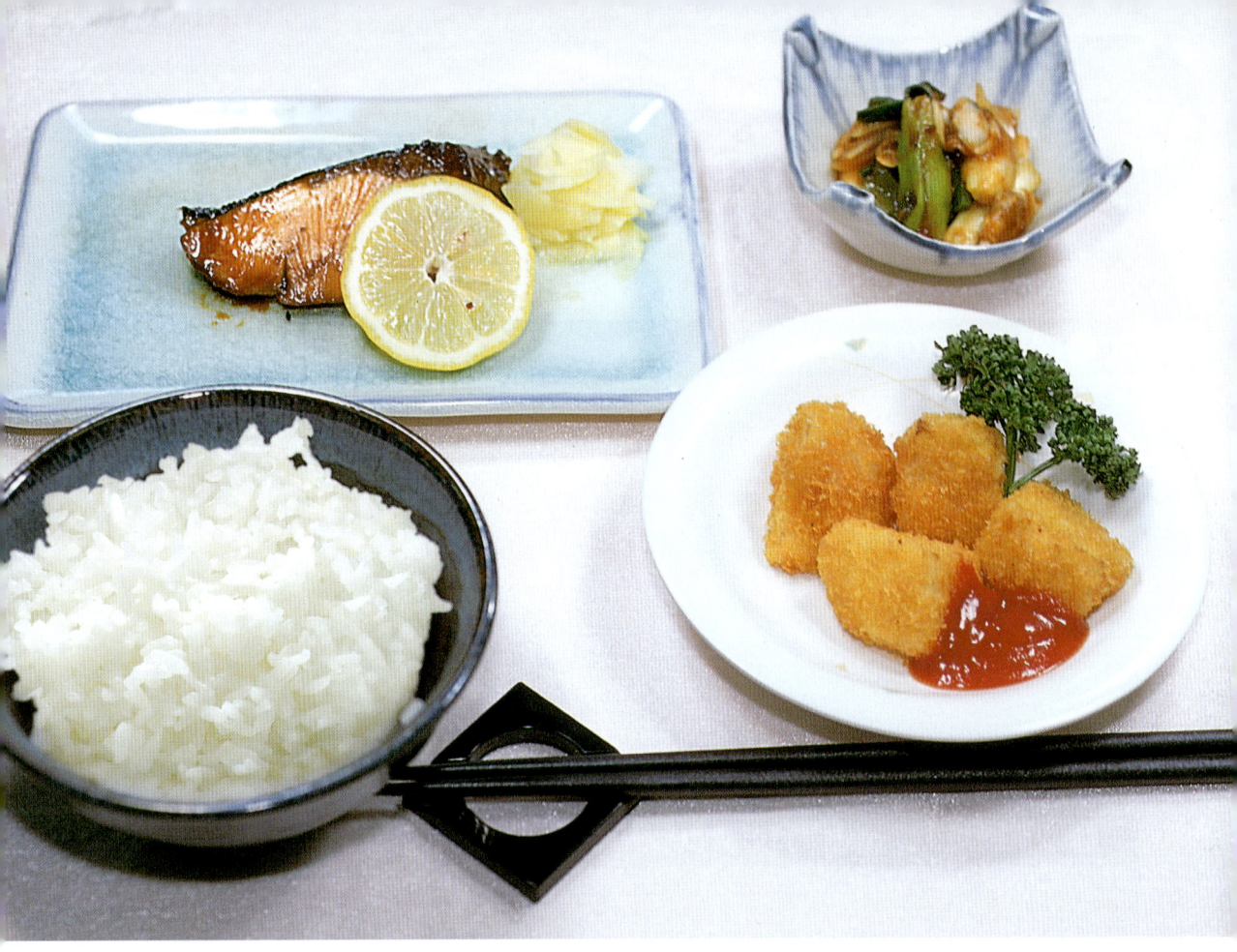

ぶりの照焼、ポテト一口カツ、わけぎのぬた

ごはん200gと組み合わせたときの栄養量

- 熱量 753kcal
- 水分 292.8ml
- たんぱく質 23.6g
- リン 231mg
- カリウム 714mg
- 塩分 2.4g
- 基準値（100％）

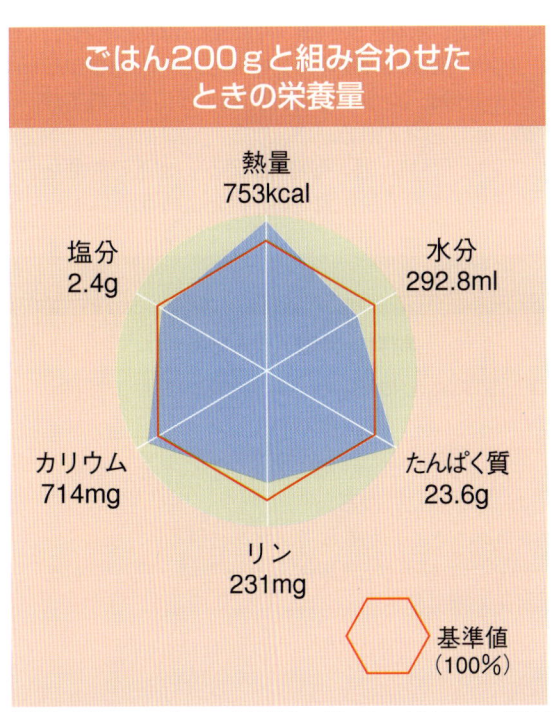

〈基準値：熱量650kcal、水分350ml、たんぱく質20g、リン270mg、カリウム650mg、塩分2.5g〉

透析糖尿病食への展開
副食で3.5単位＝280kcalにする場合の調理法

ポテト一口カツを切干だいこんの煮つけに変える：切干だいこん4gはさっと洗って水につける。やわらかく戻ったら、3〜4cmの長さに切る。にんじん10gは皮をむき、3〜4cmのせん切りにする。干ししいたけ1gは水につけて戻し、石づきをとってせん切りにする。鍋に切干だいこんと干ししいたけ、にんじん、だし汁50ccを入れて火にかける。火が通ったらしょうゆ4g、砂糖2gを加えて煮含める。

【副食熱量：288kcal】

主菜／魚介類をメインにした料理

淡白なたらを揚げて

●揚げたらのマリネ

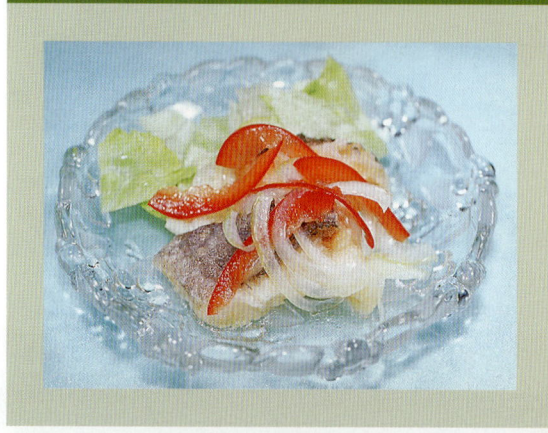

材料・分量（1人分）

たら60g、塩0.3g、こしょう少々、小麦粉6g、揚げ油（吸収分）7g、調味液（たまねぎ10g、レッドピーマン5g、塩0.5g、酢5g、からし少々、こしょう少々）、レタス10g

作り方

① たらは、塩・こしょうし、小麦粉をつける。
② 油を170℃に熱し、①のたらを揚げる。
③ たまねぎとレッドピーマンは薄くスライスし、塩、酢、からし、こしょうを混ぜて、調味液を作る。揚げたたらを、調味液に漬ける。
④ レタスとともに、皿に盛りつける。

●ブロッコリーとカリフラワーのかにあんかけ

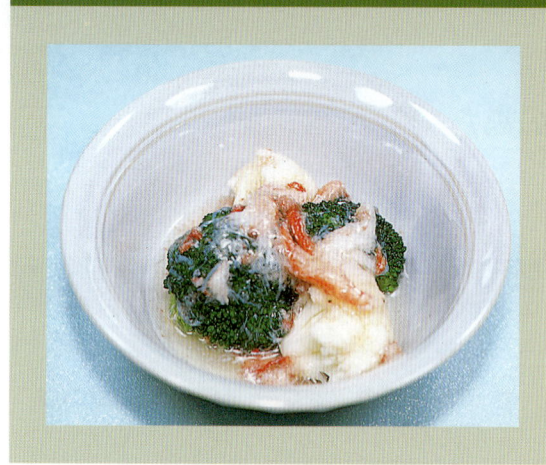

材料・分量（1人分）

ブロッコリー25g、カリフラワー20g、油4g、かに10g、コンソメ1g、塩0.3g、酒2g、砂糖1g、水30g、片栗粉3g

作り方

① ブロッコリーとカリフラワーを、1口大の小株に切ってゆで、水をきっておく。かには、ほぐしておく。
② フライパンに油を熱し、ブロッコリーとカリフラワーを炒める。油がまわったら、かにを入れて炒め、水を加えて煮る。
③ コンソメ、塩、酒、砂糖で調味し、水とき片栗粉をさっと入れてひと混ぜし、火を止める。

●キャベツとしめじのかかあえ

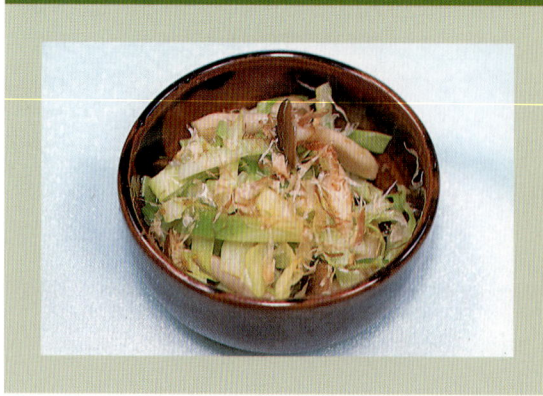

材料・分量（1人分）

キャベツ30g、しめじ10g、しょうゆ2g、花かつお1g

作り方

① キャベツは、5mm幅の短冊切りにする。しめじは、小ふさに分ける。
② キャベツとしめじをゆで、水をしぼる。
③ ゆでたキャベツとしめじ、しょうゆ、花かつおをあえ、器に盛る。

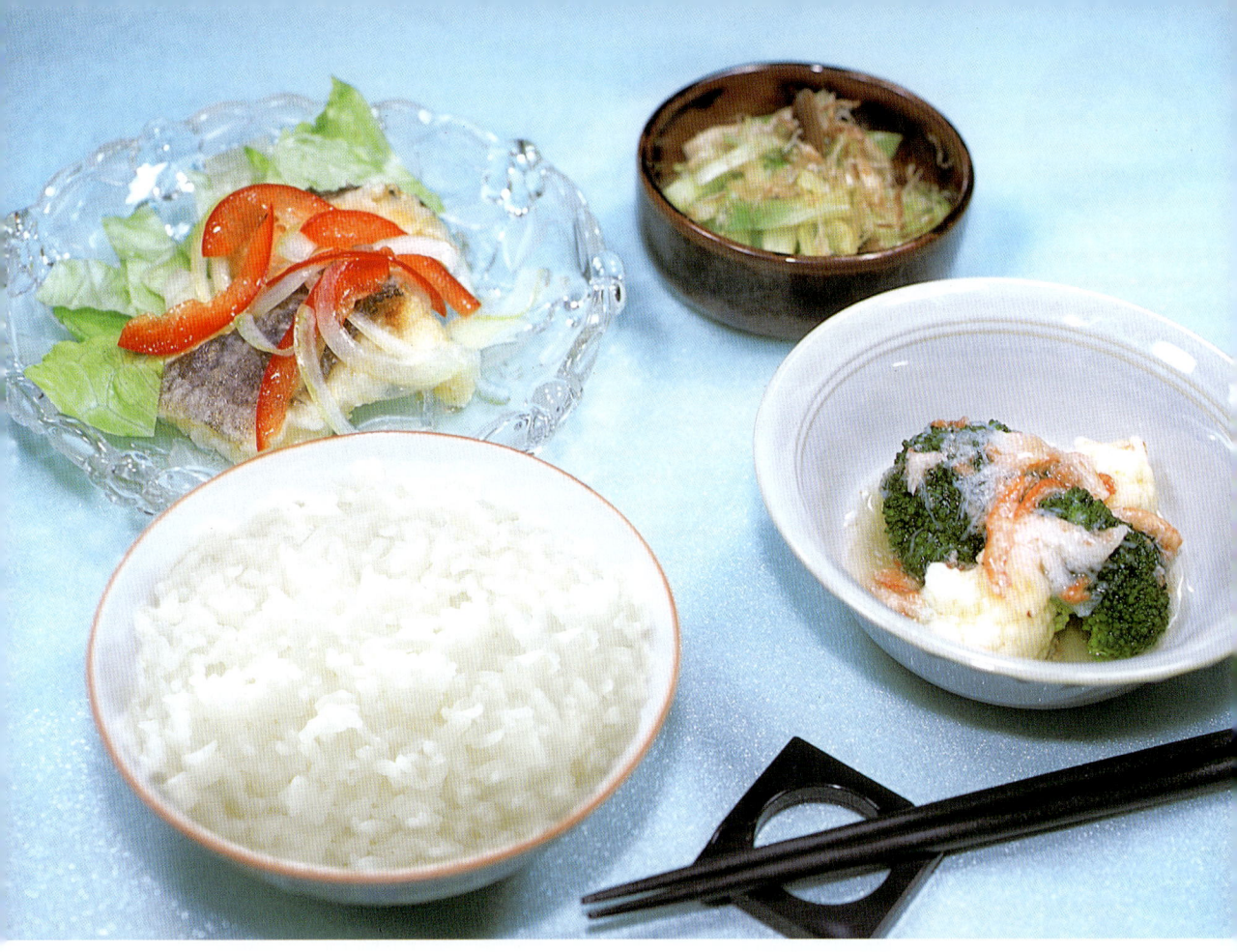

揚げたらのマリネ、ブロッコリーとカリフラワーのかにあんかけ、キャベツとしめじのかかあえ

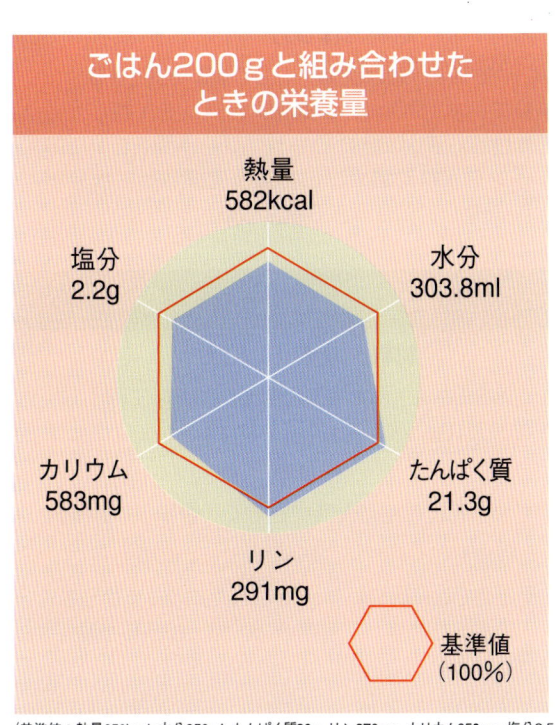

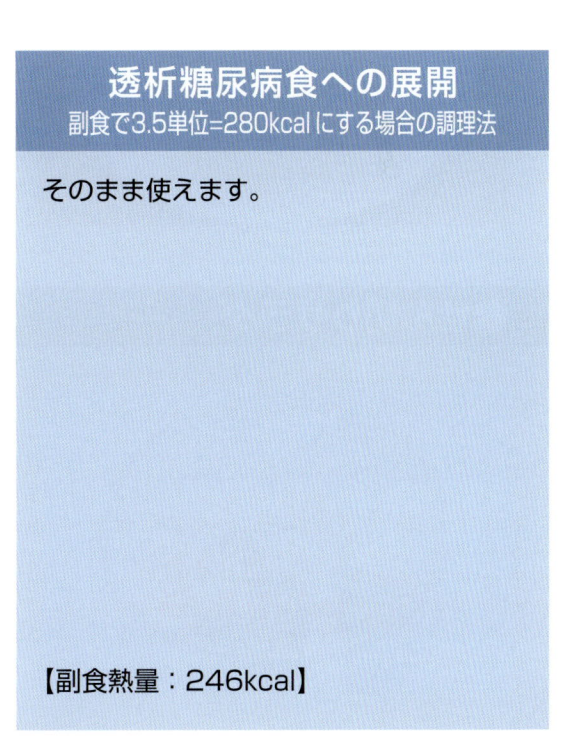

ごはん200gと組み合わせたときの栄養量

- 熱量 582kcal
- 水分 303.8ml
- たんぱく質 21.3g
- リン 291mg
- カリウム 583mg
- 塩分 2.2g

基準値（100%）

〈基準値：熱量650kcal、水分350ml、たんぱく質20g、リン270mg、カリウム650mg、塩分2.5g〉

透析糖尿病食への展開
副食で3.5単位=280kcalにする場合の調理法

そのまま使えます。

【副食熱量：246kcal】

主菜／魚介類をメインにした料理

お手軽なさけを使って DHAの補給を

●さけのムニエル

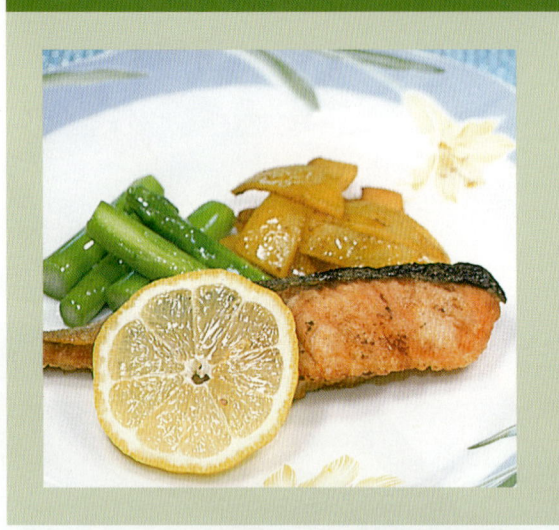

材料・分量（1人分）

さけ60g、塩0.3g、こしょう少々、小麦粉5g、バター5g、レモン10g、付け合せ①（グリーンアスパラ20g、油3g、塩0.2g、こしょう少々）付け合せ②（じゃがいも30g、油2g、カレー粉0.3g、塩0.2g）

作り方

① さけは塩、こしょうして10分おく。
② フライパンにバターを入れて焦がさないように溶かす。①のさけに小麦粉をまぶして中火で焼く。
③ グリーンアスパラは根もとの固いところの皮をむき、3～4cmの長さにそろえて切ってゆでる。フライパンに油を熱し、水気をきったグリーンアスパラを炒め、塩、こしょうで調味する。
④ じゃがいもは皮をむき、拍子木切りにしゆでる。フライパンに油を熱し、水気をきったじゃがいもを炒め、塩、カレー粉で調味する。
⑤ 皿に、②のムニエルと③④のソテーを盛りつけ、輪切りにしたレモンを添える。

●キャベツとコーンのスープ煮

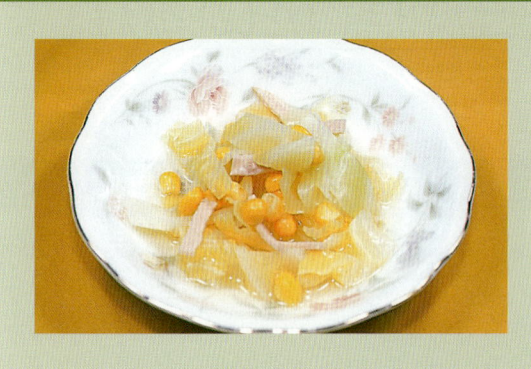

材料・分量（1人分）

キャベツ30g、コーン缶10g、ハム5g、コンソメ1g、こしょう少々、水30g（できあがりの量）

作り方

①キャベツは1cm幅の短冊切りにしてゆで、水気をきる。
② 鍋に、水100cc、コンソメ、ハムを入れて火にかける。沸いてきたらキャベツと汁気をきったコーンを入れて温め、こしょうで調味し、水分が1/3くらいになるまで煮含める。

●せん切りサラダ

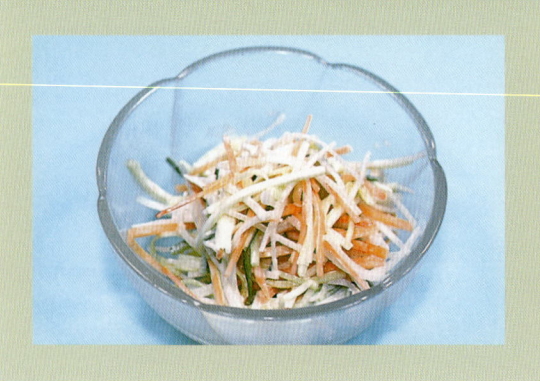

材料・分量（1人分）

だいこん20g、にんじん10g、きゅうり10g、マヨネーズ10g、塩0.2g、からし少々

作り方

① だいこんとにんじんは皮をむく。きゅうりは半分だけ皮をむく。すべて3～4cmくらいの同じ長さにそろえてせん切りにし、水をはったボウルにさらす。
② ①の水気をきり、マヨネーズ、塩、からしと混ぜ合わせる。

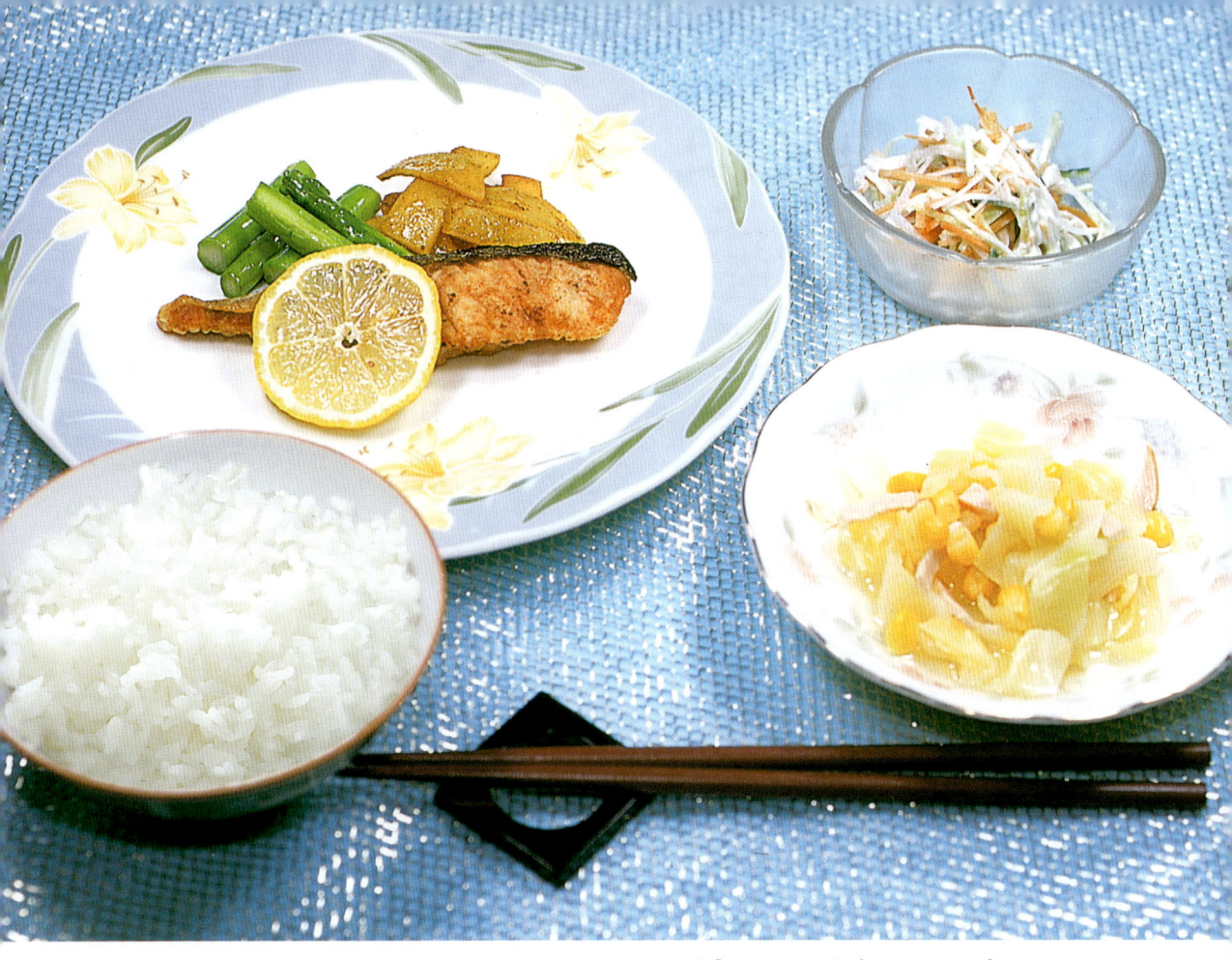

さけのムニエル、キャベツとコーンのスープ煮、せん切りサラダ

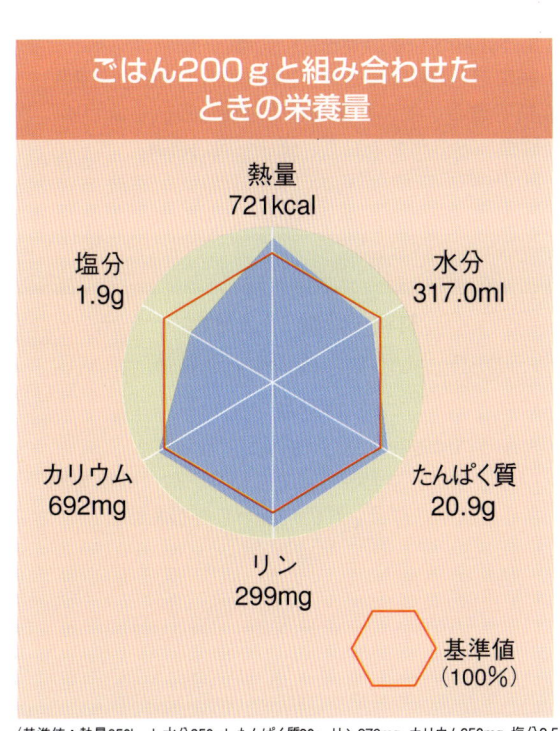

ごはん200gと組み合わせたときの栄養量

- 熱量 721kcal
- 水分 317.0ml
- たんぱく質 20.9g
- リン 299mg
- カリウム 692mg
- 塩分 1.9g

基準値（100％）

〈基準値：熱量650kcal、水分350ml、たんぱく質20g、リン270mg、カリウム650mg、塩分2.5g〉

透析糖尿病食への展開
副食で3.5単位=280kcalにする場合の調理法

付け合せのじゃがいものソテーをカリフラワーのカレー風味煮に変える：カリフラワー30gは小ふさに分けてゆでる。小鍋に水20ccとコンソメ0.3g、カレー粉少々を入れて火にかけ、カリフラワーを入れて煮汁がなくなるまで煮る。

【副食熱量：288kcal】

主菜／魚介類をメインにした料理

リンの多いうなぎはこんな組み合わせで

●うなぎのかば焼き

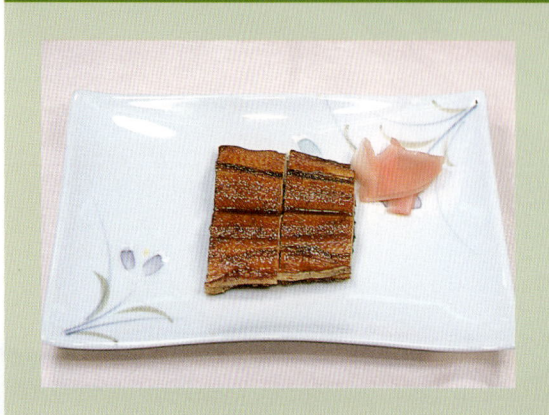

材料・分量（1人分）
うなぎ白焼き50g、しょうゆ8g、砂糖2g、みりん5g、甘酢しょうが5g

作り方
① うなぎの白焼きをしょうゆ、砂糖、みりんに15分漬けこむ。網か魚焼きグリルでたれを塗りながら焼く。
② 皿に盛りつけ、甘酢しょうがを添える。

●生ふとながいもの炊き合わせ

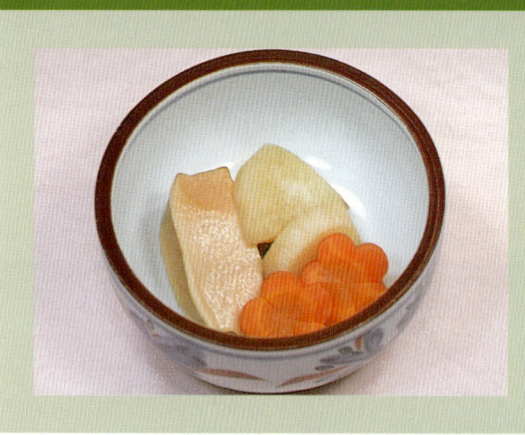

材料・分量（1人分）
ながいも20g、にんじん15g、生ふ25g、しょうゆ5g、砂糖3g、みりん2g

作り方
① ながいもは皮をむき、厚さ1cmの半月に切る。にんじんは皮をむいて飾り切りにし、下ゆでする。生ふは食べやすい大きさに切る。
② 鍋にだし汁60ccとながいも、にんじん、生ふを入れて煮る。生ふが柔らかくなったら、しょうゆ、砂糖、みりんを入れて、調味し煮含める。

●きゅうりの酢のもの

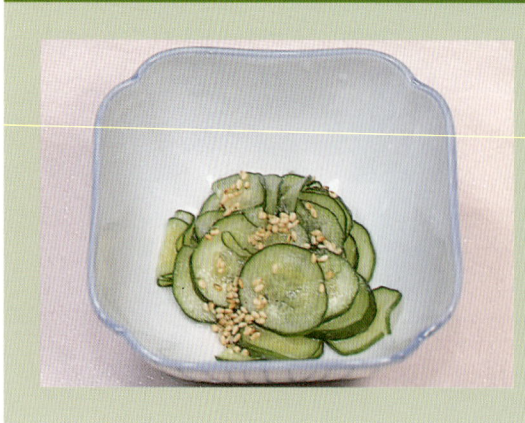

材料・分量（1人分）
きゅうり30g、いりごま1g、酢4g、砂糖2g

作り方
① きゅうりは皮を半分むき、輪切りにする。
② いりごまは、すり鉢で半ずりにし、酢、砂糖を加えてごま酢を作る。①のきゅうりをあえる。

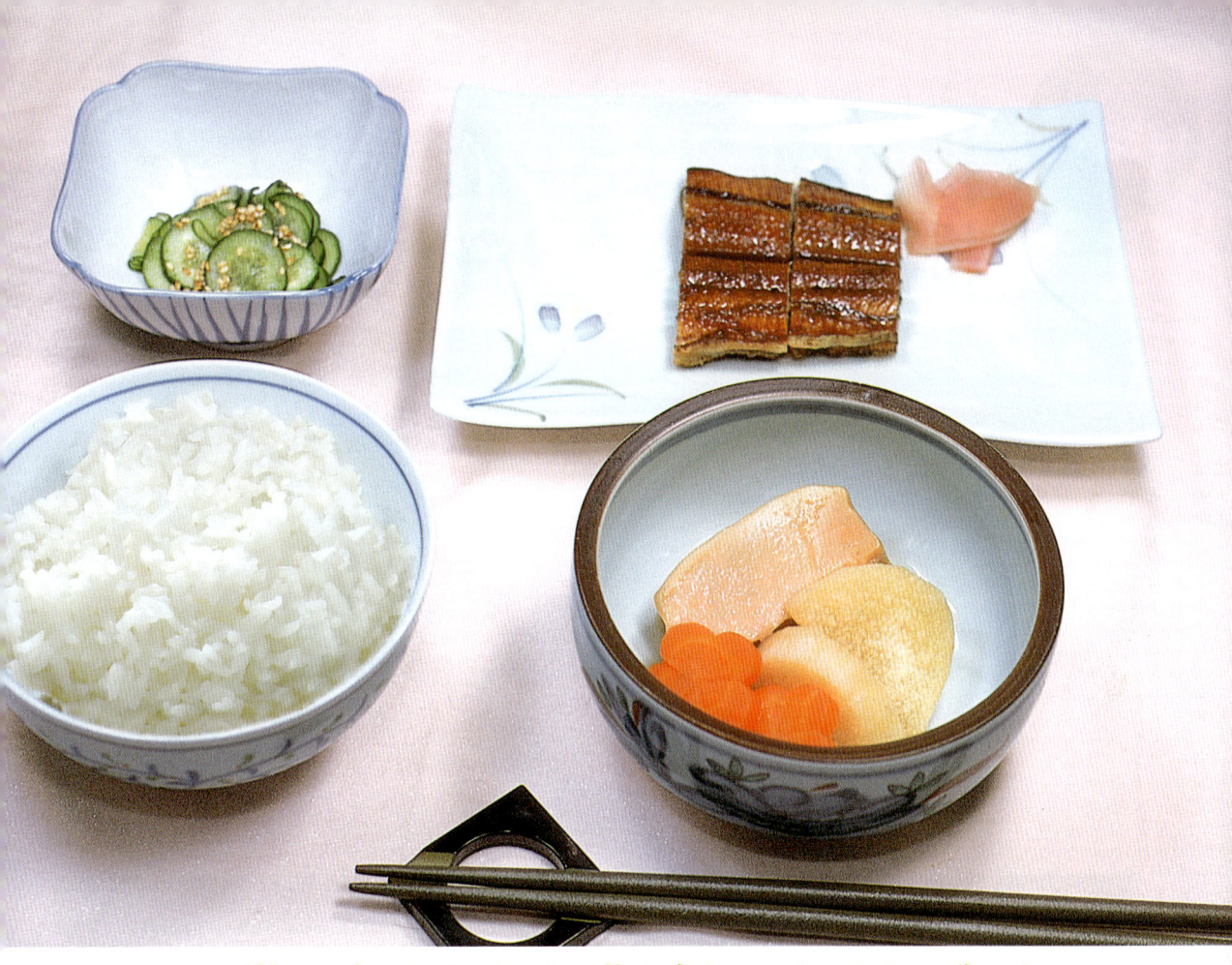

うなぎのかば焼き、生ふとながいもの炊き合わせ、きゅうりの酢のもの

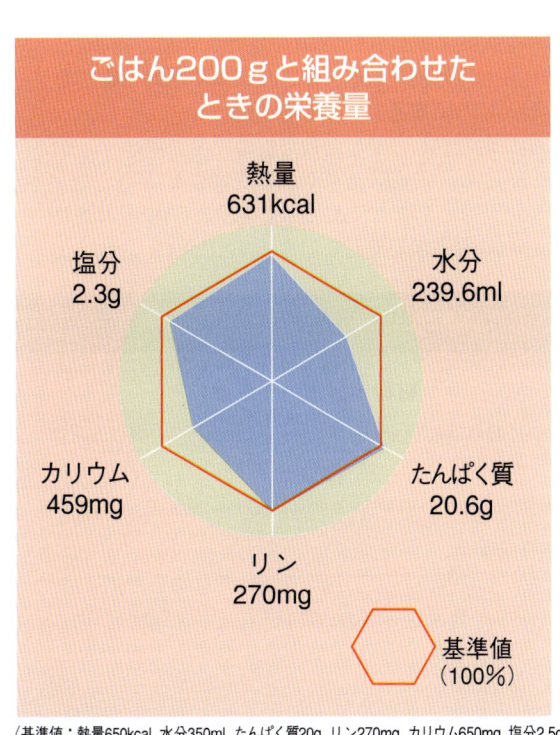

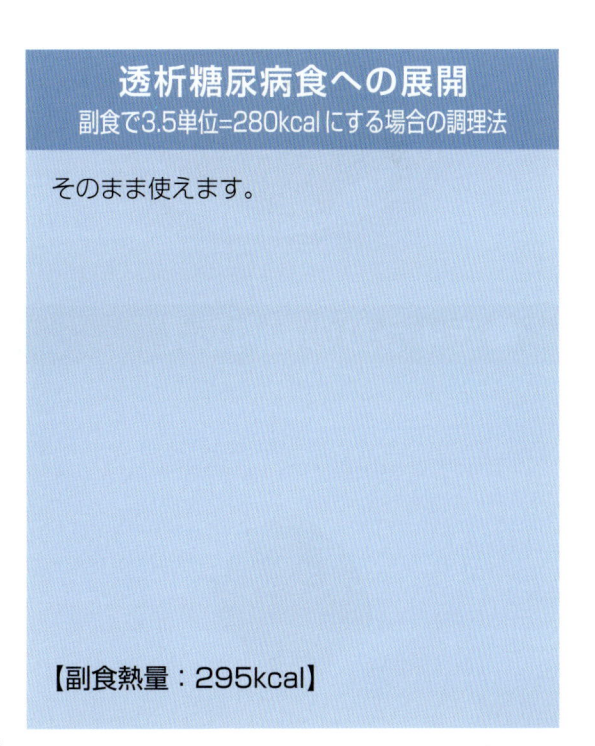

ごはん200gと組み合わせたときの栄養量

- 熱量 631kcal
- 水分 239.6ml
- たんぱく質 20.6g
- リン 270mg
- カリウム 459mg
- 塩分 2.3g

基準値（100%）

〈基準値：熱量650kcal、水分350ml、たんぱく質20g、リン270mg、カリウム650mg、塩分2.5g〉

透析糖尿病食への展開
副食で3.5単位=280kcalにする場合の調理法

そのまま使えます。

【副食熱量：295kcal】

主菜／魚介類をメインにした料理

揚げ物にはさっぱりとした梅肉を組み合わせて

●貝柱とたまねぎのフライ

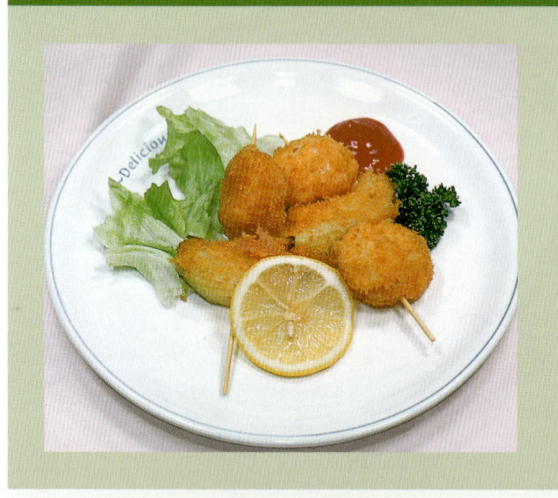

材料・分量（1人分）

貝柱3個45g、たまねぎ40g、小麦粉10g、たまご10g、パン粉10g、揚げ油（吸収分）10g、ソース5g、ケチャップ10g、レタス10g、パセリ適量、レモン8g、竹くし2本

作り方

① 貝柱は洗って水気をふく。たまねぎはくし切りにする。
② たまねぎと貝柱を交互に串にさす。小麦粉をまぶし、ときたまご、パン粉の順に衣をつける。170～185℃の油で揚げる。
③ ソースとケチャップを合わせてソースを作っておく。
④ レタス、パセリは洗い、水気をよくきる。レモンを輪切りにする。
⑤ 皿にレタスをしき、②のフライを盛り、パセリとレモンを飾る。③のソースを添える。

●こんにゃくの炒り煮

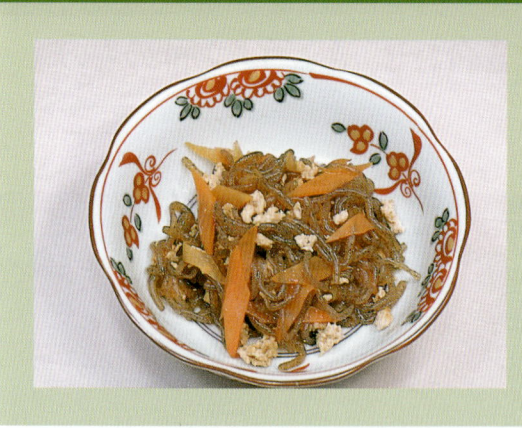

材料・分量（1人分）

糸こんにゃく60g、にんじん10g、鶏ひき肉15g、油3g、しょうゆ5g、砂糖3g、とうがらし粉少々

作り方

① 糸こんにゃくは3～4cmに切り、下ゆでする。にんじんは皮をむき、糸こんにゃくと同じ長さのせん切りにする。
② 鍋に油を熱し、鶏ひき肉を炒め、色が変わったら、にんじん、こんにゃくを加えて炒める。
③ しょうゆ、砂糖、だし汁80ccを加えて調味し、煮汁がなくなるまで煮こむ。とうがらし粉をふる。

●きゅうりの梅肉あえ

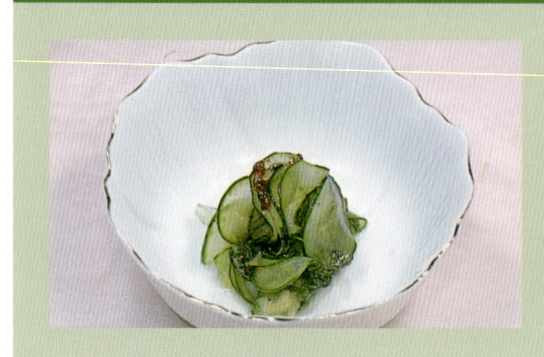

材料・分量（1人分）

きゅうり30g、しその葉1g、梅干し3g、みりん2g

作り方

① きゅうりは薄い輪切りにする。しその葉はせん切りにする。
② 梅干しの種を取り、包丁で叩いてなめらかにする。みりんを混ぜてなめらかにし、①のきゅうりとしそをあえる。

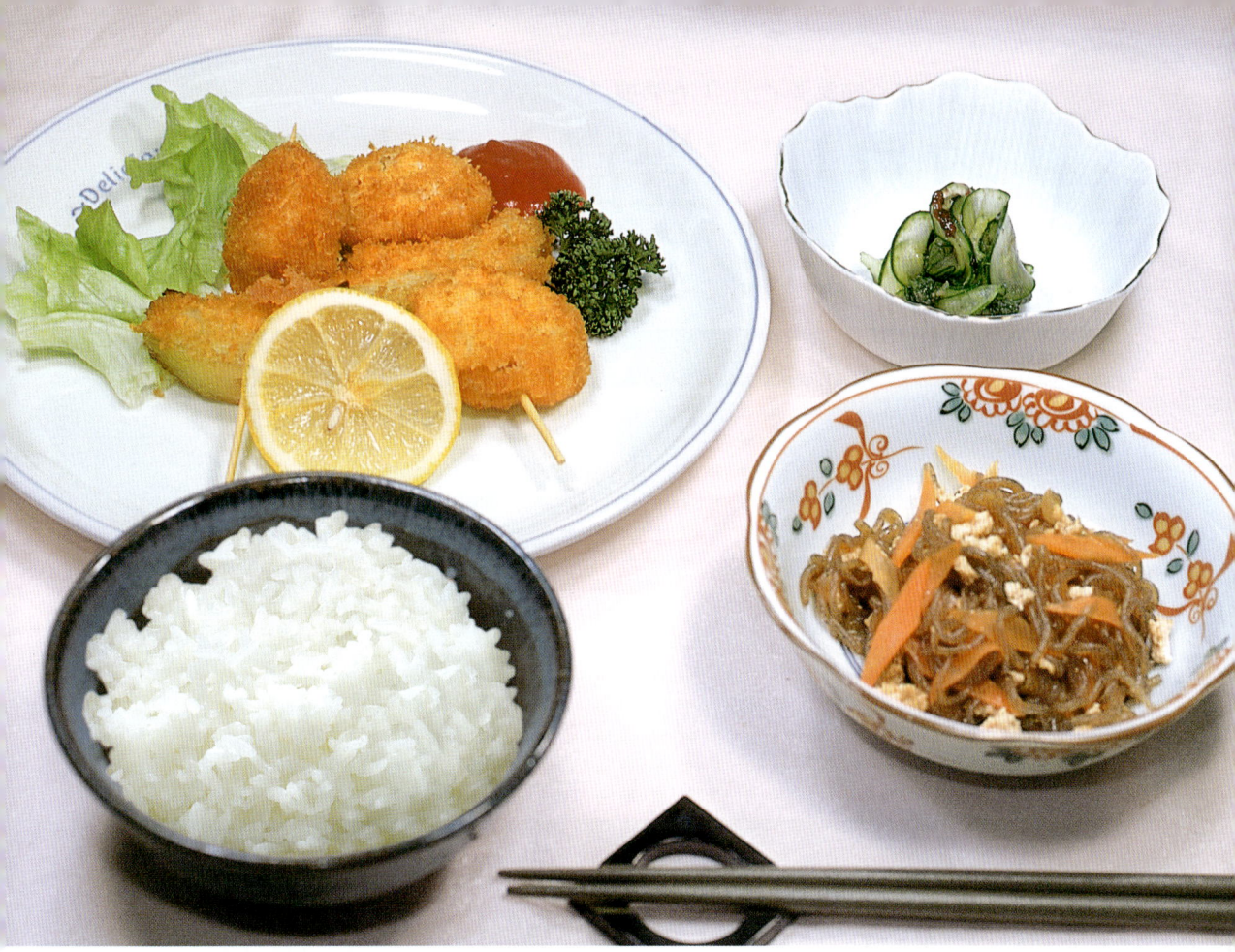

貝柱とたまねぎのフライ、こんにゃくの炒り煮、きゅうりの梅肉あえ

ごはん200gと組み合わせたときの栄養量

- 熱量 685kcal
- 水分 341.0ml
- たんぱく質 21.5g
- リン 285mg
- カリウム 630mg
- 塩分 2.3g

基準値（100%）

〈基準値：熱量650kcal、水分350ml、たんぱく質20g、リン270mg、カリウム650mg、塩分2.5g〉

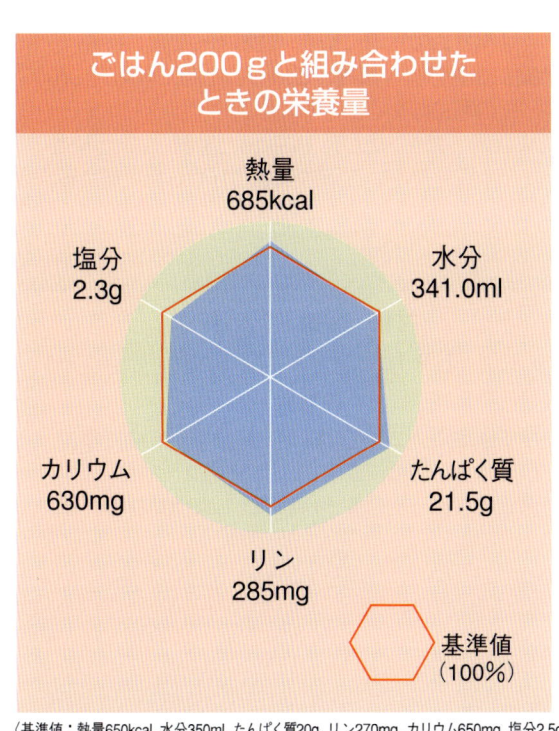

透析糖尿病食への展開
副食で3.5単位=280kcalにする場合の調理法

貝柱とたまねぎのフライを、パン粉焼きに変える：衣をつけるところまでは同様に作り、フライパンに油5gを熱して焼く。

【副食熱量：294kcal】

主菜／魚介類をメインにした料理

タウリン豊富なカキは
ベーコンでエネルギーアップ

●かきのベーコン巻き

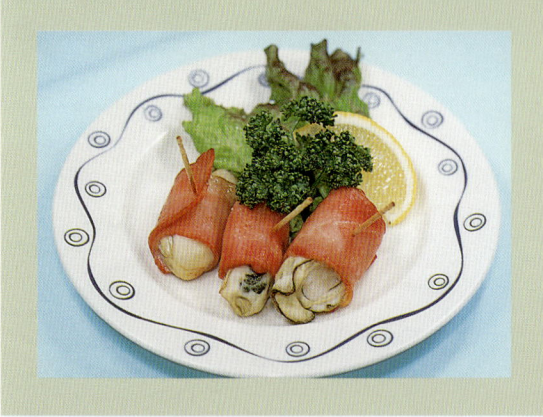

材料・分量（1人分）
かき60g、塩0.3g、小麦粉8g、ベーコン30g、油5g、レモン10g、サニーレタス10g、パセリ少々

作り方
① かきは塩をふってもみ洗いし、水で洗い流す。
② ①のかきの水気をきり、小麦粉をまぶし、ベーコンで巻く。巻き終わりをつまようじでとめて、フライパンで焼く。
③ ②を皿に盛り、くし切りにしたレモン、サニーレタス、飾りのパセリを添える。

●五目金平

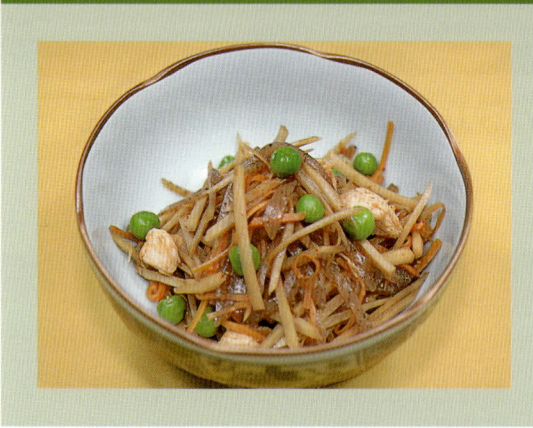

材料・分量（1人分）
ごぼう30g、にんじん15g、鶏肉20g、こんにゃく20g、グリンピース5g、油2g、しょうゆ5g、砂糖3g、とうがらし粉少々

作り方
① ごぼうとにんじんは皮をむいて3cmのせん切りにする。鶏肉は小さ目の小口切りにする。こんにゃくは小さめの短冊に切り、さっとゆでる。
② 鍋に油を熱し、鶏肉、ごぼう、こんにゃく、にんじんの順に炒める。
③ 火が通ったら、だし汁100ccと砂糖、しょうゆを加え中火で煮含める。最後にとうがらし粉を加える。

●なすのしそあえ

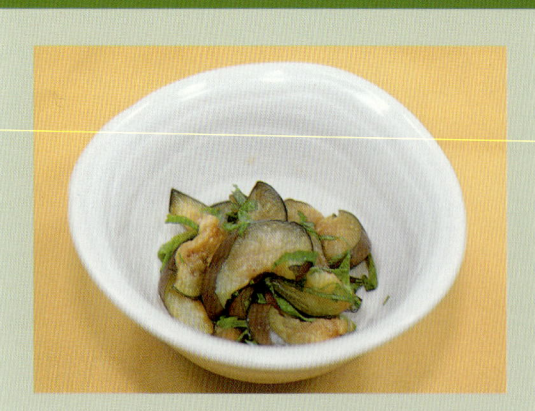

材料・分量（1人分）
なす30g、しそ1g（1枚）、しょうゆ2g

作り方
① なすは縦に2つ割にし、半月切りにしてゆでる。しそはせん切りにする。
② 水気をしぼったなすと、しそ、しょうゆをあえる。

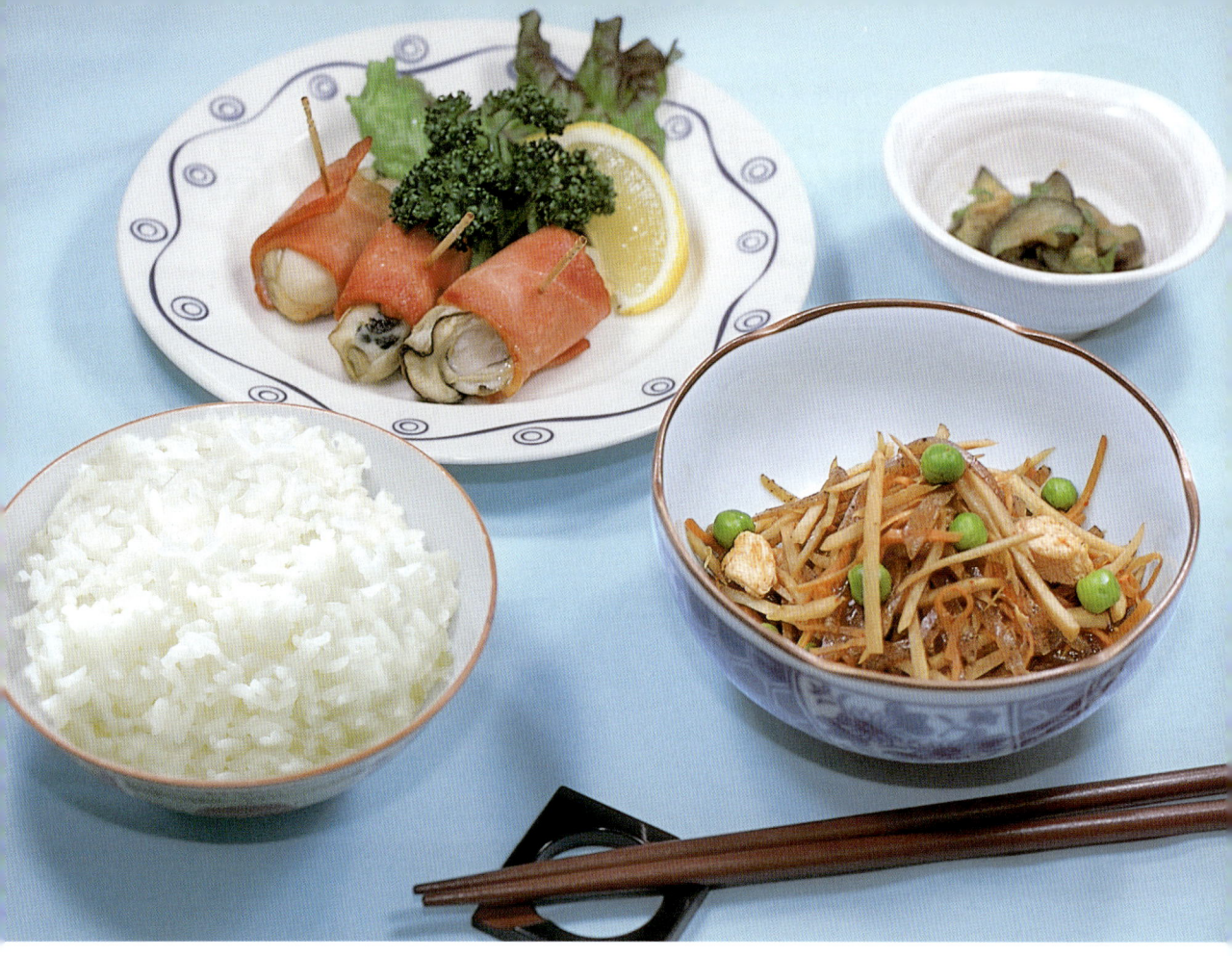

かきのベーコン巻き、五目金平、なすのしそあえ

ごはん200gと組み合わせたときの栄養量

- 熱量 688kcal
- 水分 312.7ml
- たんぱく質 19.4g
- リン 294mg
- カリウム 632mg
- 塩分 2.7g

基準値（100％）

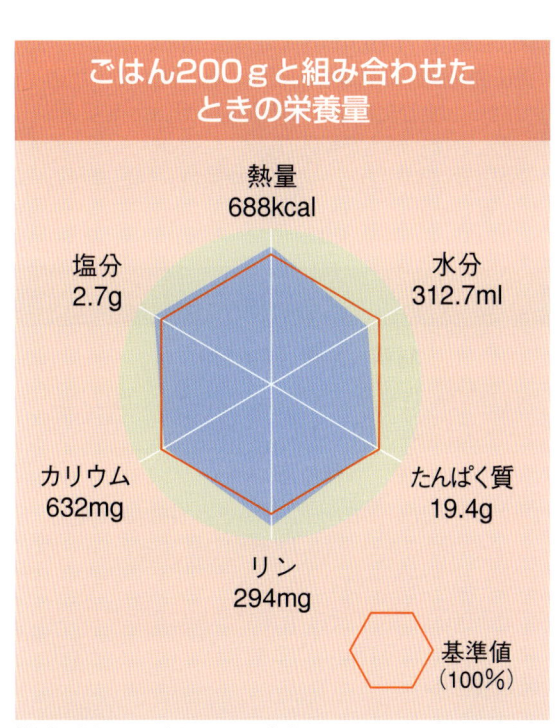

〈基準値：熱量650kcal、水分350ml、たんぱく質20g、リン270mg、カリウム650mg、塩分2.5g〉

透析糖尿病食への展開
副食で3.5単位＝280kcalにする場合の調理法

かきのベーコン巻きのベーコンをロースハムに変える：ハムは半分に切る。作り方は同じ。

【副食熱量：289kcal】

主菜／魚介類をメインにした料理

安価な素材で栄養価の高い献立を

●いかの照り焼き

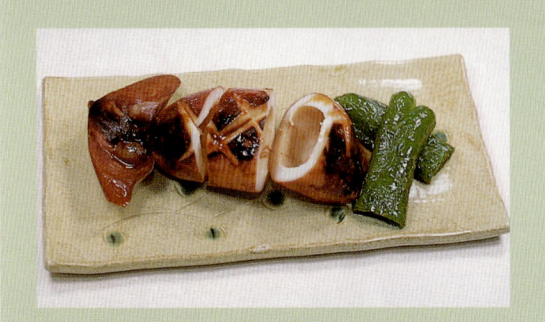

材料・分量（1人分）

いか60g、しょうゆ6g、みりん3g、酒4g、油5g、ピーマン15g、油3g、塩0.2g、こしょう少々

作り方

① いかは洗って内臓を取り出す。味がしみやすく、食べやすいように表面に切込みを入れる。しょうゆ、酒、みりんを合わせた中にいかを10分くらい漬けておく。
② ピーマンは縦半分に切って、へたとたねをとる。
③ フライパンに油を熱し、②のピーマンを軽くソテーし、塩、こしょうで調味する。ピーマンを取り出す。
④ フライパンをきれいにして油をたし、いかを焼く。漬け汁を加え、味をしみこませる。
⑤ 皿に、ピーマンソテーと、いかの照り焼きを盛りつける。

●だいこんと豚ばら肉のみそ煮

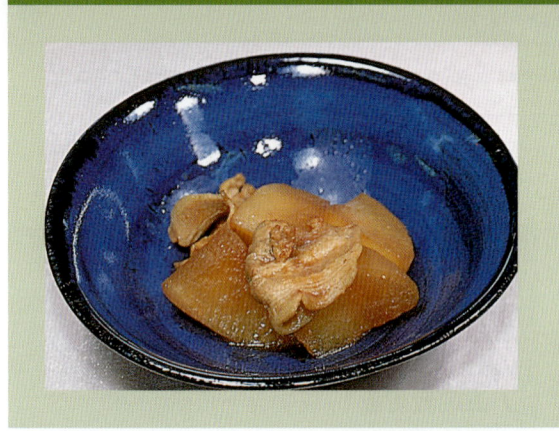

材料・分量（1人分）

だいこん70g、豚ばら肉20g、油3g、みそ7g、砂糖5g、とうがらし粉少々

作り方

① だいこんは皮をむき、1cmくらいのいちょう切りにしてゆでる。
② 豚ばら肉は、1.5cmくらいの幅に切る。
③ 鍋に油を熱し、豚ばら肉を炒める。表面に火が通ったら、ゆでただいこんとだし汁60ccを加え、みそと砂糖も加えて煮込む。
④ 火を止める前にとうがらし粉を入れ、ひと混ぜして火を止める。

●マカロニサラダ

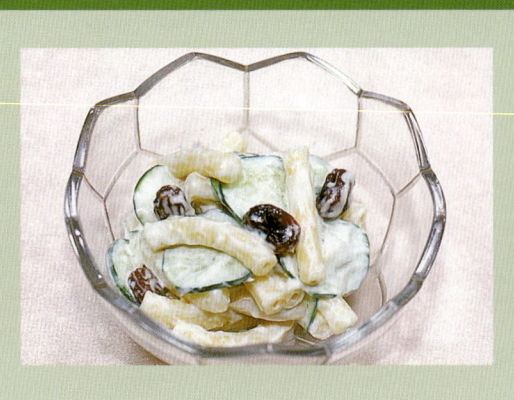

材料・分量（1人分）

マカロニ10g、きゅうり10g、レーズン5g、塩0.2g、マヨネーズ10g、からし1g

作り方

① 鍋に湯をわかし、マカロニをゆでる（指定時間で）。きゅうりは皮を半分むいて輪切りにする。レーズンはぬるま湯につけてふやかす。
② マヨネーズ、塩、からしをまぜ合わせたところへ、水気をきったマカロニときゅうり、レーズンを加えて混ぜる。

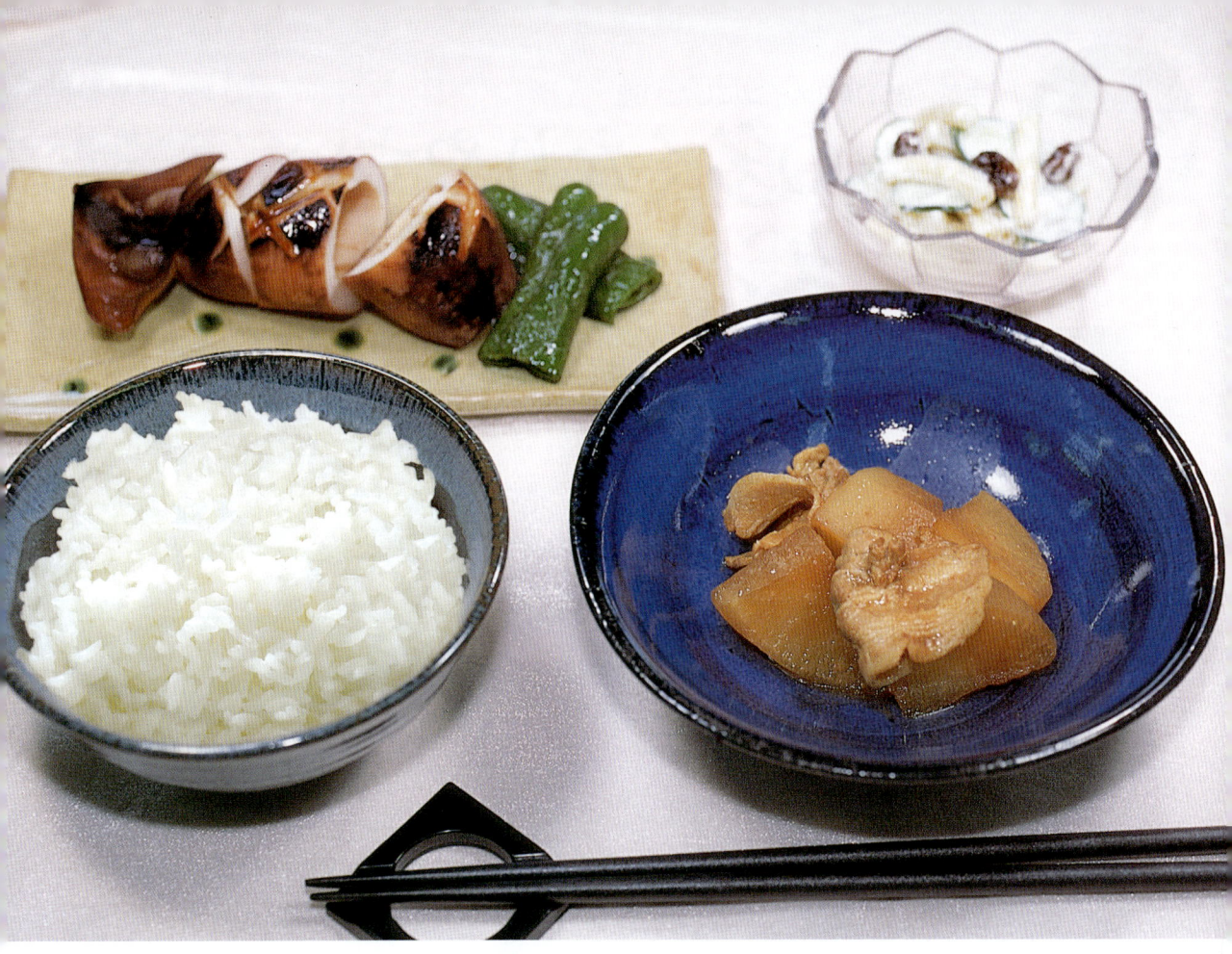

いかの照り焼き、だいこんと豚ばら肉のみそ煮、マカロニサラダ

ごはん200gと組み合わせたときの栄養量

- 熱量 761kcal
- 水分 304.5ml
- たんぱく質 21.4g
- リン 298mg
- カリウム 608mg
- 塩分 2.1g

基準値（100％）

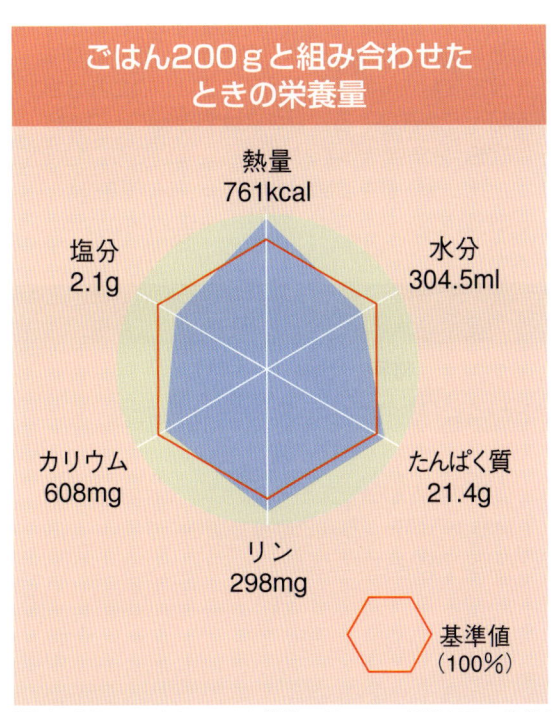

〈基準値：熱量650kcal、水分350ml、たんぱく質20g、リン270mg、カリウム650mg、塩分2.5g〉

透析糖尿病食への展開
副食で3.5単位＝280kcalにする場合の調理法

みそ煮の肉を変える：豚ばら肉を豚もも肉に変える。

マカロニサラダを盛り合わせサラダに変える：きゅうり20gは皮をむいて斜めスライスに、トマト20gはくし切りに、レタス20gを洗って器に盛り合わせ、酢5g、砂糖1g、しょうゆ2gを合わせたドレッシングをかける。

【副食熱量：282kcal】

主菜／魚介類をメインにした料理

リンの多くなりやすい
グラタンもこの分量ならOK

●えびグラタン

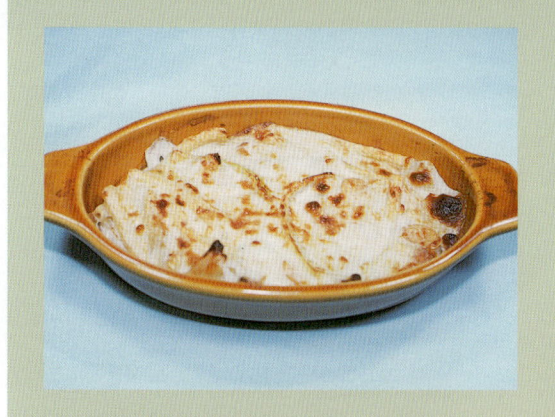

材料・分量（1人分）

むきえび20g、マカロニ(乾)10g、グリンピース（冷凍）10g、マッシュルーム缶20g、たまねぎ30g、油2g、ホワイトソース（マーガリン10g、小麦粉10g、牛乳50g、塩1g）、こしょう少々、粉チーズ5g

作り方

① えびとマカロニ、グリンピースは、それぞれゆで、ざるにあけて水をきる。マッシュルームは熱湯をさっとかけて水をきっておく。たまねぎは0.2mm程度にスライスし、油で炒める。
② ホワイトソースを作る。フライパンにマーガリンを溶かし、小麦粉を加え、弱火でしっとりするまで炒める。人肌に温めた牛乳をゆっくり加え、なめらかになるまで混ぜる。塩、こしょうで調味する。
③ ①の材料すべてを、②のホワイトソースに入れて混ぜる。
④ グラタン皿に③を移し入れ、粉チーズをかける。
⑤ 200℃のオーブンの上段で、焼き色がつく程度に焼く。

●コーンサラダ

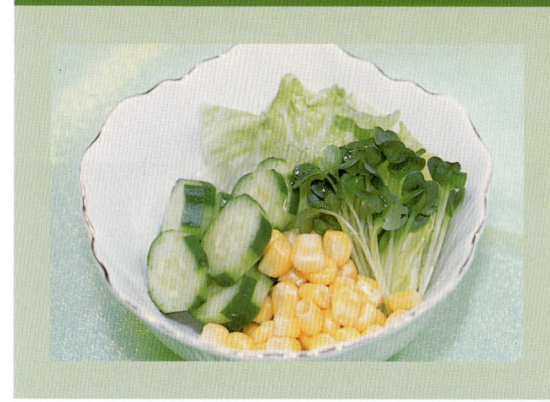

材料・分量（1人分）

コーン缶30g、きゅうり20g、かいわれだいこん5g、ドレッシング（しょうゆ2g、酢5g、油5g）、レタス10g

作り方

① コーン缶は、ざるにあけて水をきる。きゅうりは半分皮をむき、薄くスライスする。かいわれは根を切って水洗いする。レタスはちぎって水にさらした後、水気をきっておく。
② しょうゆ、油、酢を混ぜ合わせてドレッシングを作る。
③ ①の野菜を器に盛りつけ、②のドレッシングをかける。

●フルーツ盛り合わせ

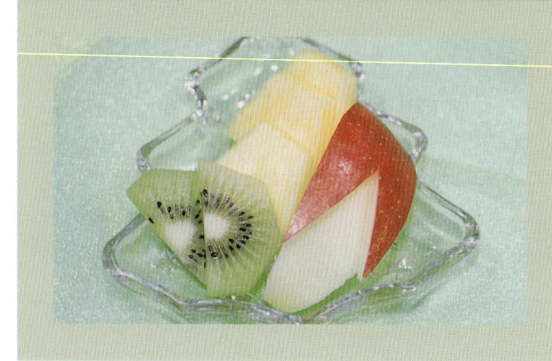

材料・分量（1人分）

キウイ10g、パイン20g、りんご20g

作り方

① キウイは皮をむいてスライス。パインは皮をむいてちょう切り。りんごは飾り切りにする。
② ①を皿に盛り合わせる。

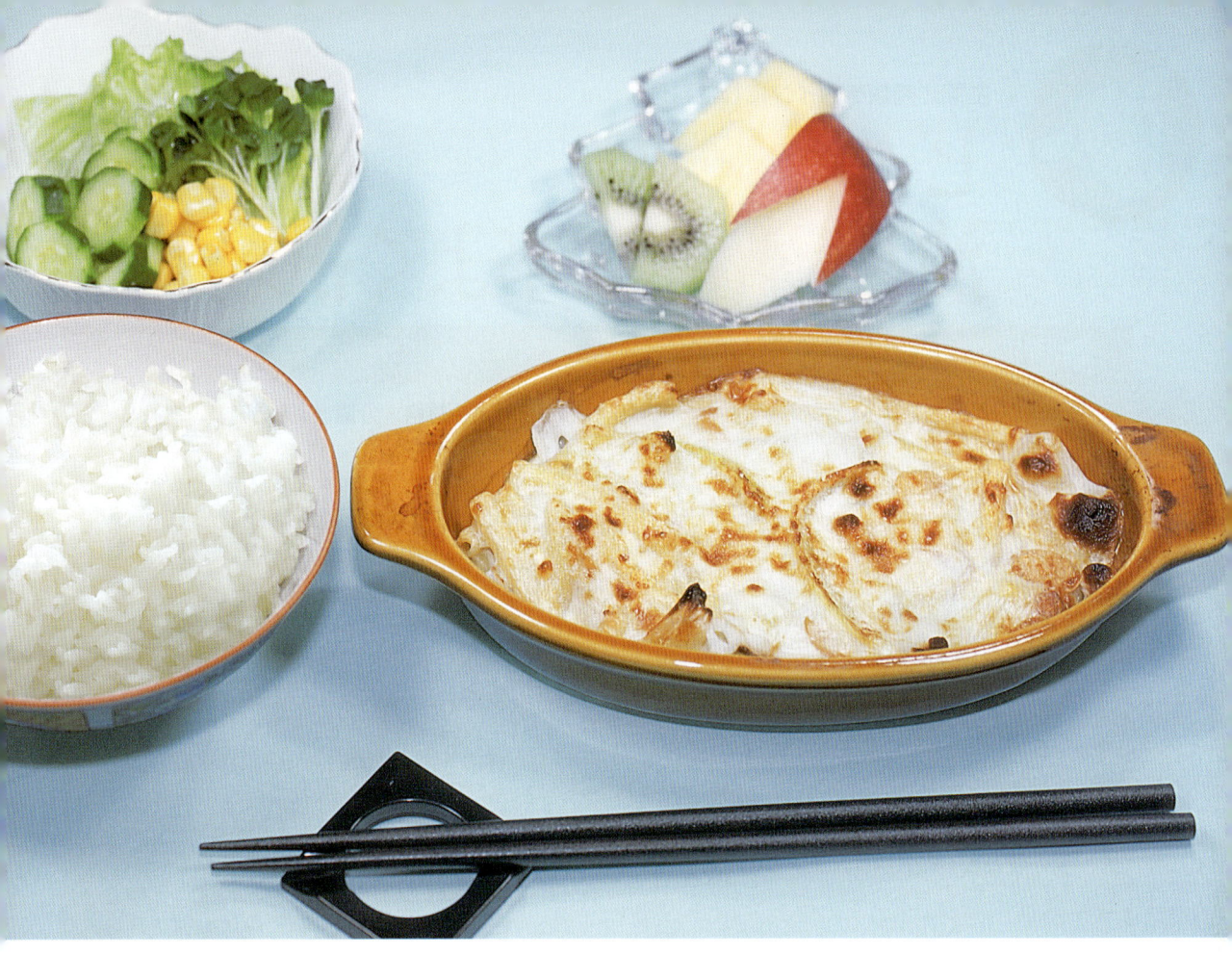

えびグラタン、コーンサラダ、フルーツ盛り合わせ

ごはん200gと組み合わせたときの栄養量

- 熱量 712kcal
- 水分 361.9ml
- たんぱく質 18.1g
- リン 284mg
- カリウム 502mg
- 塩分 2.2g

基準値（100%）

〈基準値：熱量650kcal、水分350ml、たんぱく質20g、リン270mg、カリウム650mg、塩分2.5g〉

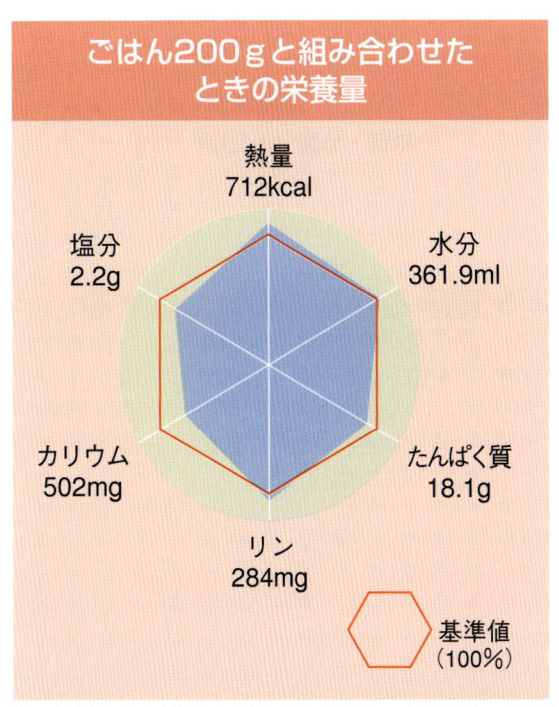

透析糖尿病食への展開
副食で3.5単位＝280kcalにする場合の調理法

えびグラタンをえびとさけのピカタに変える：殻をむいて背わたをとったえび20gとさけ40gに、塩0.2gとこしょう少々をふり5分ほどおく。これに小麦粉7gをまぶし、ときたまご15gをつけて油3gを熱したフライパンで焼く。ソース5gをつけて食べる。付け合せに、うすぎりたまねぎ20gと薄切り生マッシュルーム10gを油2gを熱したフライパンで炒め、塩0.2g、こしょう少々で調味する。スライスしたレモン8gを添える。

【副食熱量：280kcal】

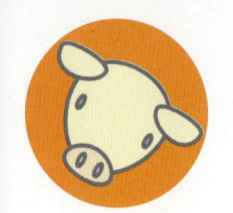

主菜／肉類をメインにした料理

ビタミンAは油と一緒に効率よく摂取

●豚肉のロール揚げ

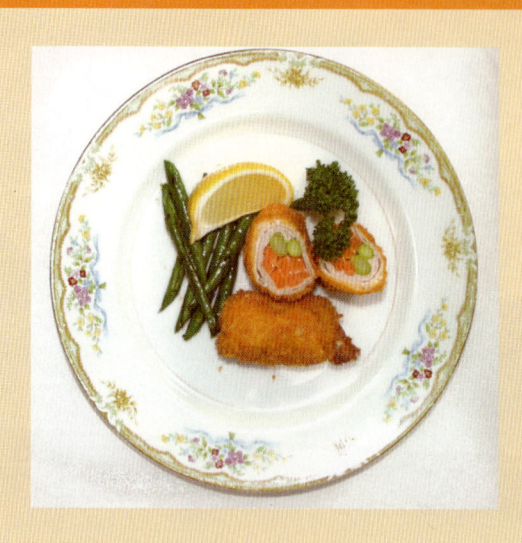

材料・分量（1人分）

豚ももスライス肉60g、塩0.3g、こしょう0.1g、にんじん20g、グリーンアスパラ10g、小麦粉5g、たまご10g、パン粉10g、揚げ油（吸収分）10g、パセリ1g、レモン8g、付け合せ（いんげん20g、油1g、しょうゆ2g、砂糖1g）

作り方

① にんじんは拍子木切りにしてゆでる。グリーンアスパラは適当な長さに切ってゆでる。
② 豚もも肉に塩、こしょうをし、巻きやすい形に整えて、①の野菜をのせてしっかりと巻く。
③ 小麦粉、ときたまご、パン粉の順に衣をつけ、170℃に熱した油で揚げる。
④ レモンはくし切りにする。
⑤ 付け合せをつくる。いんげんはすじをとってゆで、3cmくらいの長さに切る。フライパンに油を熱し、ゆでたいんげんを炒める。しょうゆ、砂糖で調味する。
⑥ ③を半分に切り、切り口が上になるように盛りつける。レモン、パセリ、付け合せも盛りつける。

●野菜のスープ煮

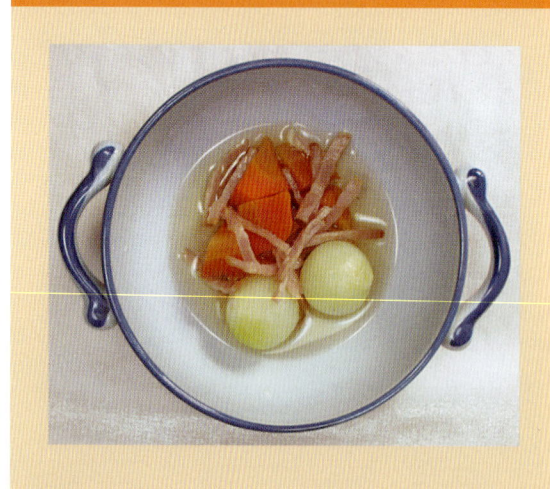

材料・分量（1人分）

小たまねぎ30g、にんじん20g、ベーコン10g、コンソメ1.5g、塩0.2g、水40g（でき上がりの量）

作り方

① 小たまねぎは皮をむいて洗い、根の部分を切り取る。にんじんは厚めのいちょう切りにし、ゆでこぼす。ベーコンは0.5cmくらいの幅に切る。
② 鍋にコンソメと塩、水100ccを入れてスープを作り、①の野菜とベーコンを煮る。スープが半分くらいになるまで煮込む。

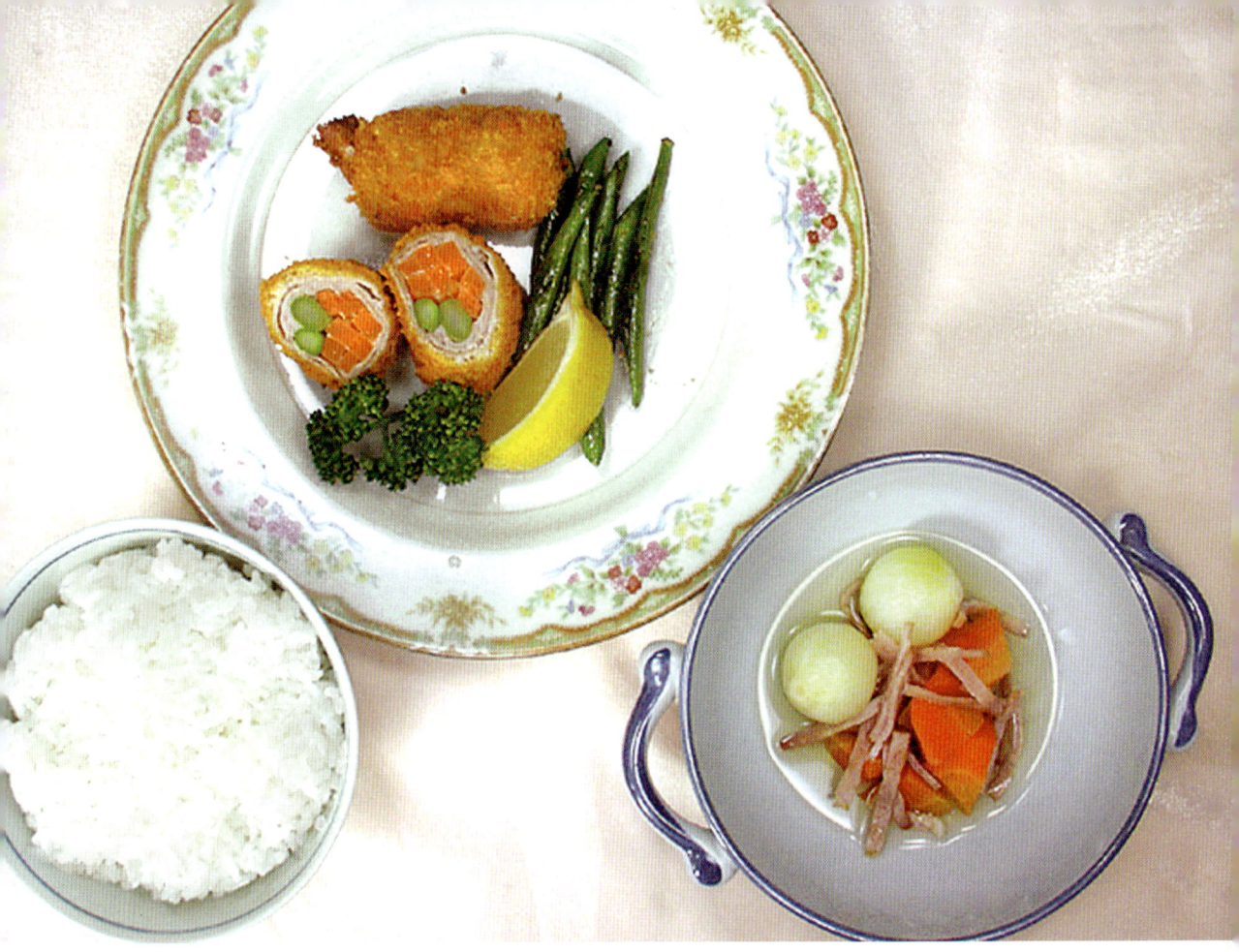

豚肉のロール揚げ、野菜のスープ煮

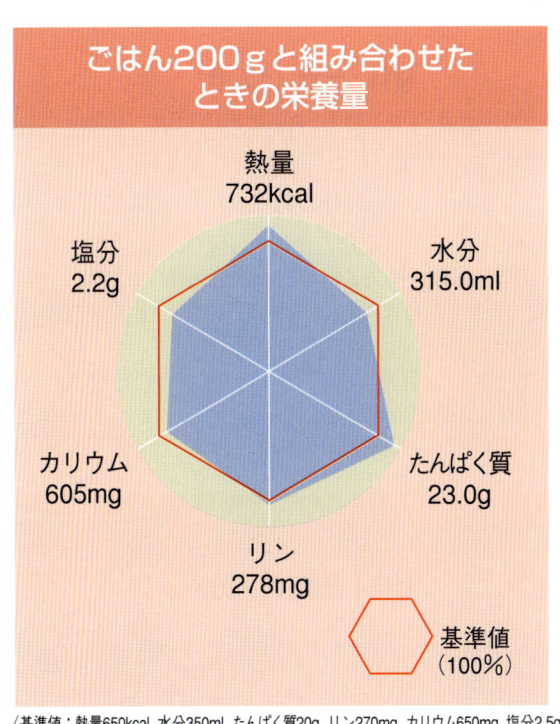

ごはん200gと組み合わせたときの栄養量

- 熱量 732kcal
- 水分 315.0ml
- たんぱく質 23.0g
- リン 278mg
- カリウム 605mg
- 塩分 2.2g

基準値（100%）

〈基準値：熱量650kcal、水分350ml、たんぱく質20g、リン270mg、カリウム650mg、塩分2.5g〉

透析糖尿病食への展開
副食で3.5単位=280kcalにする場合の調理法

豚肉のロール巻きを揚げずに焼く：野菜に豚肉を巻くところまでは同じ。小麦粉をつけ、フライパンに油3gを熱して焼く。

【副食熱量：288kcal】

主菜／肉類をメインにした料理

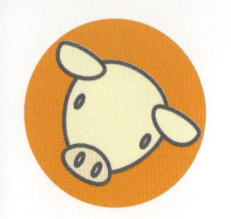

揚げ物も酢を使えばさっぱりと

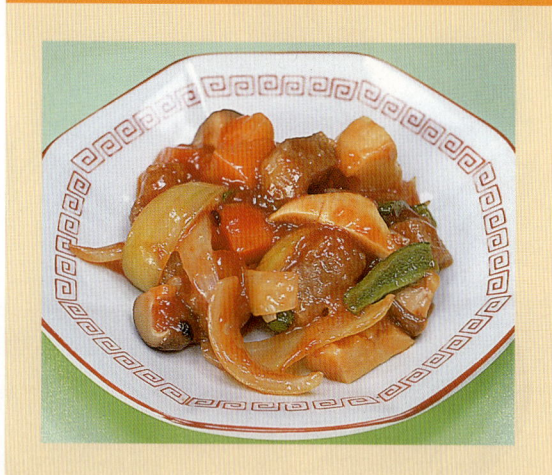

●酢豚

材料・分量（1人分）

豚かたブロック肉50g、こしょう少々、片栗粉7g、揚げ油（吸収分）7g、にんじん20g、ピーマン15g、たけのこ水煮30g、生しいたけ10g、たまねぎ30g、油5g、塩0.3g、ケチャップ20g、ソース5g、酢8g、砂糖5g、片栗粉5g

作り方

① 豚肉はひと口大に切り、こしょうをふり、片栗粉をまぶして180℃に熱した油で揚げる。
② にんじんは皮をむいて乱切りにし、ゆでる。ピーマンはたて半分に切って2～3つに切る。たけのこはにんじんと同じくらいの大きさの乱切りにする。しいたけは石づきを取り、2～4つに切る。たまねぎはくし切りにする。
③ フライパンに油を熱し、たまねぎ、にんじん、たけのこ、しいたけを炒める。炒まったら①の豚肉も加え、塩、砂糖、ケチャップ、ソース、酢を入れる。ピーマンを入れて火を通し、ひと混ぜする。
④ 水溶きした片栗粉を、③にまわしいれ、さっとひとまぜして火を止める。

●ほうれんそうの中華風あえ物

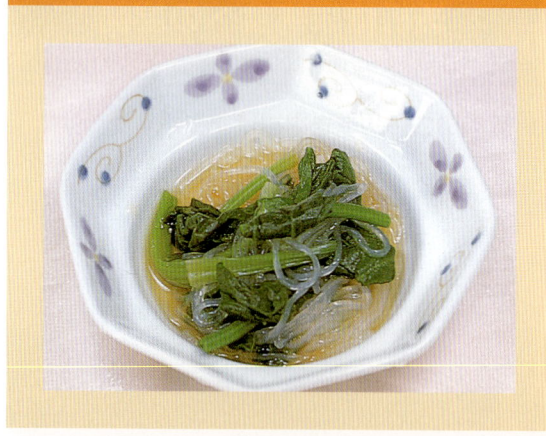

材料・分量（1人分）

ほうれんそう20g、春雨8g、たまご15g、油2g、ごま油2g、酢6g、しょうゆ4g、しょうが2g

作り方

① ほうれんそうはゆでて水気をしぼり、3cm長さに切る。春雨はゆでて水をきり、3cm長さに切る。
② たまごを割りほぐし、油を熱したフライパンで薄く焼く。3～4cmの短冊に切る。
③ おろししょうが、ごま油、酢、しょうゆを混ぜ合わせ、①、②をあえる。

●りんご

材料・分量（1人分）

りんご30g

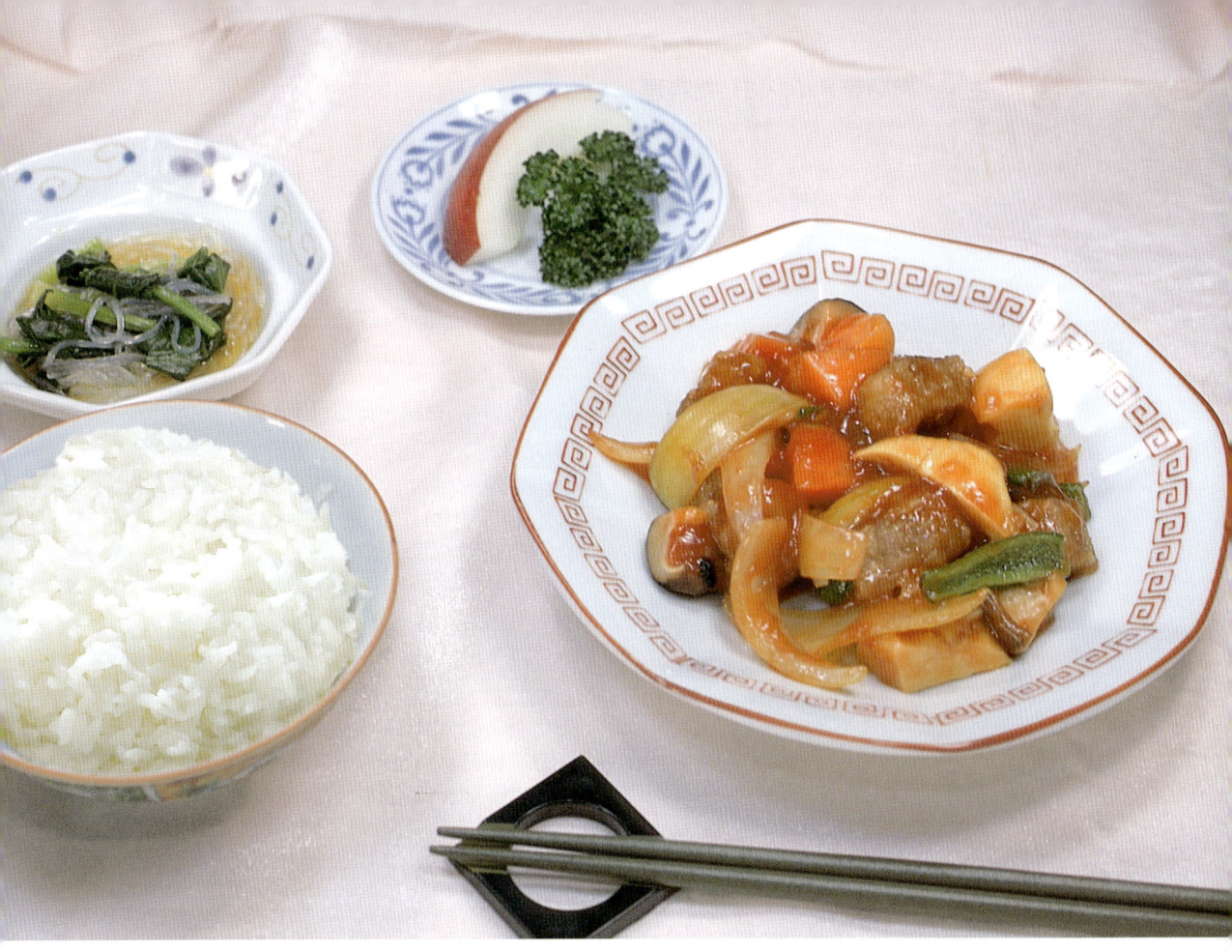

酢豚、ほうれんそうの中華風あえ物、りんご

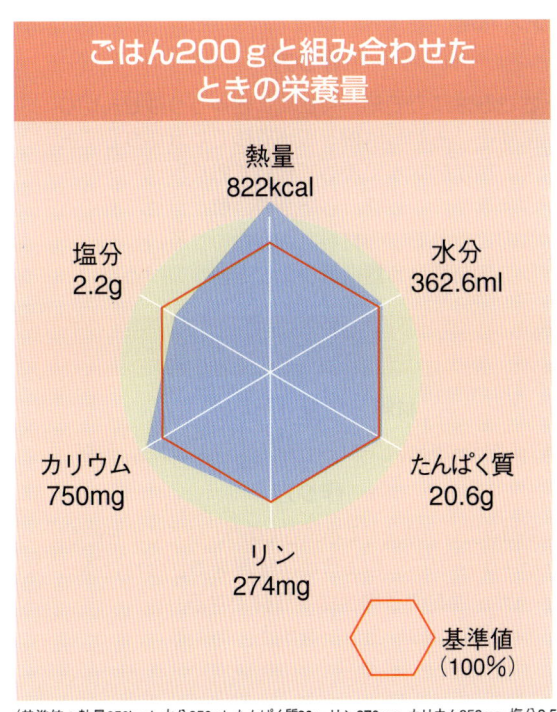

ごはん200gと組み合わせたときの栄養量

- 熱量 822kcal
- 水分 362.6ml
- たんぱく質 20.6g
- リン 274mg
- カリウム 750mg
- 塩分 2.2g

基準値（100%）

〈基準値：熱量650kcal、水分350ml、たんぱく質20g、リン270mg、カリウム650mg、塩分2.5g〉

透析糖尿病食への展開
副食で3.5単位=280kcalにする場合の調理法

酢豚を鶏肉とたけのこのケチャップ煮に変える：豚かた肉を皮なし鶏むね肉50gに変える。片栗粉をつけないで、にんじん以下の材料は同じ。味付けの砂糖は3gに減らす。鶏肉にこしょう少々で下味をつけ、③でにんじんを炒める前に鶏肉を入れて炒める。以下同様に味付けし、仕上げる。

ほうれんそうの中華風あえ物のごま油を使わない

【副食熱量：296kcal】

主菜／肉類をメインにした料理

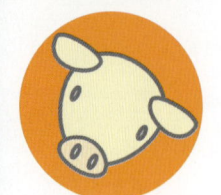

野菜も豚肉もせん切りにしてボリュームアップ

●たけのこと豚肉の炒め物

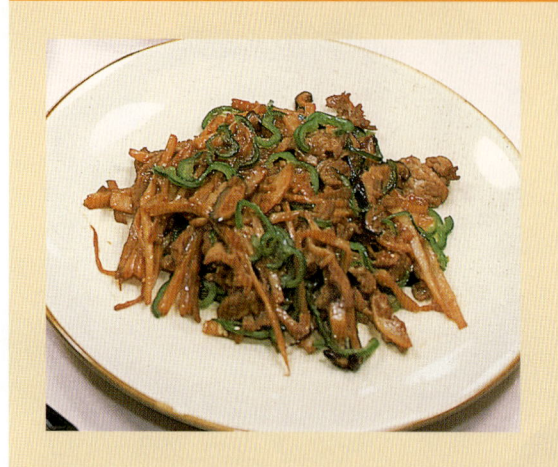

材料・分量（1人分）

たけのこ水煮50g、ピーマン20g、干ししいたけ2g、豚ロース肉40g、しょうゆ2g、おろしにんにく2g、こしょう少々、みりん1g、片栗粉4g、油5g、砂糖3g、しょうゆ8g、みりん2g、ごま油2g

作り方

① 豚肉は1cm幅のせん切りにし、しょうゆ、おろしにんにく、こしょう、みりんを合わせたものに10分くらい漬け込んでおく。
② たけのこはせん切り。ピーマンもたてのせん切り。干ししいたけは水に浸して戻し石づきを取り、せん切りにする。
③ ①に片栗粉をまぶし、油を熱したフライパンで炒める。豚肉の色が変わったら、たけのこ、しいたけ、ピーマンの順に加えて炒める。
④ 炒まったら、砂糖、しょうゆ、みりんを加え、さらに混ぜる。最後に鍋のふちからごま油をたらして風味づけする。

●ささみのごま酢あえ

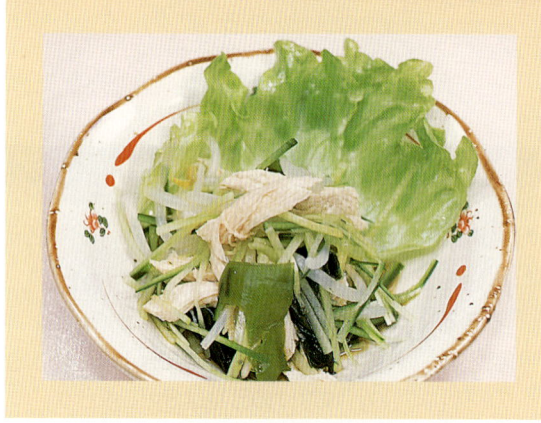

材料・分量（1人分）

鶏ささみ15g、きゅうり20g、もやし10g、乾燥わかめ0.5g、しょうゆ2g、酢7g、砂糖3g、ごま2g、レタス10g

作り方

① ささみはゆでて細かくさく。きゅうりはせん切りにする。もやしは根を取ってゆでて水切りしておく。わかめは水に浸して戻しておく。
② ごまをすり、砂糖、しょうゆ、酢と混ぜておく。
③ ②のごま酢で①の材料を混ぜ合わせる。
④ レタスを洗って器に盛り、③を盛りつける。

●ブロッコリーのピーナッツあえ

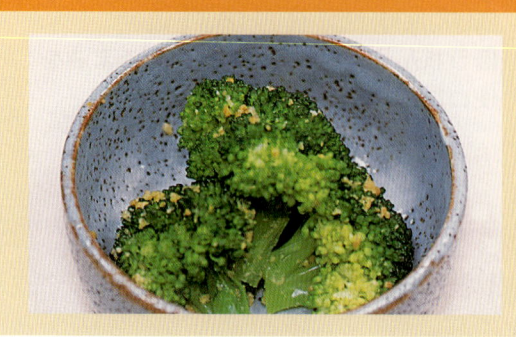

材料・分量（1人分）

ブロッコリー30g、ピーナッツ粉1g、しょうゆ2g、砂糖1g

作り方

① ブロッコリーは洗って小ふさに切り、ゆでて水をきる。
② ピーナッツ粉、しょうゆ、砂糖を混ぜ合わせる。（ピーナッツを使う場合はすり鉢でする）
③ ②に①のブロッコリーを加え、あえる。

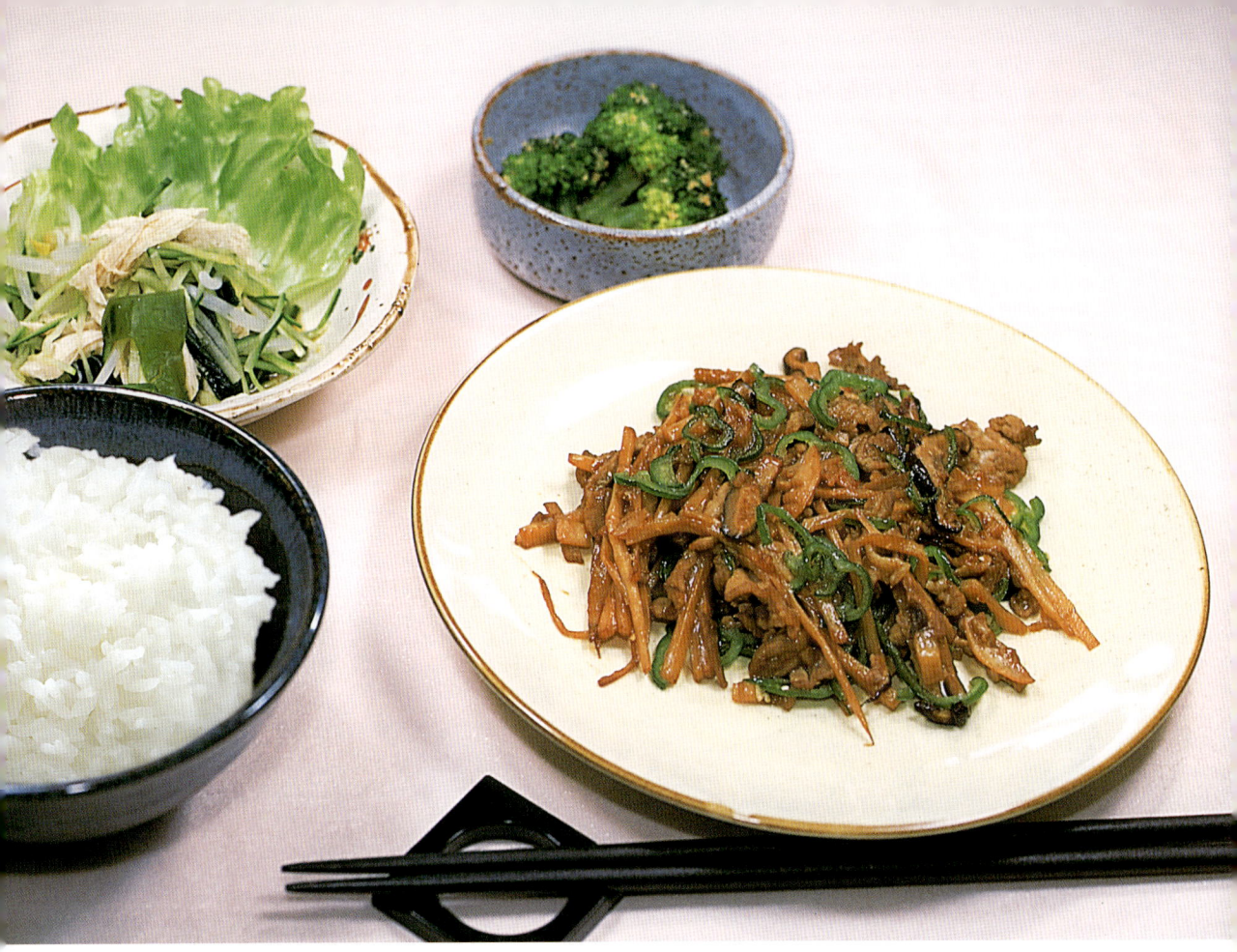

たけのこと豚肉の炒め物、ささみのごま酢あえ、ブロッコリーのピーナッツあえ

ごはん200gと組み合わせたときの栄養量

- 熱量 646kcal
- 水分 324.1ml
- たんぱく質 21.7g
- リン 275mg
- カリウム 598mg
- 塩分 2.2g

基準値（100%）

〈基準値：熱量650kcal、水分350ml、たんぱく質20g、リン270mg、カリウム650mg、塩分2.5g〉

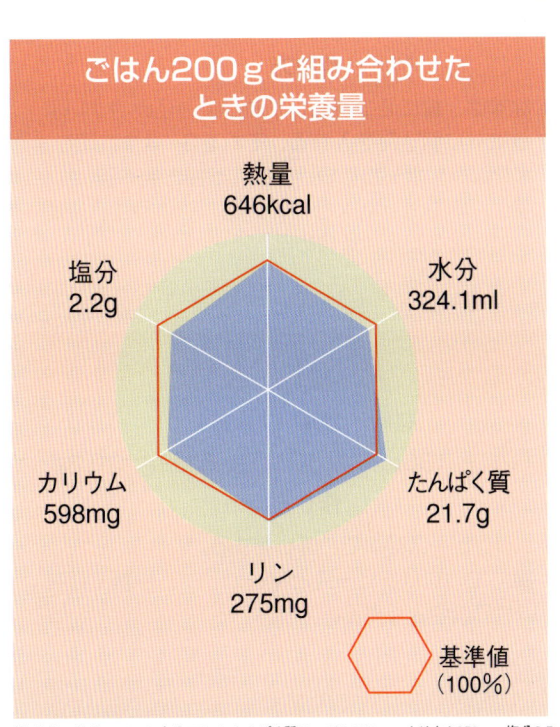

透析糖尿病食への展開
副食で3.5単位=280kcalにする場合の調理法

たけのこと豚肉の炒め物の肉の種類を変える：豚ロース肉を豚もも肉に変える。

【副食熱量：284kcal】

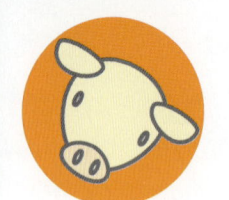

主菜／肉類をメインにした料理

豚肉のビタミンB₁は、ねぎとの組み合わせで吸収アップ

●ポークソテー

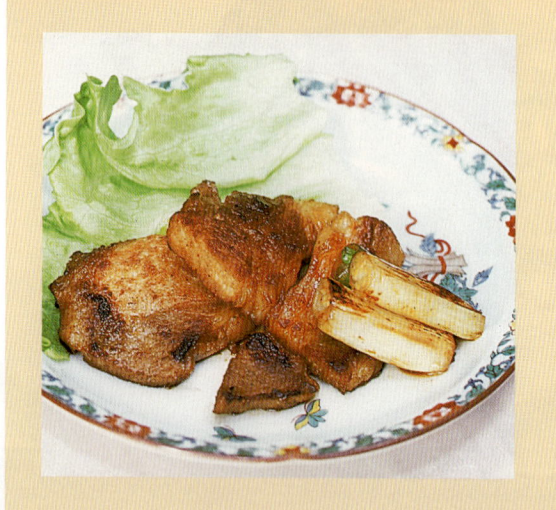

材料・分量（1人分）
豚ロース肉80g、こしょう少々、ねぎ5g、しょうが5g、しょうゆ8g、砂糖2g、みりん5g、油3g、レタス10g、付け合せ（白ねぎ25g、青ねぎ5g、油2g、しょうゆ2g、酒3g）

作り方
① ねぎは適当な長さに切って、たたきつぶす。しょうがは、うす切りにする。
② 豚肉を①としょうゆ、砂糖、みりんに約10分漬けておく。
③ フライパンに油を熱し、強火で②を両面焼く。表面に火が通ったら中火にし、漬け汁を入れ、肉にからめるように中まで火を通し、火を止めて取り出す。
④ 付け合せをつくる。白ねぎ、青ねぎはそれぞれ4cmの長さに切る。フライパンに油を熱して焼き、しょうゆと酒を入れてからめる。
⑤ レタスを洗って、皿にレタスと③、④を盛りつける。

●なすのしょうが煮

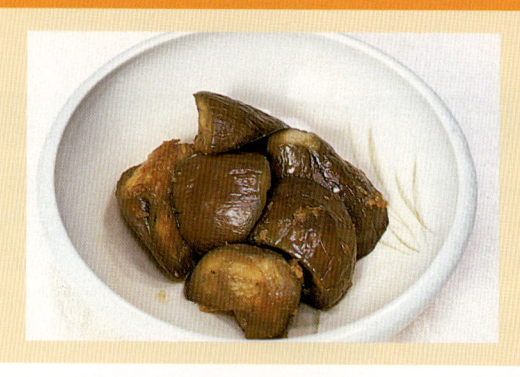

材料・分量（1人分）
なす70g、しょうゆ5g、砂糖3g、しょうが5g

作り方
① なすは、縦に2つ割にして味が染み込みやすいように皮に切込みを入れる。それを3～4つに切り、水をはったボールにつけてあくを抜きをする。
② 鍋に①のなすとしょうゆ、砂糖、しょうが、少量のだし汁を加え、煮含める。

●グリーンピースのつや煮

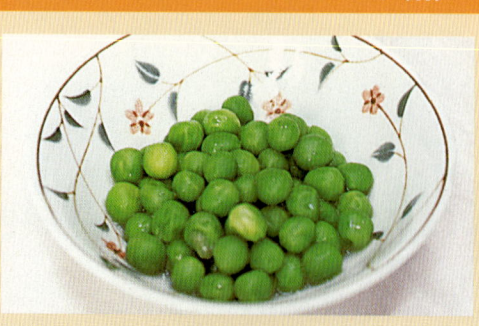

材料・分量（1人分）
グリンピース30g、マーガリン3g、砂糖2g、塩0.3g

作り方
① グリンピースはゆでこぼしをする。
② 鍋に①のグリンピースとマーガリン、砂糖、塩をいれてつやよく煮る。

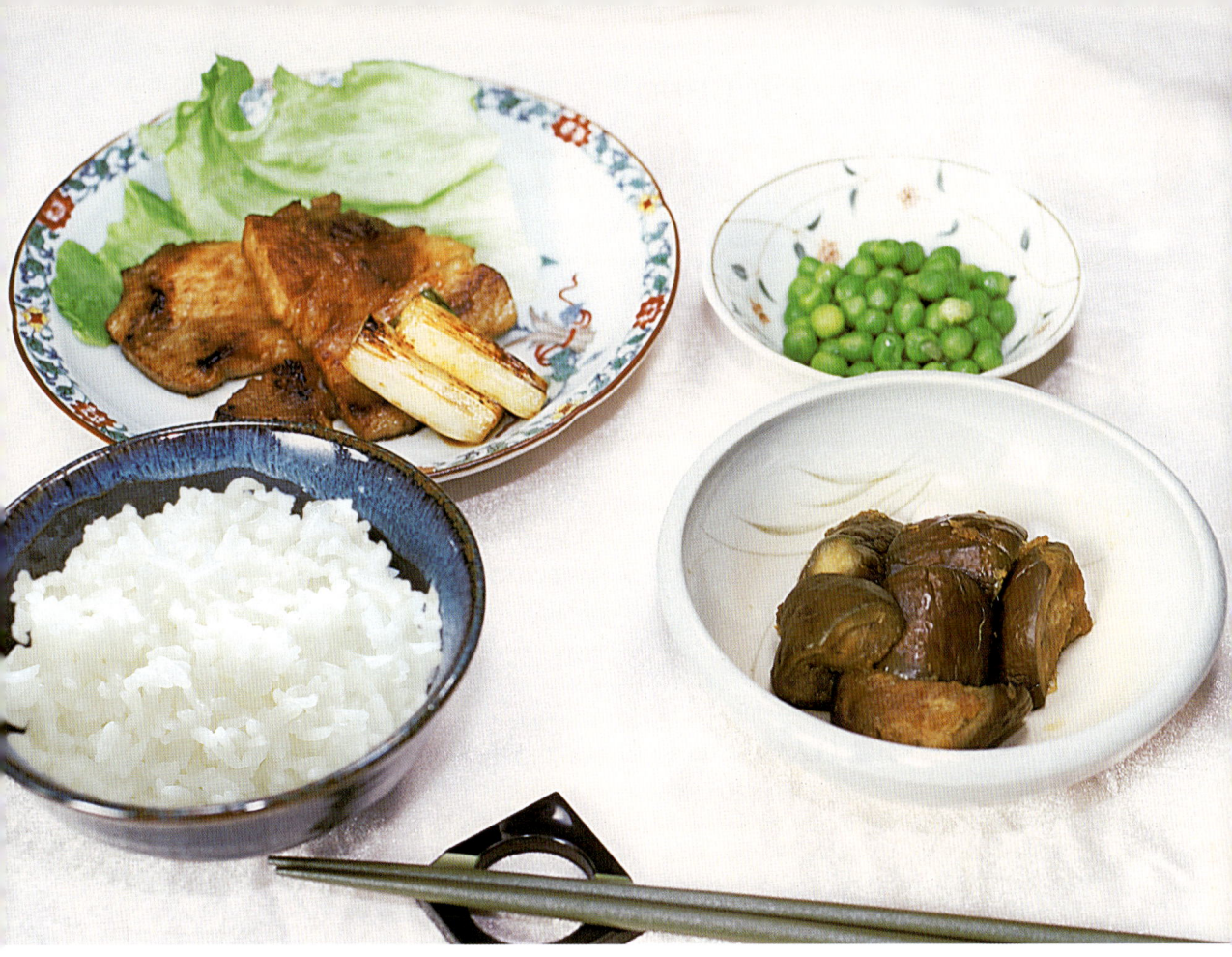

ポークソテー、なすのしょうが煮、グリーンピースのつや煮

ごはん200gと組み合わせたときの栄養量

- 熱量 765kcal
- 水分 317.7ml
- たんぱく質 24.8g
- リン 285mg
- カリウム 712mg
- 塩分 2.8g

基準値（100％）

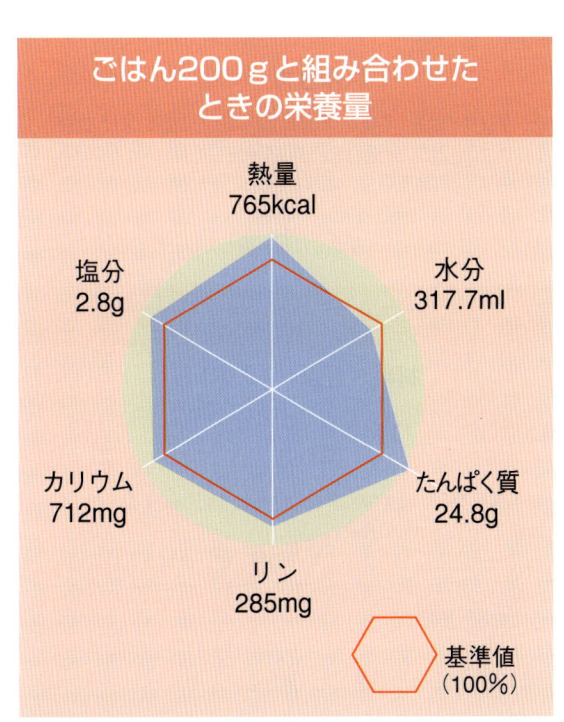

〈基準値：熱量650kcal、水分350ml、たんぱく質20g、リン270mg、カリウム650mg、塩分2.5g〉

透析糖尿病食への展開
副食で3.5単位＝280kcalにする場合の調理法

ポークソテーの豚肉を変える：豚ロース肉を豚もも肉に変える。付け合せのねぎのソテーを焼きねぎに変える（油を使わないで、焼き網またはオーブントースターで焼く）

グリンピースのつや煮をほうれんそうとにんじんのごまあえに変える：ほうれんそう30gは洗ってゆで、3cm長さに切る。にんじん10gは3cm長さの短冊切りにし、ゆでる。しょうゆ2g、砂糖1g、ごま0.5gを混ぜ、ゆでたほうれんそうとにんじんの水気をよくきってあえる。

【副食熱量：270kcal】

主菜／肉類をメインにした料理

ひき肉を使った人気メニュー

●ハンバーグ

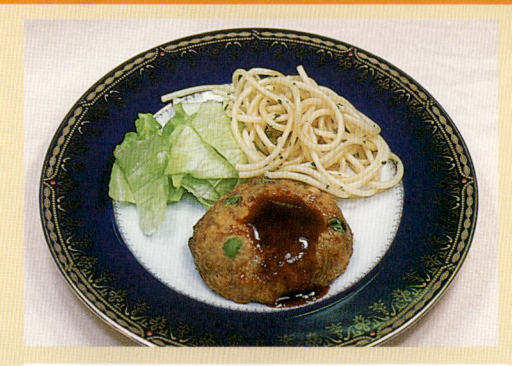

材料・分量（1人分）

豚ミンチ30g、豚赤身ミンチ25g、たまねぎ20g、油5g、ミックスベジタブル10g、塩0.3g、こしょう少々、たまご5g、パン粉5g、にんにく1g、しょうが2g、牛乳5g、油3g、付け合せ（スパゲティ5g、油2g、みじんパセリ2g）、レタス10g、デミソース10g、ケチャップ5g、酒3g

作り方

① たまねぎは、みじん切りにし炒めておく。にんにくとしょうがはすりおろす。
② ボウルに豚ひき肉（2種類）と①の炒めたたまねぎとミックスベジタブルを入れて、練り合わせる。塩、こしょう、ときたまご、パン粉、牛乳、にんにく、しょうがも加えてよく混ぜる。
③ たわら型に丸め、真ん中は火が通りやすいようにへこませる。フライパンに油を熱し、形づくったハンバーグを入れ、最初に強火で1分焼く。ふたをして弱火にし、3分蒸し焼きにする。ひっくり返して、あと5分焼く。中心に竹串をさしてみて澄んだ汁が出てくれば焼き上がり。
④ スパゲティをゆで、油を熱したフライパンで炒める。こしょうで調味し、みじん切りにしたパセリをまぜる。レタスは洗ってちぎり、水にさらしておく。
⑤ ケチャップとソース、酒を小鍋に入れて軽く火にかける。
⑥ 皿に④のレタスとスパゲティを付け合せに盛り、③のハンバーグを盛りつけ、⑤のソースをかける。

●チンゲンサイとえびのカレーソテー

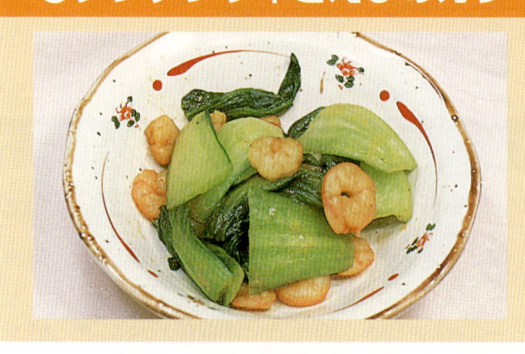

材料・分量（1人分）

チンゲンサイ50g、えび15g、酒2g、片栗粉2g、油5g、カレー粉少々、塩0.6g

作り方

① チンゲンサイは洗ってゆで、3cmくらいの長さに切る。えびは酒をふりかけ5分おき、片栗粉をまぶして沸騰した湯でさっとゆでる。
② フライパンに油を熱し、えびから先に強火で炒め、チンゲンサイを加えてさらに炒める。
③ チンゲンサイに軽く火が通ったら、塩とカレー粉で調味する。

●かぶの甘酢しょうが漬け

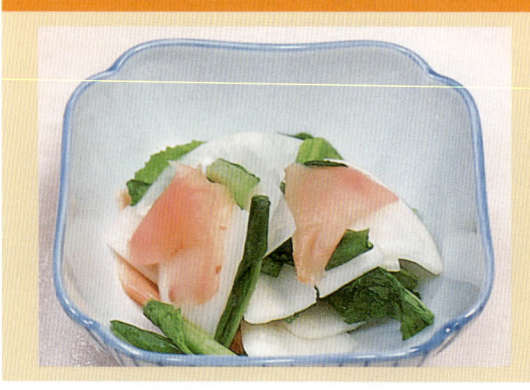

材料・分量（1人分）

かぶ30g、かぶの葉5g、酢8g、砂糖3g、甘酢しょうが10g

作り方

① かぶは皮をむいて1mm厚さのいちょう切りにする。かぶの葉は洗って2cm位の長さに切る。
② ビニール袋に、①のかぶとかぶの葉、酢、砂糖を入れて口をしばり、電子レンジで30秒ほど（甘酢があたたかくなるくらいまで）加熱する。
③ レンジから取り出し、ビニール袋の上からもむ。器に盛り付ける時に甘酢しょうがを加え、混ぜる。

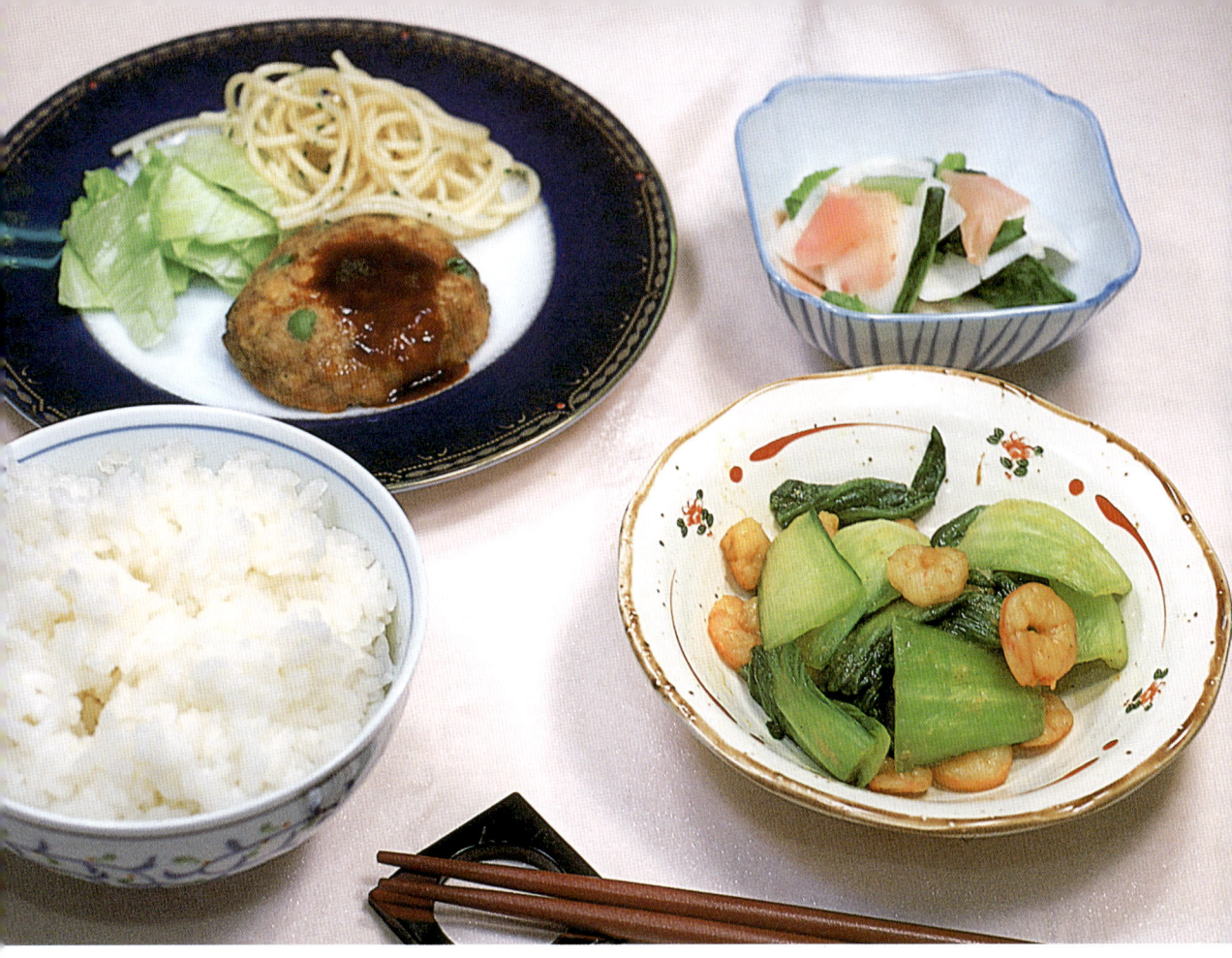

ハンバーグ、チンゲンサイとえびのカレーソテー、かぶの甘酢しょうが漬け

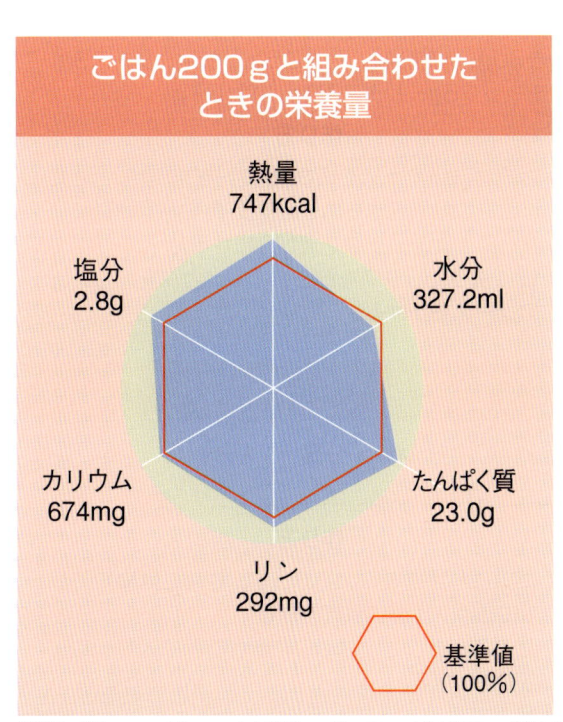

ごはん200gと組み合わせたときの栄養量

- 熱量 747kcal
- 水分 327.2ml
- たんぱく質 23.0g
- リン 292mg
- カリウム 674mg
- 塩分 2.8g
- 基準値（100%）

〈基準値：熱量650kcal、水分350ml、たんぱく質20g、リン270mg、カリウム650mg、塩分2.5g〉

透析糖尿病食への展開
副食で3.5単位=280kcalにする場合の調理法

ハンバーグをのし鶏に変える：豚ミンチ(2種類)を皮なし鶏むね肉のミンチ60gに変える。にんにく、しょうがを除きその他の材料と混ぜ合わせる。油2gを塗った耐熱容器に入れて表面を平らにし、200℃に温めたオーブンで20分焼く。途中で表面が焦げるようならアルミホイルをかぶせる。デミグラスソース、ソースの代わりに、しょうゆ6gをつけて食べる。

付け合せはスパソテーの代わりに、ゆでブロッコリー30gに変える

【副食熱量：293kcal】

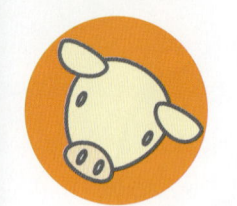

主菜／肉類をメインにした料理

淡白な鶏肉を油とみそでコクのある一品に

●揚げ鶏のみそ炒め

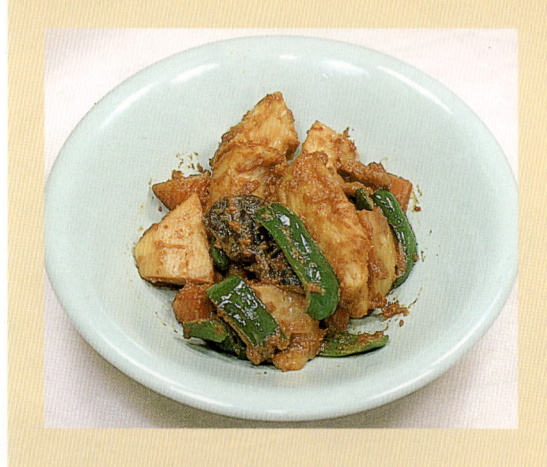

材料・分量（1人分）

鶏肉40g、酒3g、片栗粉6g、揚げ油（吸収分）4g、干ししいたけ1枚、ピーマン20g、にんじん20g、たけのこ水煮60g、油5g、みそ12g、砂糖5g、みりん3g、ごま2g

作り方

① 鶏肉は一口大に切り、酒をまぶして5分くらいおく。片栗粉をまぶし、中温（170℃）の油で揚げる。
② 干ししいたけは水で戻して石づきを取り、2～4つ割にする。ピーマンはたて3～4つ割にする。にんじんは皮をむいて乱切りにし、ゆでておく。ゆでたけのこはにんじんと同じ大きさの乱切りにする。
③ フライパンに油を熱し、強火で②を炒める。にんじん、しいたけ、たけのこ、ピーマンの順に加えて炒め、①の鶏肉も加える。
④ みそ、砂糖、みりんを混ぜ合わせてなめらかにし、火を弱め③に加え、味をなじませて、最後にごまを加える。

●かきのピカタ

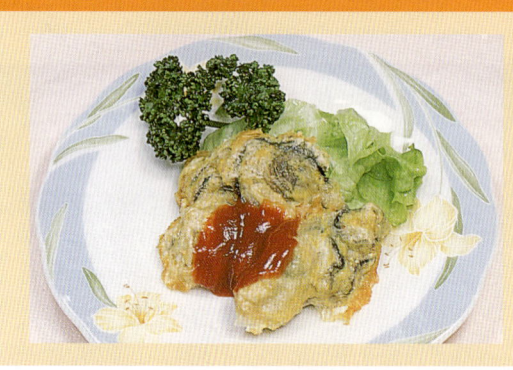

材料・分量（1人分）

かき30g、小麦粉4g、たまご5g、油5g、ソース3g、ケチャップ5g、レタス10g、パセリ1g

作り方

① かきは洗って水気を切り、小麦粉をまぶす。ときたまごをつけて、油を熱したフライパンで両面焼く。
② ソースとケチャップを混ぜ合わせる。
③ 皿に洗ったレタスを飾り、①のピカタを盛り、②のソースをかける。

●なめこおろし

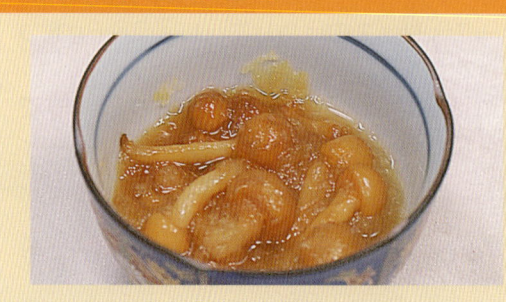

材料・分量（1人分）

だいこん30g、なめこ20g、しょうゆ3g

作り方

① だいこんは皮をむいておろす。なめこはゆでてザルにあけ、十分に水気をきる。
② だいこんおろしとなめこをまぜて器に入れ、しょうゆをかける。

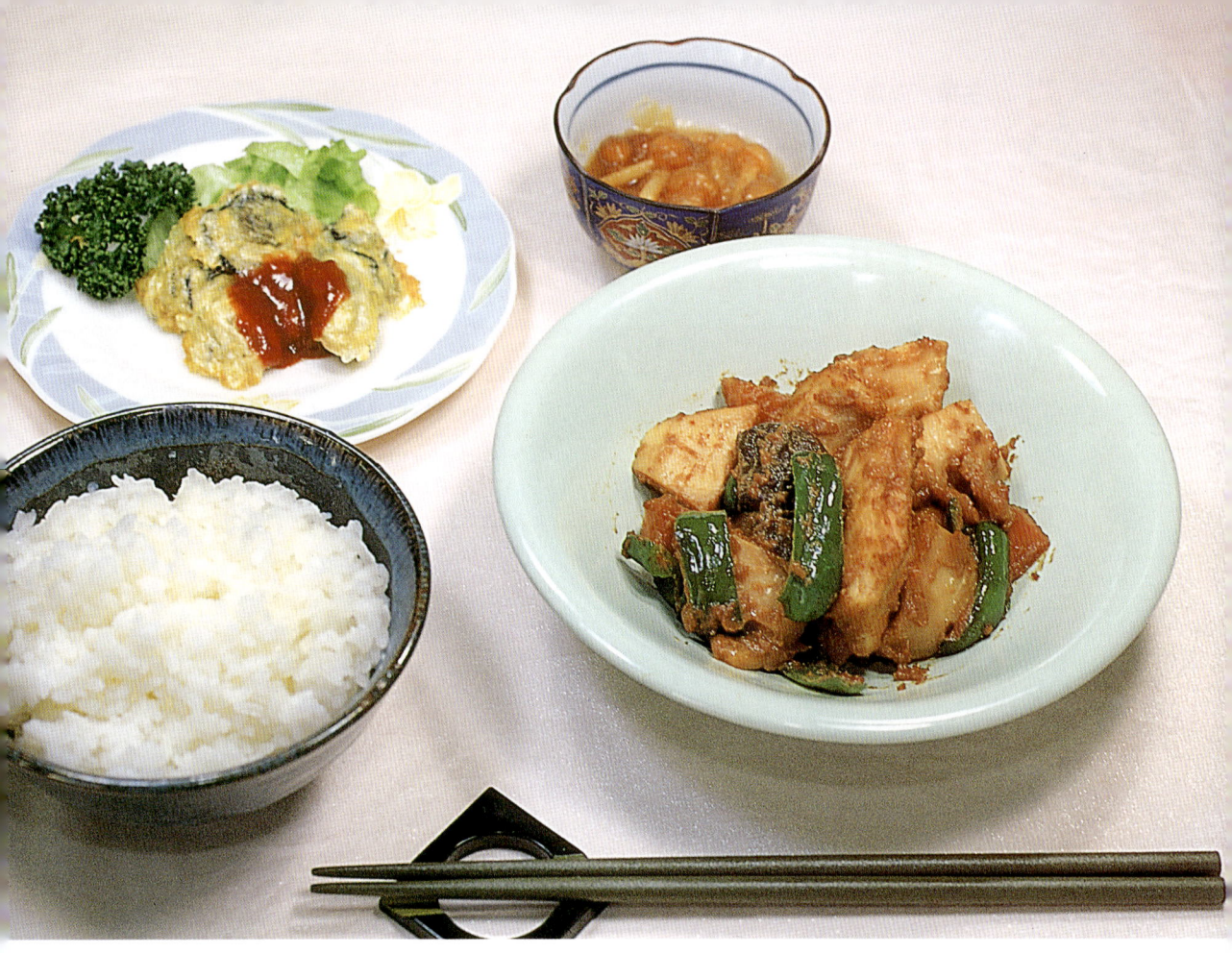

揚げ鶏のみそ炒め、かきのピカタ、なめこおろし

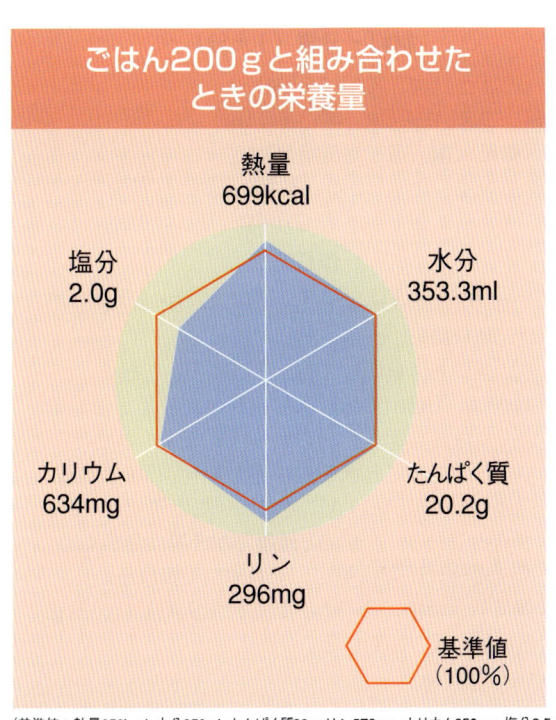

ごはん200gと組み合わせたときの栄養量

- 熱量 699kcal
- 水分 353.3ml
- たんぱく質 20.2g
- リン 296mg
- カリウム 634mg
- 塩分 2.0g

基準値（100%）

〈基準値：熱量650kcal、水分350ml、たんぱく質20g、リン270mg、カリウム650mg、塩分2.5g〉

透析糖尿病食への展開
副食で3.5単位=280kcalにする場合の調理法

揚げ鶏のみそ炒めを、鶏肉と野菜のみそ煮に変える：鶏むね肉を皮なし鶏むね肉に変え、片栗粉は使わずに③で野菜を炒める前に鶏肉を炒める。

【副食熱量：273kcal】

主菜／肉類をメインにした料理

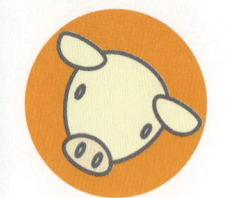

カリウムの多くなりやすい筑前煮はこんな組み合わせで

●筑前煮

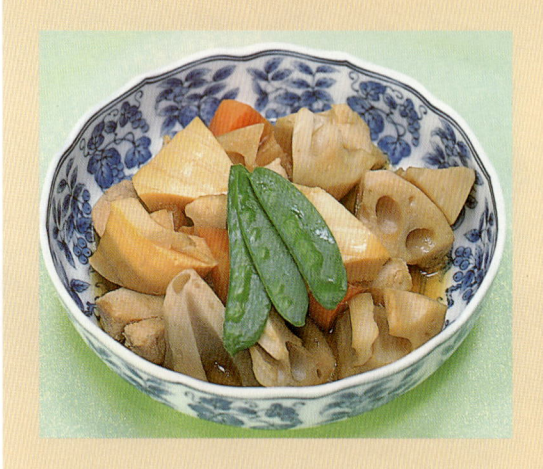

材料・分量（1人分）

れんこん30g、にんじん20g、たけのこ水煮40g、干ししいたけ2g、とり手羽肉50g、さやえんどう5g、ごま油5g、しょうゆ8g、砂糖5g、みりん2g

作り方

① れんこんとにんじんは洗って皮をむき、乱切りにする。それぞれさっと下ゆでしておく。
② たけのこも同じくらいの大きさの乱切りにする。干ししいたけは水につけて戻して石づきを取り、2～4つに切る。
③ さやえんどうはすじを取ってゆでておく。
④ 鶏肉はぶつ切りにし、ごま油を熱した鍋で炒める。肉に火が通ったら、①、②の野菜を加え、炒める。野菜が炒まったら、だし汁100ccとしょうゆ、砂糖、みりんを入れて煮含める。
⑤ 器に盛りつけ、③のさやえんどうを飾る。

●野菜のかき揚げ

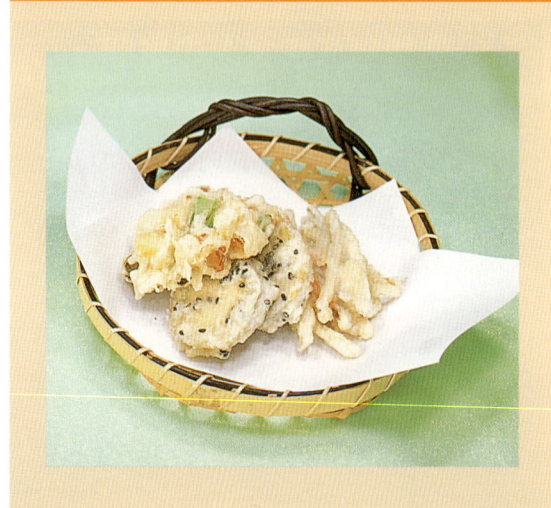

材料・分量（1人分）

A（ごぼう15g、にんじん5g）
B（さつまいも20g、黒ごま0.5g）
C（ねぎ10g、コーン缶詰10g）
小麦粉10g、たまご5g、揚げ油（吸収分）10g
天つゆ（しょうゆ4g、みりん4g、だし汁10g）

作り方

① ごぼうとにんじんは皮をむいて4～5cmの長さのせん切りにし、水にさらしておく。
② さつまいもは輪切りにし、水にさらしておく。
③ ねぎは、8mmくらいの小口切りにする。缶詰のコーンは汁を切っておく。
④ 小麦粉にたまごと水を混ぜて衣を作り、3等分する。
⑤ ごぼうとにんじん（A）、さつまいもと黒ごま（B）、ねぎとコーン（C）の3種類のかき揚げをつくる。揚げ油を180℃に熱し、それぞれに揚げる。
⑥ 鍋にしょうゆ、みりん、だし汁を入れてひと煮立ちさせ、天つゆを作る。

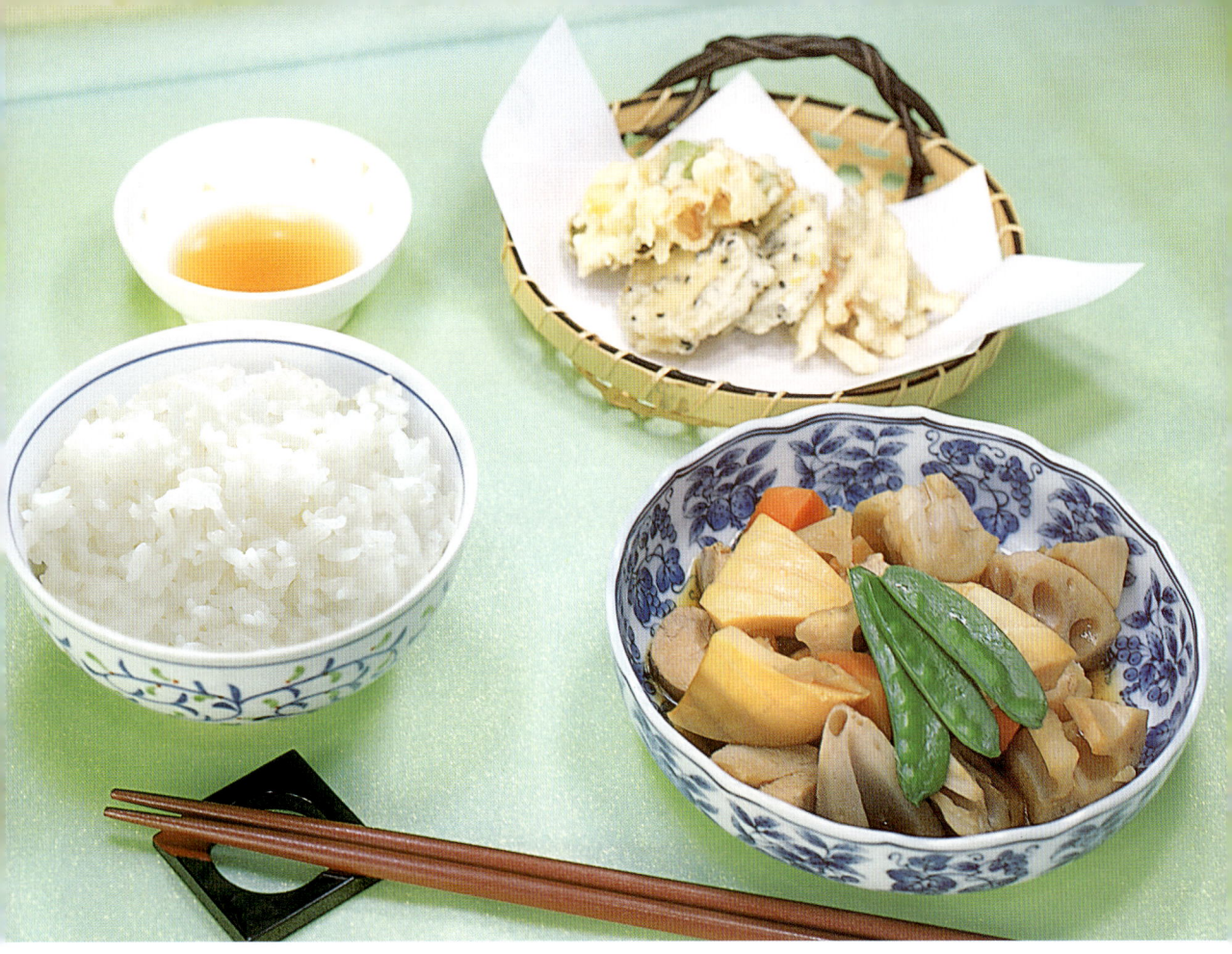

筑前煮、野菜のかき揚げ

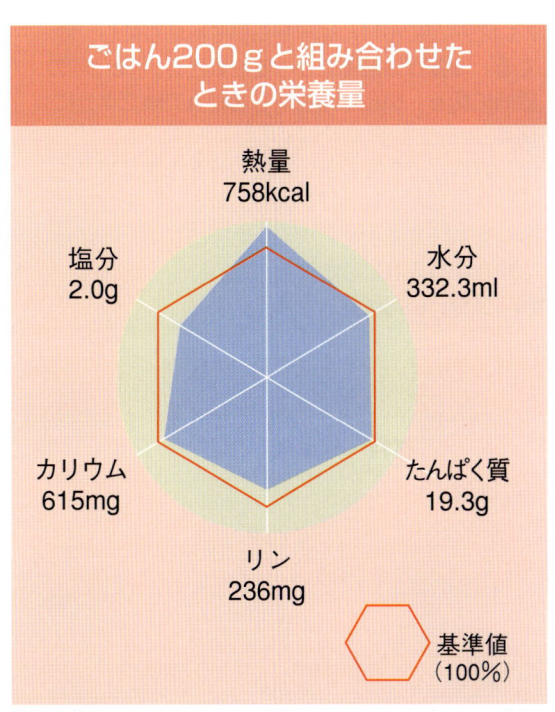

ごはん200gと組み合わせたときの栄養量

- 熱量 758kcal
- 水分 332.3ml
- たんぱく質 19.3g
- リン 236mg
- カリウム 615mg
- 塩分 2.0g
- 基準値（100%）

〈基準値：熱量650kcal、水分350ml、たんぱく質20g、リン270mg、カリウム650mg、塩分2.5g〉

透析糖尿病食への展開
副食で3.5単位=280kcalにする場合の調理法

野菜のかき揚げなしで、コールスローサラダとねぎの酢みそあえをたす：キャベツ30gと皮をむいたにんじん10gはせん切りにする。コーン缶の汁を切り、キャベツ、にんじん、ノンオイルドレッシング10gとあえる。ねぎ30gは3cm長さに切り、ゆでる。はんぺん10gは、うすく短冊切りにする。みそ4g、砂糖2g、酢4gをまぜて酢みそを作り、水気をきったねぎとはんぺんをあえる。

【副食熱量：276kcal】

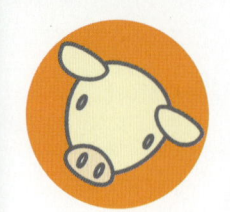

主菜／肉類をメインにした料理

肉の苦手な高齢者にもおすすめの一品

●揚げつくねとおくらの炊き合わせ

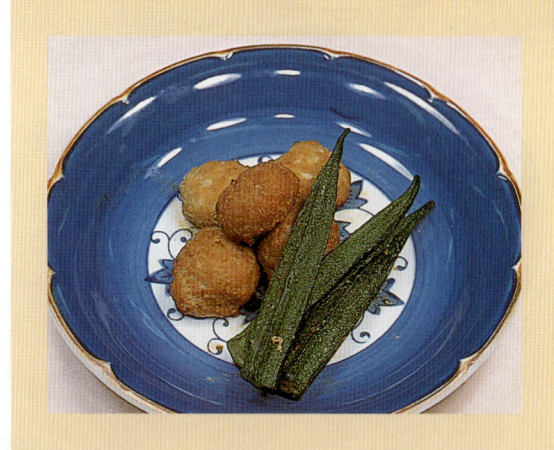

材料・分量（1人分）

豚ミンチ60g、たまねぎ15、パン粉5g、たまご5g、こしょう少々、揚げ油（吸収分）10g、おくら30g、しょうゆ9g、砂糖3g、酒3g

作り方

① ボウルに豚ミンチ、みじん切りにしたたまねぎ、パン粉、ときたまご、こしょうをいれ、練り混ぜる。一口大の団子にし、170℃の油で揚げる。
② オクラは洗ってゆでる。
③ 鍋に、しょうゆ、砂糖、酒、だし汁50ccを入れてひと煮立ちしたら、①のつくねと②のオクラを加えて煮込む。

●だいこんと油揚げの南蛮煮

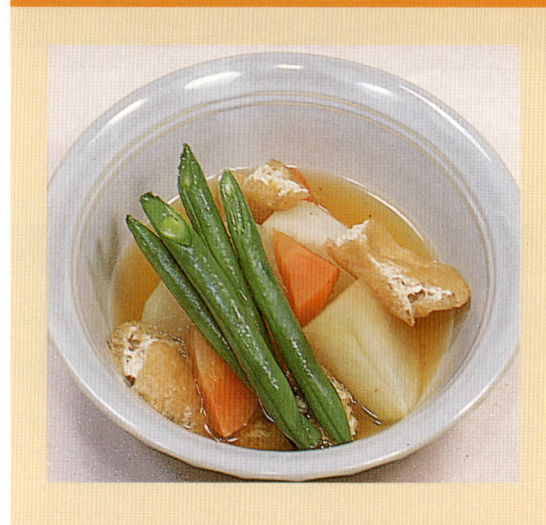

材料・分量（1人分）

だいこん60g、にんじん10g、いんげん10g、油揚げ5g、しょうゆ6g、砂糖4g、酒4g、とうがらし粉少々

作り方

① だいこんとにんじんは皮をむいて乱切りにし、ゆでる。油揚げは熱湯をかけて油抜きし、1cm幅の短冊に切る。いんげんはすじを取ってゆで半分に切る。
② 鍋に材料がひたるくらいのだし汁を入れ、だいこんとにんじん、油揚げを入れて煮る。しょうゆ、砂糖を加えて煮含め、火を止める直前にとうがらし粉をふり入れ、ひと混ぜする。
③ 器に盛り、いんげんを添える。

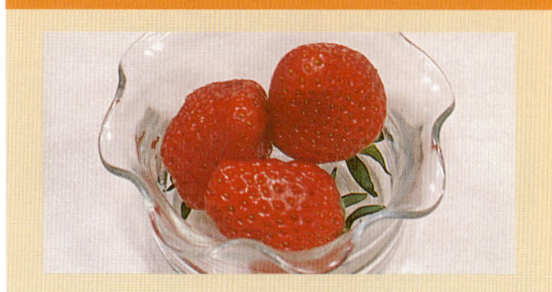

●いちご

材料・分量（1人分）

いちご30g

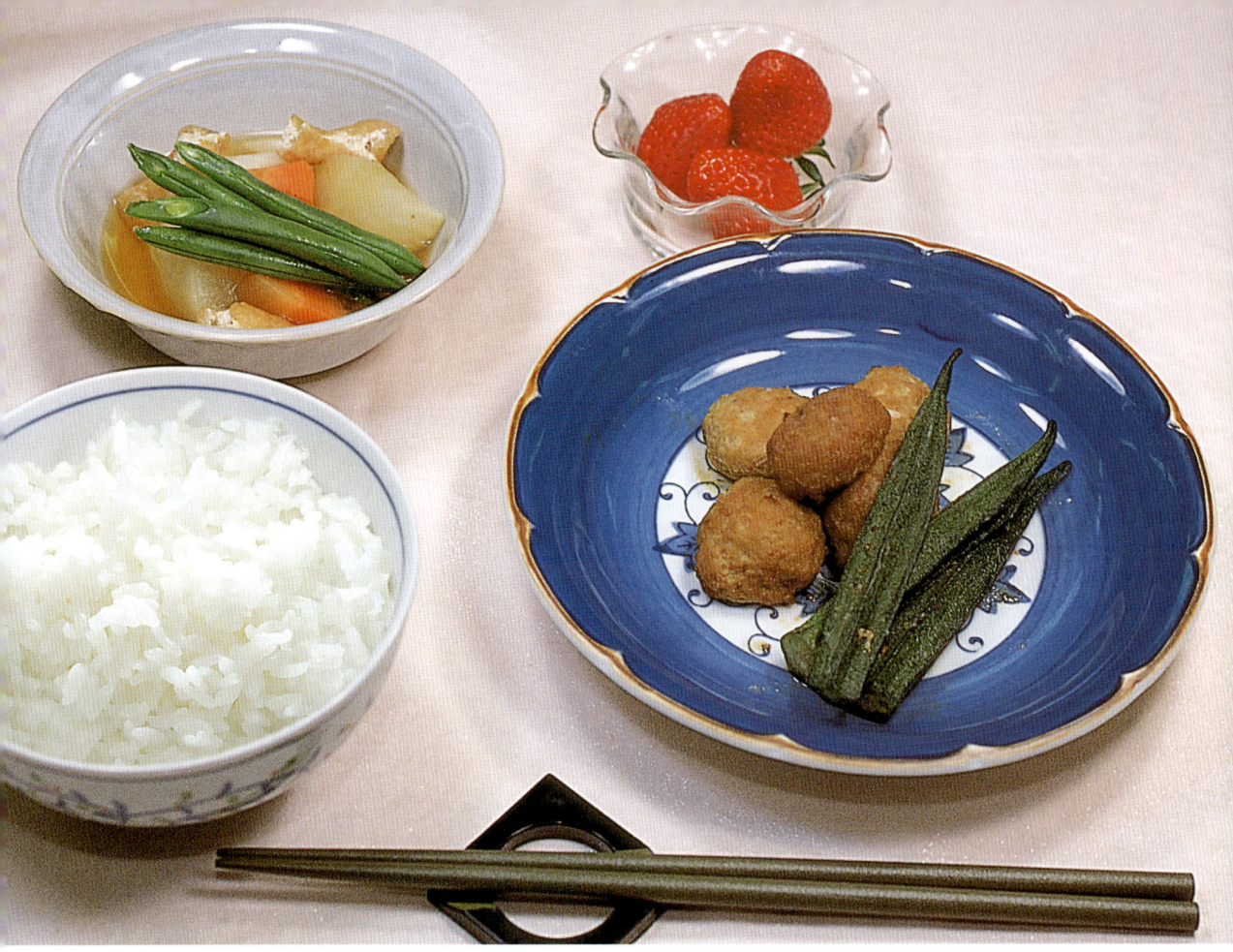

揚げつくねとおくらの炊き合わせ、だいこんと油揚げの南蛮煮、いちご

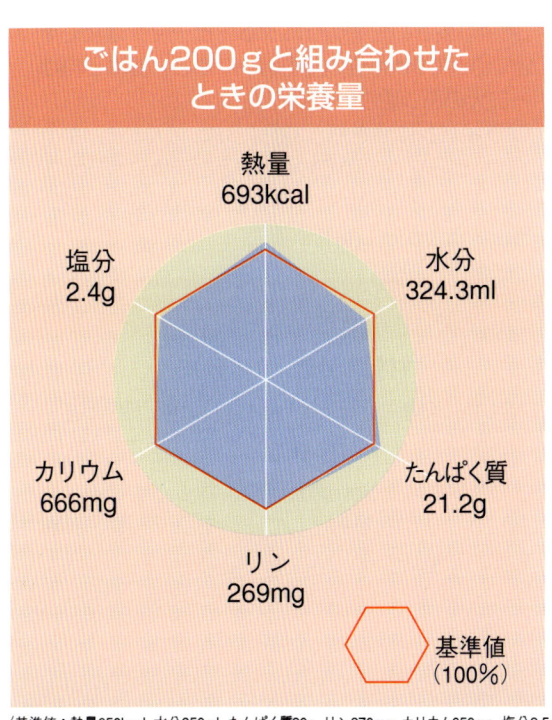

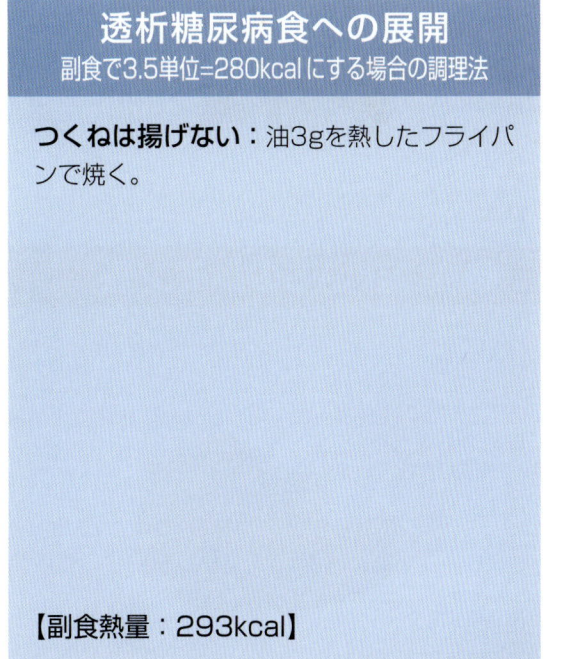

ごはん200gと組み合わせたときの栄養量

- 熱量 693kcal
- 水分 324.3ml
- たんぱく質 21.2g
- リン 269mg
- カリウム 666mg
- 塩分 2.4g

基準値（100％）

〈基準値：熱量650kcal、水分350ml、たんぱく質20g、リン270mg、カリウム650mg、塩分2.5g〉

透析糖尿病食への展開
副食で3.5単位=280kcalにする場合の調理法

つくねは揚げない：油3gを熱したフライパンで焼く。

【副食熱量：293kcal】

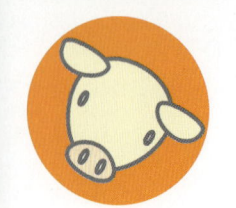

主菜／肉類をメインにした料理

淡白な主菜のときは副菜で熱量アップ

●若鶏の酒蒸し

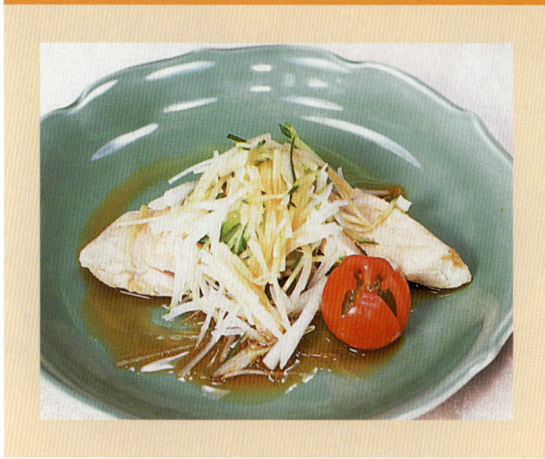

材料・分量（1人分）
若鶏もも肉70g、塩0.3g、酒10g、だいこん20g、きゅうり20g、プチトマト10g、酢10g、しょうゆ8g、酒2g

作り方
① 鶏もも肉は、酒と塩に15分漬けこみ、蒸し器で約20分蒸す。
② きゅうりとだいこんはせん切りにし水につけておく。プチトマトは洗って飾り切りにする。
③ ①の鶏肉をうすくそぎ切りにする。②の野菜の水気をきり、鶏肉とともに皿に盛りつける。
④ 酢、しょうゆ、酒を混ぜ合わせ、③にかける。

●キャベツのみそ炒め

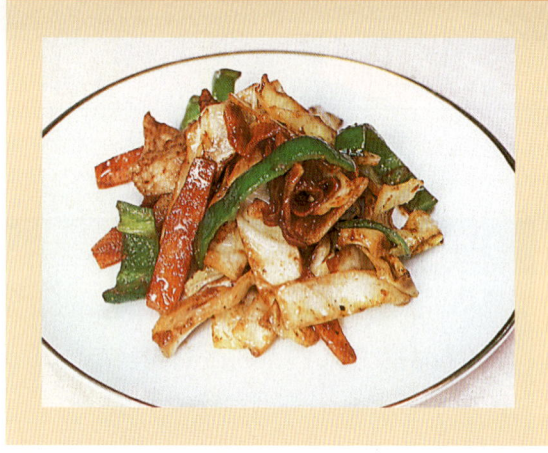

材料・分量（1人分）
キャベツ40g、にんじん10g、ピーマン10g、豚ばら肉10g、油4g、みそ7g、砂糖3g、とうがらし粉少々

作り方
① キャベツは一口大のぶつ切りにする。にんじんは3cmの長さの短冊切りにする。ピーマンはたて半分に切って5mm位の短冊切りにする。豚ばら肉は一口大のぶつ切りにする。
② フライパンに油を熱し、豚ばら肉、にんじん、キャベツ、ピーマンの順で炒め、みそと砂糖に水5ccを加えてよく練り混ぜたものを加え、味をなじませる。
③ 最後にとうがらし粉をふる。

●さつまいものレモン煮

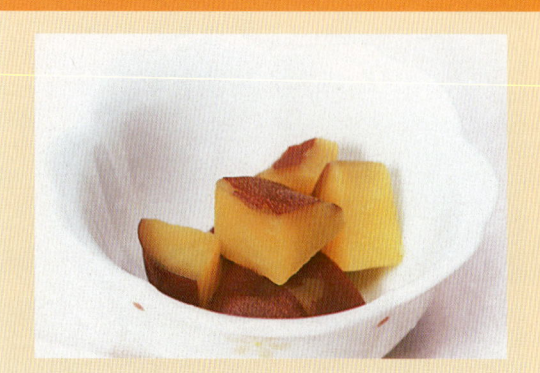

材料・分量（1人分）
さつまいも30g、レモン汁5g、塩0.2g、砂糖5g

作り方
① さつまいもは1.5cm角に切り、さっとゆでる。
② 鍋にさつまいもをもどして、レモン汁と塩、砂糖を加えて煮詰める。

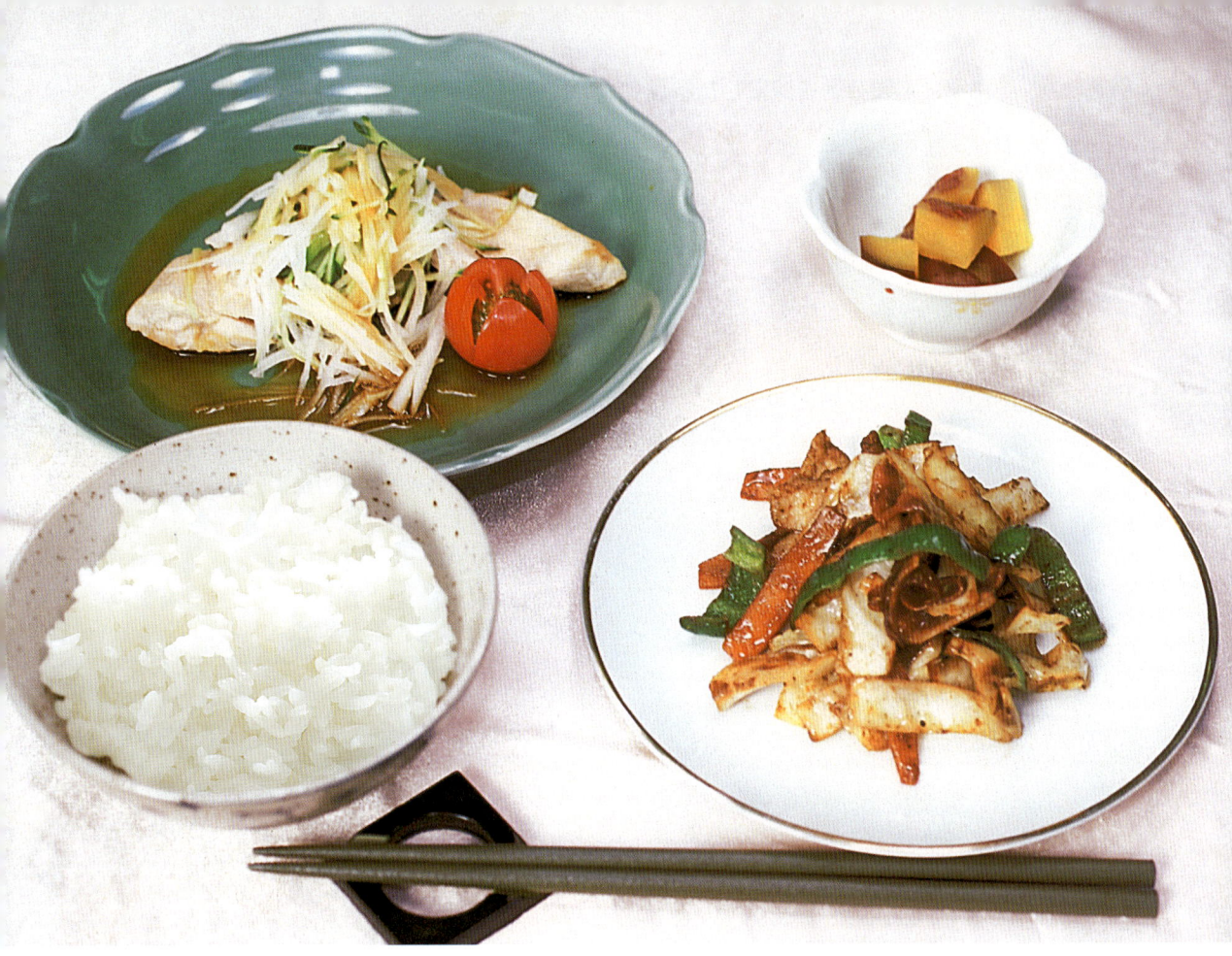

若鶏の酒蒸し、キャベツのみそ炒め、さつまいものレモン煮

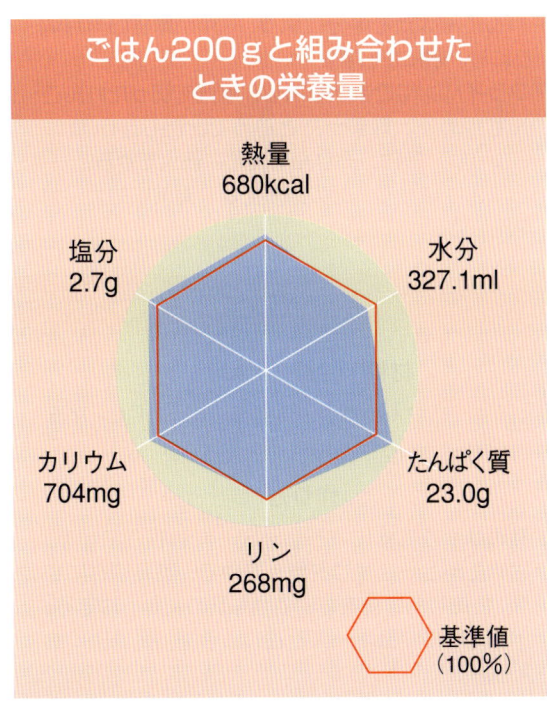

ごはん200gと組み合わせたときの栄養量

- 熱量 680kcal
- 水分 327.1ml
- たんぱく質 23.0g
- リン 268mg
- カリウム 704mg
- 塩分 2.7g

基準値（100％）

〈基準値：熱量650kcal、水分350ml、たんぱく質20g、リン270mg、カリウム650mg、塩分2.5g〉

透析糖尿病食への展開
副食で3.5単位=280kcalにする場合の調理法

キャベツのみそ炒めの豚肉の種類を変える：豚ばら肉を豚もも肉に変える。

さつまいものレモン煮をだいこんのレモン漬けに変える：さつまいもの代わりに、だいこん30gの皮をむき、2mmのいちょう切りにする。レモン汁と塩、砂糖を混ぜ合わせた中に漬けこむ。

【副食熱量：290kcal】

主菜／肉類をメインにした料理

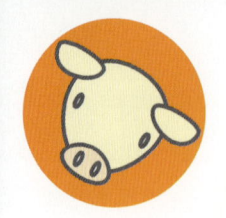

梅肉の風味を効かせて減塩を

●鶏肉の梅肉ソース

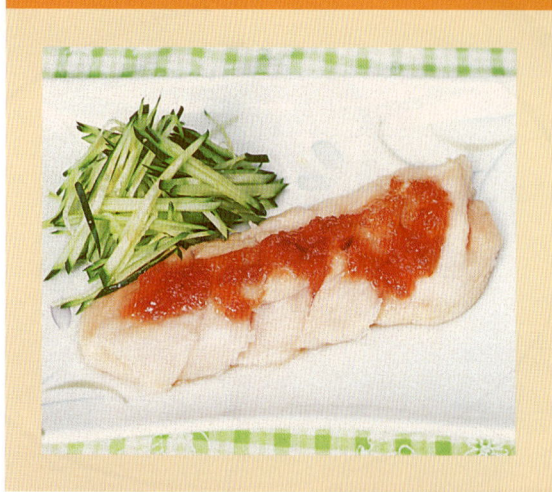

材料・分量（1人分）

鶏むね肉70g、塩0.5g、酒5g、片栗粉10g、きゅうり30g、梅肉ソース（梅干し5g、みりん6g、酒2g、砂糖1g、花かつお1g）

作り方

① 鶏むね肉は塩、酒に漬けて10分おく。片栗粉をまぶし、蒸し器で15分蒸す。
② きゅうりは斜め薄切りにしてからせん切りにする。
③ 梅干しは種をとって包丁でたたき、なめらかにする。みりんと酒、砂糖、花かつおと合わせてなめらかに混ぜる。
④ 蒸した鶏肉を4～5つにそぎ切りし、皿に盛り、③の梅肉ソースをつける。②のきゅうりをそえる。

●れんこんの金平

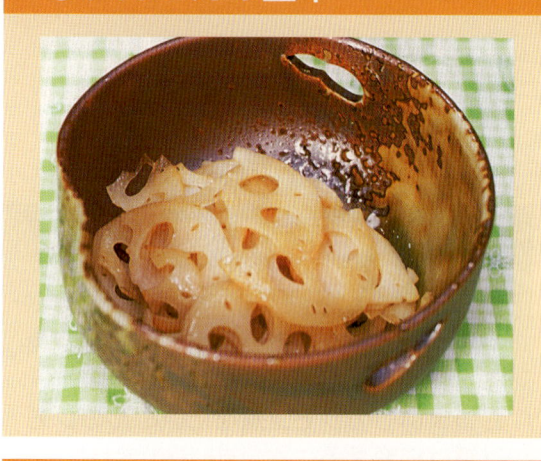

材料・分量（1人分）

れんこん50g、ごま油3g、しょうゆ5g、砂糖3g、みりん2g、白ごま1g

作り方

① れんこんはたて半分に切り、1mm厚さの半月切りにし、水にさらす。
② フライパンにごま油を熱し、水気を切ったれんこんを炒める。炒まったところで、だし汁50cc、しょうゆ、砂糖、みりんを加え、弱火で煮る。
③ 白ごまは炒って、②の出来上がり直前に加え、火を止める。

●シルバーサラダ

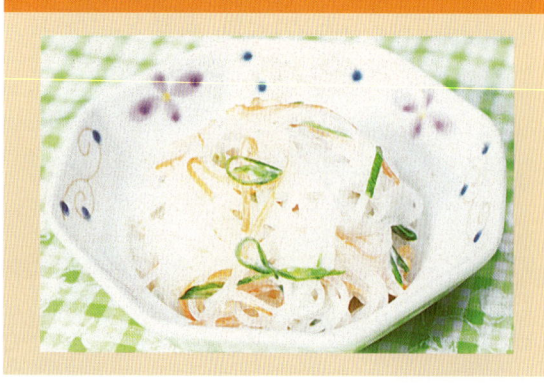

材料・分量（1人分）

春雨10g、さやえんどう10g、にんじん10g、マヨネーズ10g、こしょう少々

作り方

① 春雨はゆでて水にさらし、3～4cm長さに切る。さやえんどうはすじを取ってゆで、せん切りにする。にんじんは皮をむいてせん切りにし、ゆでる。
② ①の材料にマヨネーズとこしょうを加え、よくあえる。

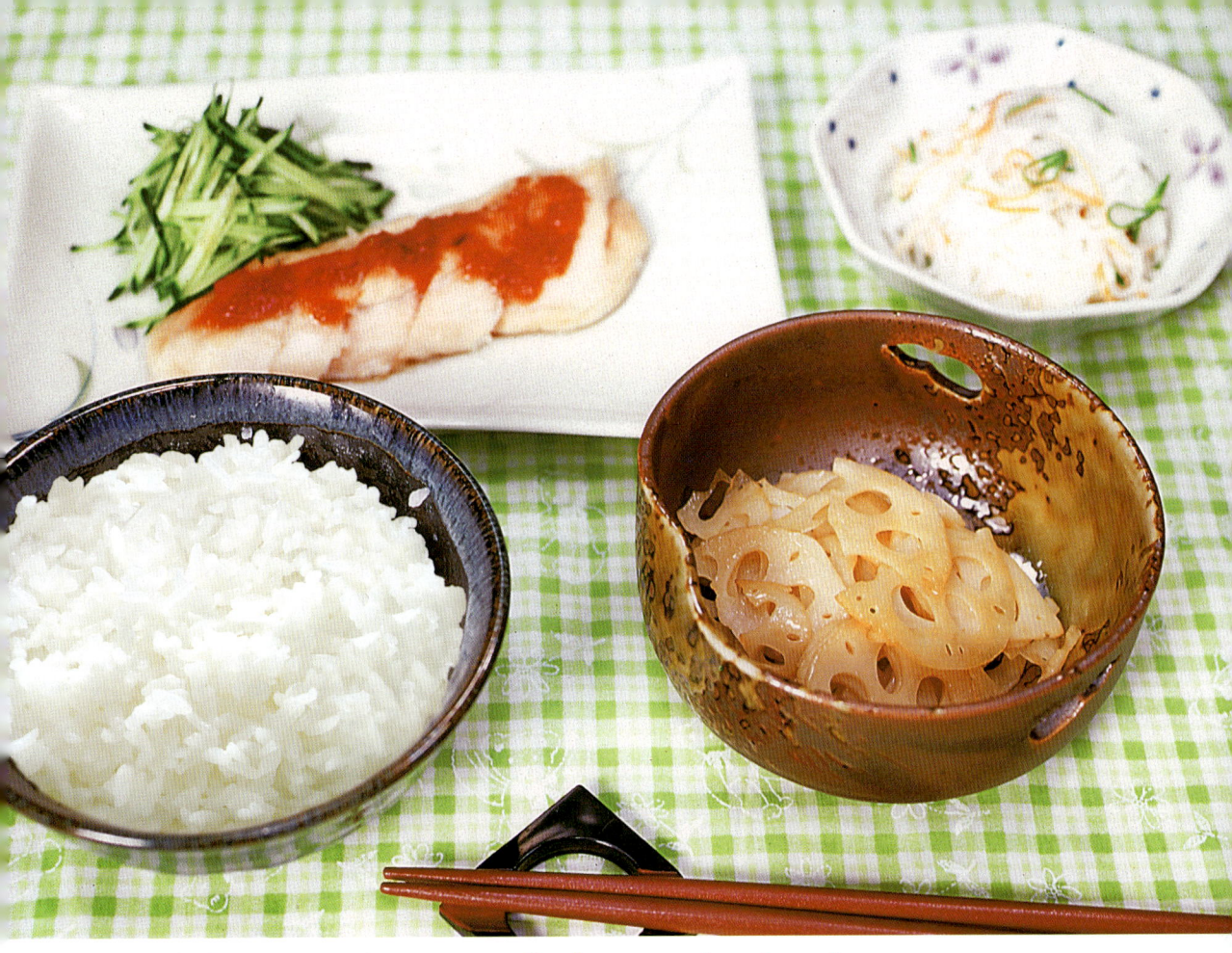

鶏肉の梅肉ソース、れんこんの金平、シルバーサラダ

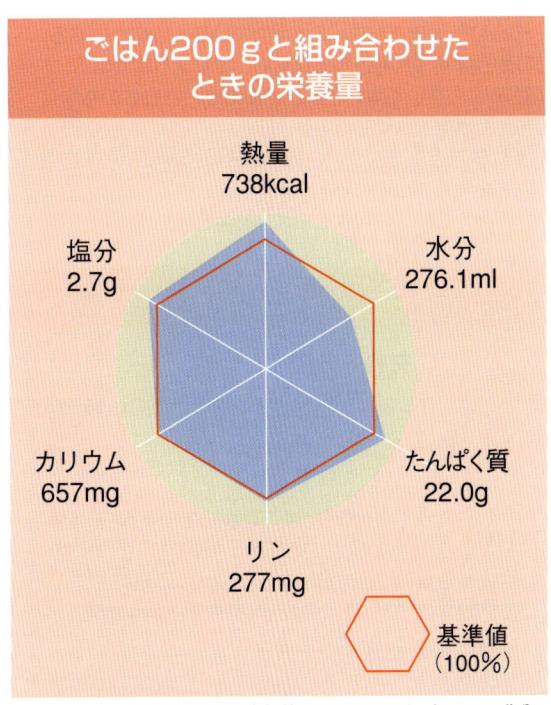

ごはん200gと組み合わせたときの栄養量

- 熱量 738kcal
- 水分 276.1ml
- たんぱく質 22.0g
- リン 277mg
- カリウム 657mg
- 塩分 2.7g

基準値（100%）

〈基準値：熱量650kcal、水分350ml、たんぱく質20g、リン270mg、カリウム650mg、塩分2.5g〉

透析糖尿病食への展開
副食で3.5単位=280kcalにする場合の調理法

梅肉ソースかけの肉の種類を変える：鶏むね肉を皮なし鶏むね肉に変える。

シルバーサラダを春雨の酢の物に変える：①までは同じ。マヨネーズ、こしょうを使わないで、酢7gと砂糖2gであえる。

【副食熱量：284kcal】

主菜／肉類をメインにした料理

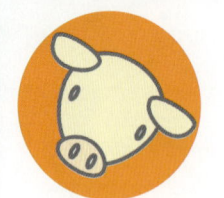

牛肉と野菜の組み合わせでバランスよく

●牛肉の八幡巻き・ほうれんそうのソテー

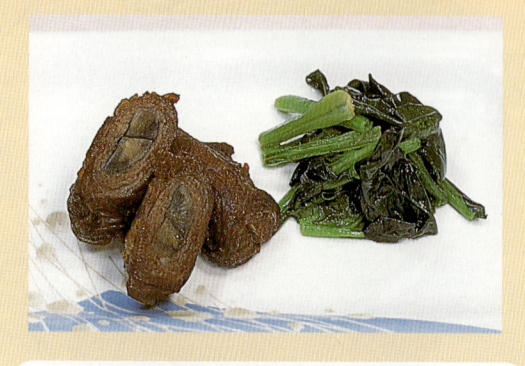

作り方
① ごぼうは4〜5cmの長さに切り、たてに2〜4つ割にする。鍋に湯を沸かしてごぼうをゆで、ざるにあける。鍋にゆでたごぼうをもどし、しょうゆ、砂糖、だし汁50ccを加えて煮含ませる。
② 牛肉をひろげ、①のごぼうを肉のふちにおいてくるくると巻く。巻き終わりを下にしておく。
③ フライパンに油を熱し、②を巻き終わりを下にして焼く。ばらばらにならないように固まったら、ころがしながら全体を焼く。弱火にしてしょうゆ、砂糖、酒を加え、味をからめるように、ころがしながら汁気がなくなるまで焼く。
④ ほうれんそうは洗ってゆでて水をきり、油を熱したフライパンで炒める。しょうゆと酒で調味する。
⑤ ③の八幡巻きは斜めに切り、切り口が上になるように盛りつける。④のソテーを付け合せに盛る。

材料・分量（1人分）
牛ロースうす切り肉50g、ごぼう30g、しょうゆ3g、砂糖1g、油5g、しょうゆ5g、砂糖2g、酒1g、付け合せ（ほうれんそう20g、油3g、しょうゆ2g、酒2g）

●白あえ

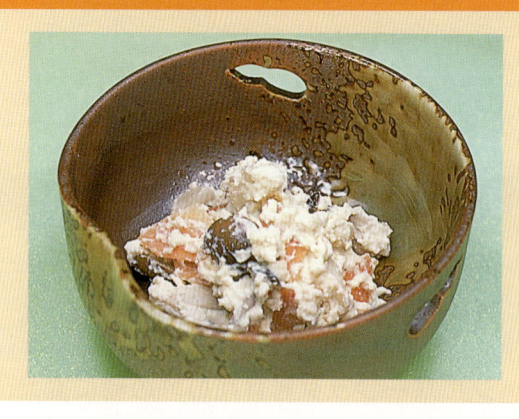

材料・分量（1人分）
しめじ20g、にんじん10g、豆腐30g、白みそ5g、砂糖4g、白ごま1g、みりん2g

作り方
① にんじんは皮をむき、2mm位のいちょう切りにする。しめじは石づきをとってほぐし、それぞれにゆでる。
② 豆腐はくずしてゆでる。ざるにあけ、さらしの布巾に包んで水気をよくしぼる。
③ すり鉢でごまをすり、白みそと砂糖、みりん、②の豆腐を加えてすり混ぜる。
④ ③のあえ衣に①の野菜を加え、あえる。

●もやしのごま酢あえ

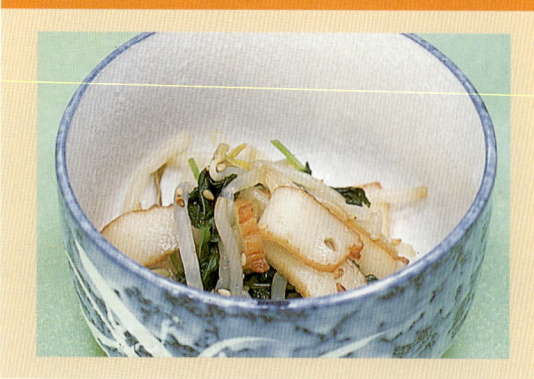

材料・分量（1人分）
もやし30g、さつま揚げ10g、三つ葉5g、酢6g、砂糖3g、ごま1g、しょうゆ1g

作り方
① もやしは洗って根を取り、ゆでて水気をしぼる。三つ葉は根を切り3cmの長さに切りさっとゆでる。さつま揚げはさっとゆでて余分な油をとり、2mmの短冊に切る。
② ごまをすり鉢ですり、しょうゆと酢、砂糖を混ぜ合わせる。
③ ①の材料を②のごま酢であえる。

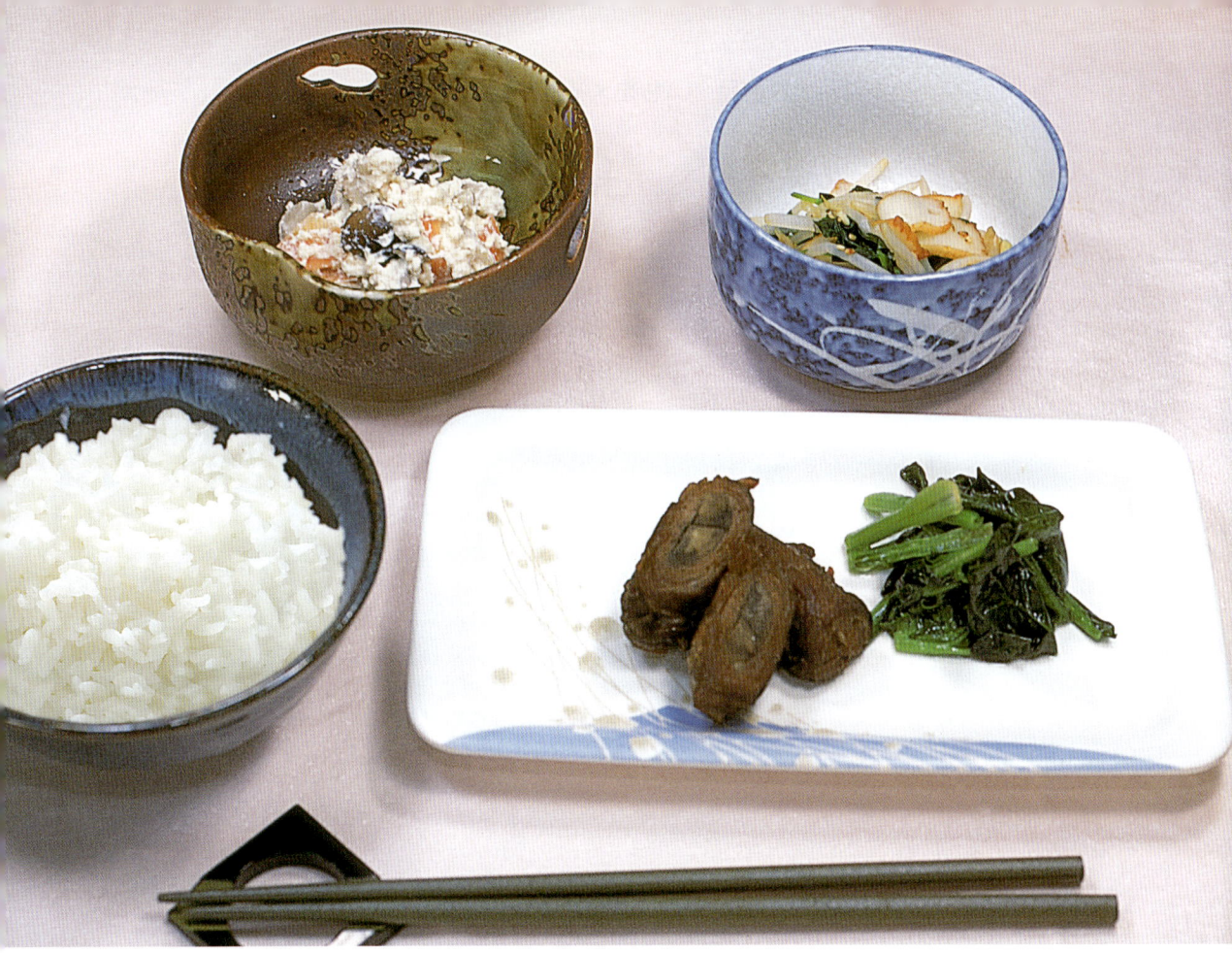

牛肉の八幡巻き・ほうれんそうのソテー、白あえ、もやしのごま酢あえ

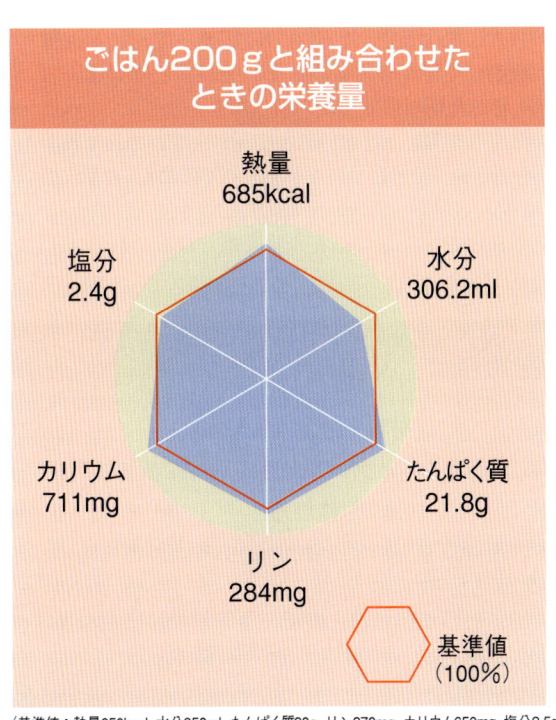

ごはん200gと組み合わせたときの栄養量

- 熱量 685kcal
- 水分 306.2ml
- たんぱく質 21.8g
- リン 284mg
- カリウム 711mg
- 塩分 2.4g

基準値（100%）

〈基準値：熱量650kcal、水分350ml、たんぱく質20g、リン270mg、カリウム650mg、塩分2.5g〉

透析糖尿病食への展開
副食で3.5単位=280kcalにする場合の調理法

八幡巻きの肉の種類を変える：牛ロースうす切り肉を、牛もも赤身肉に変える。作り方は同じ。

もやしのごま酢あえのさつま揚げをなしにする

【副食熱量：290kcal】

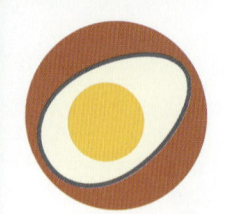

主菜／たまご・大豆製品・いもをメインにした料理

リンの多くなりやすい たまご料理はこんな組み合わせで

●シーチキン入りオムレツ

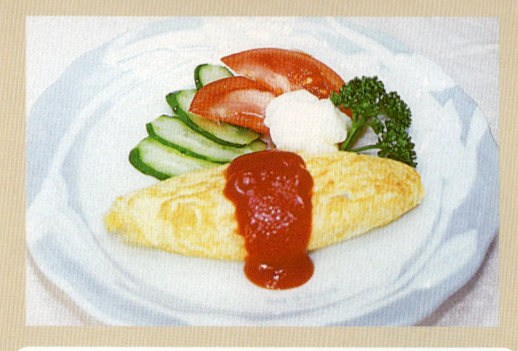

作り方
① たまねぎはみじん切りにして水にさらす。シーチキンは油をきる。フライパンにバターを熱し、水をきったたまねぎとシーチキンをソテーする。
② たまごをボウルにほぐし、牛乳、塩、①のソテーを入れて混ぜる。
③ 熱したフライパンにバターを溶かし、②を流し込み菜ばしで軽くほぐす。柄をたたきながら、フライパンのふちを使って丸くかたちを整える。
④ きゅうりは半分皮をむいてうすいななめ切りにして水にさらす。トマトは洗ってくし切りにする。
⑤ 皿にオムレツを盛りつけ、ケチャップをかける。水を切ったきゅうりとトマトも盛りつけマヨネーズを添える。パセリを飾る。

材料・分量（1人分）
たまご50g、たまねぎ30g、シーチキン20g、バター1g、牛乳10g、塩0.3g、バター5g、ケチャップ10g、きゅうり10g、トマト20g、マヨネーズ10g、パセリ1g

●さといもとにんじんの田舎煮

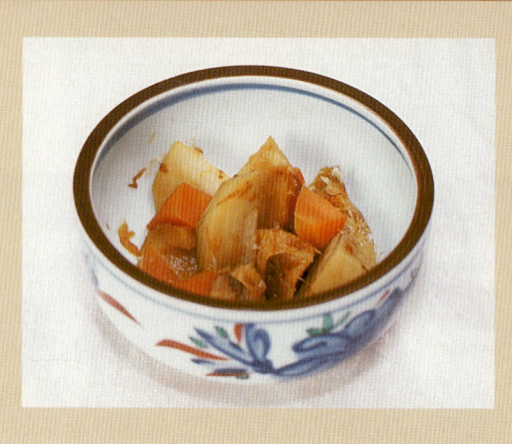

材料・分量（1人分）
さといも30g、にんじん20g、ちくわ20g、油5g、しょうゆ5g、砂糖3g、花かつお1g

作り方
① さといもは皮をむいて4つに切る。にんじんは皮をむいて乱切りにする。それぞれ鍋でゆでる。ちくわは乱切りにする。
② 鍋に油を熱し、さといもとにんじんを炒める。表面が透き通ってきたらちくわも入れて炒める。油がまわったら砂糖、しょうゆ、少量のだし汁を加えて煮る。
③ 煮あがりに花かつおを入れて煮汁がなくなるまで煮含める。

●かぶのピリ辛漬け

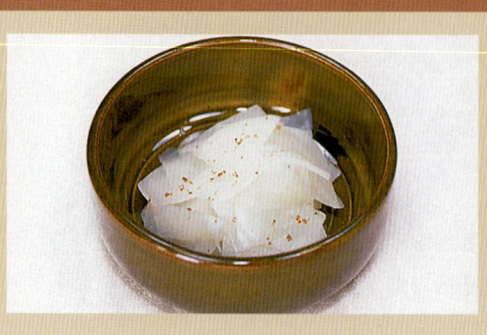

材料・分量（1人分）
かぶ30g、酢4g、とうがらし粉少々、砂糖2g、塩0.1g

作り方
① かぶは皮をむいて0.2mmのいちょうぎりにし、水にさらす。
② 酢、とうがらし粉、砂糖、塩をボウルに合わせ、水を切った①のかぶを10分程度漬け込む。

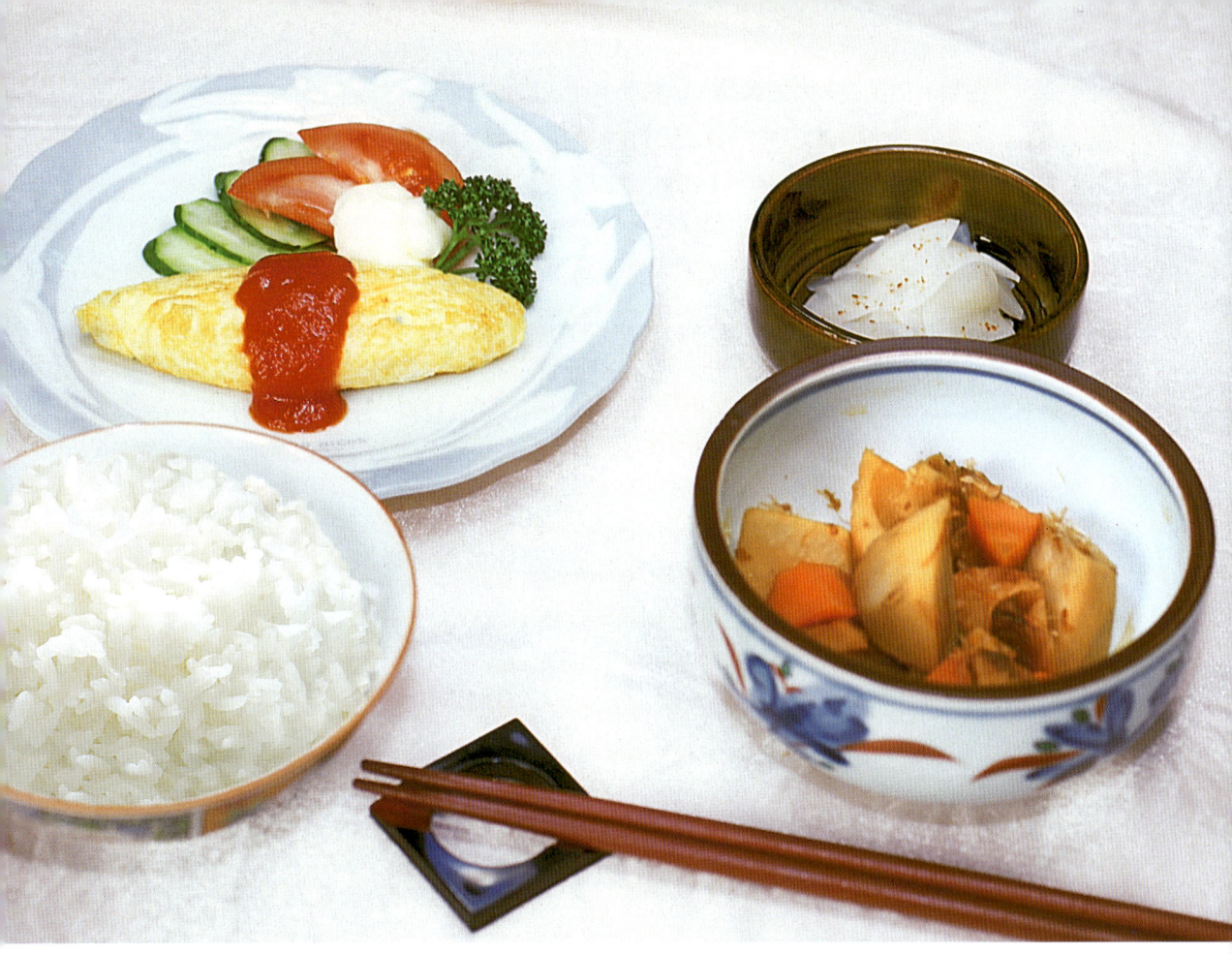

シーチキン入りオムレツ、さといもとにんじんの田舎煮、かぶのピリ辛漬け

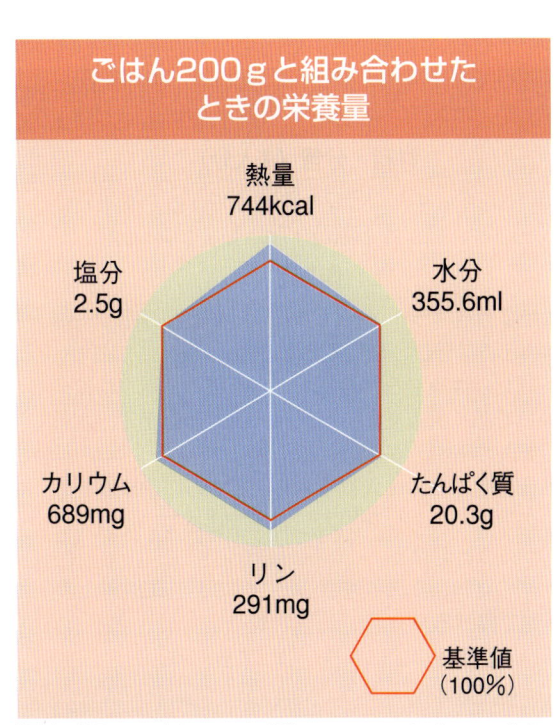

ごはん200gと組み合わせたときの栄養量

- 熱量 744kcal
- 水分 355.6ml
- たんぱく質 20.3g
- リン 291mg
- カリウム 689mg
- 塩分 2.5g

基準値（100%）

〈基準値：熱量650kcal、水分350ml、たんぱく質20g、リン270mg、カリウム650mg、塩分2.5g〉

透析糖尿病食への展開
副食で3.5単位＝280kcalにする場合の調理法

オムレツの生野菜に添えてあるマヨネーズをノンオイルドレッシングに変える
五目煮の油を使わない：野菜の下ゆでは同様に行う。鍋にだし汁60ccと調味料を入れて火にかけ、ひと煮立ちしたらさといも、にんじん、ちくわを入れて煮汁がなくなるまで煮る。煮あがりに花かつおを入れる。

【副食熱量：299kcal】

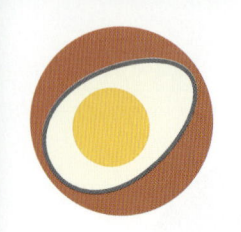

主菜／たまご・大豆製品・いもをメインにした料理

グラタンは牛乳を減らして リンをコントロール

●たまごのグラタン

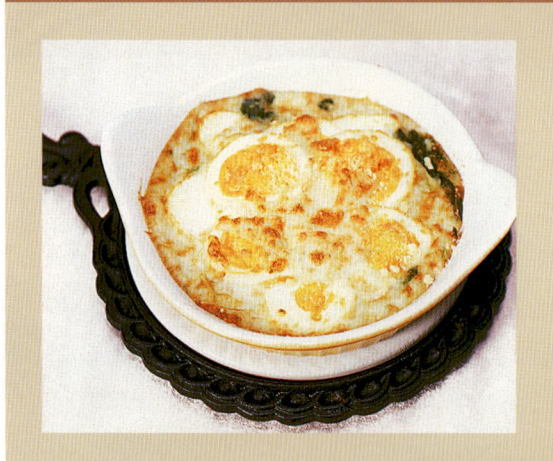

材料・分量（1人分）

ゆでたまご50g、ほうれんそう30g、たまねぎ20g、こしょう少々、油3g、小麦粉5g、マーガリン5g、牛乳30g、水20g、塩0.5g、コンソメ2g、マーガリン5g、粉チーズ3g

作り方

① たまごは固ゆでにして、5mm幅にスライスする。ほうれんそうはゆでて水にとり、3cmの長さにきって水気をよくしぼる。たまねぎは薄くスライスし、油で炒める。
② 牛乳と水を合わせて人肌に温めておく。
③ ホワイトソースを作る。フライパンにマーガリンを入れて焦がさないように溶かす。小麦粉を入れて、焦がさないようによく炒める。②を少しづつ入れながら、だまが出来ないようによく混ぜる。塩、コンソメで調味する。
④ ③のホワイトソースに、①のほうれんそうとたまねぎを混ぜ合わせる。
⑤ 器にマーガリンを塗り、④を流し入れ、ゆでたまごを表面にならべ、その上から粉チーズをふる。
⑥ 200℃に温めたオーブンで焼き色がつくまで焼く。

●パセリ風味フリッター

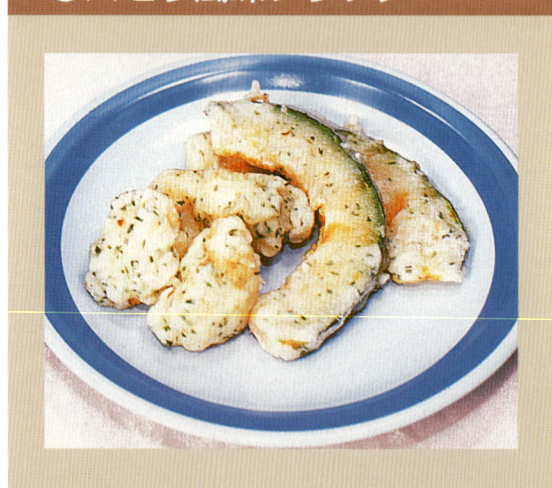

材料・分量（1人分）

かぼちゃ30g、カリフラワー30g、卵白7g、小麦粉7g、パセリ少々、揚げ油（吸収分）7g、しょうゆ2.5g

作り方

① かぼちゃは5mm幅に2枚に切る。カリフラワーは小ふさに分け、ゆでて水をきる。
② パセリはみじん切りにし、水を張ったボウルに入れてあく抜きをし、ペーパータオルなどで、水気をよくふきとる。
③ 卵白をボウルに入れて固く泡立てる。小麦粉と②のみじんパセリを加え、泡をつぶさないようにさっくりと混ぜる。
④ ①の材料に③の衣をさっとつけて170℃に熱した油で揚げる。
⑤ しょうゆは小皿に入れ、つけて食べる。

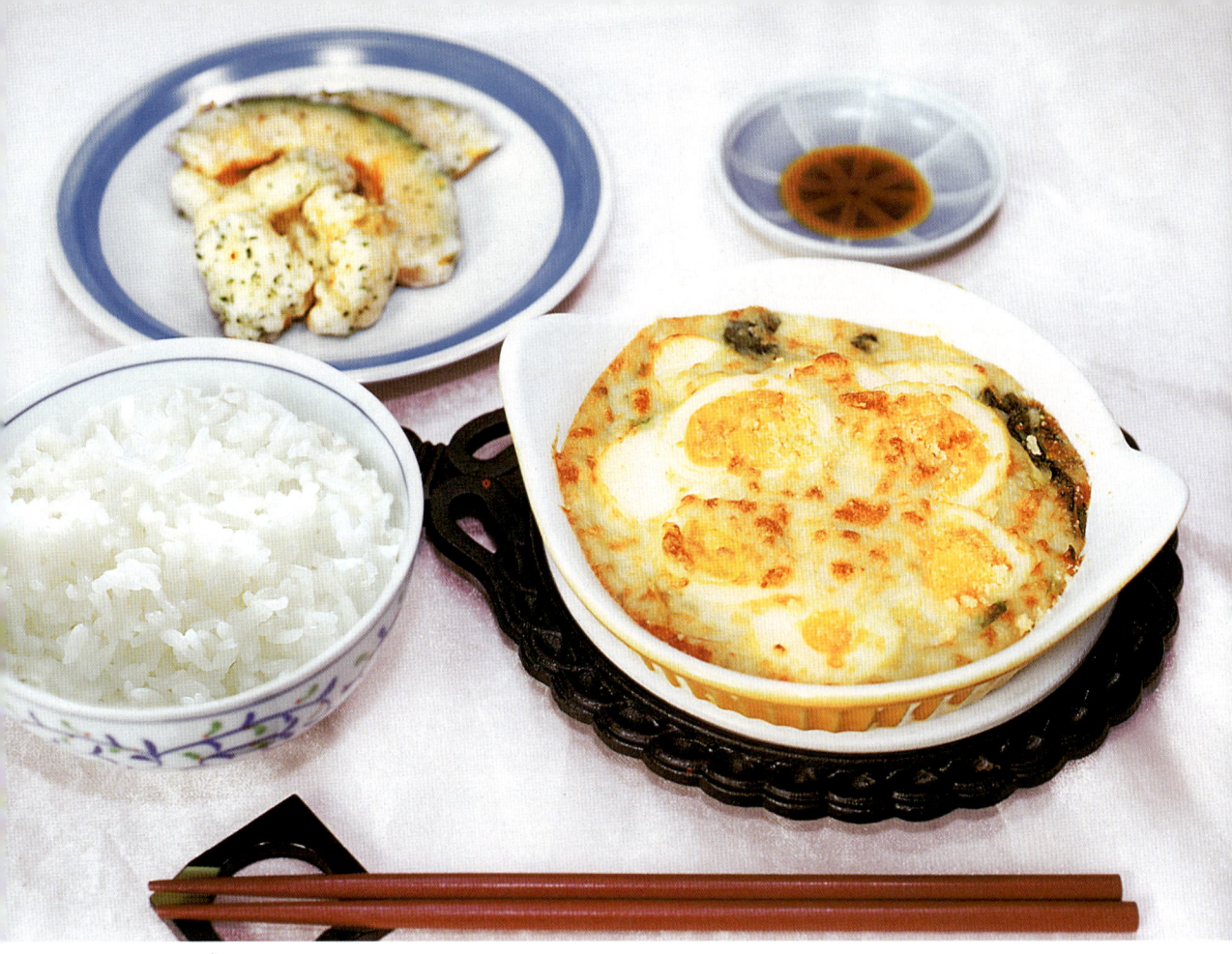

たまごのグラタン、パセリ風味フリッター

ごはん200gと組み合わせたときの栄養量

- 熱量 716kcal
- 水分 292.5ml
- たんぱく質 18.0g
- リン 285mg
- カリウム 718mg
- 塩分 2.3g

基準値（100%）

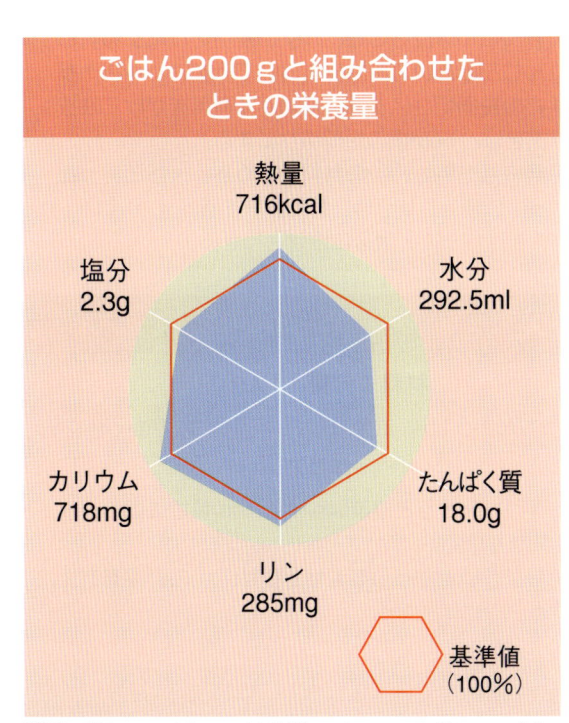

〈基準値：熱量650kcal、水分350ml、たんぱく質20g、リン270mg、カリウム650mg、塩分2.5g〉

透析糖尿病食への展開
副食で3.5単位=280kcalにする場合の調理法

たまごグラタンを千草焼きに変える：ほうれんそう20gは洗ってゆで、2cm長さに切って水気をしぼる。たまねぎ30gはみじん切りにする。ボウルにたまご75gをときほぐし、ほうれんそう、たまねぎ、塩0.5g、しょうゆ3g、砂糖2gを加えて混ぜる。耐熱性の容器に流し入れ、アルミホイルでふたをして200℃のオーブンで10分焼く。
パセリ風味フリッターをかぼちゃの煮つけとカリフラワーのサラダに変える：かぼちゃ50gは、わたをとって一口大に切りゆでる。湯を捨てた鍋にかぼちゃを戻し、しょうゆ3g、砂糖1g、だし汁50ccを加えて煮汁がなくなるまで煮含める。カリフラワー30gは、小ふさに分けてゆでる。きゅうり20gは皮をむいて輪切りにする。レタスを洗ってちぎり、カリフラワー、きゅうりとともに器に盛り、フレンチドレッシング10gをかける。

【副食熱量：291kcal】

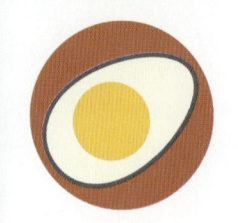

主菜／たまご・大豆製品・いもをメインにした料理

煮物だけじゃない 凍り豆腐の調理法

●凍り豆腐と野菜フライの盛り合わせ

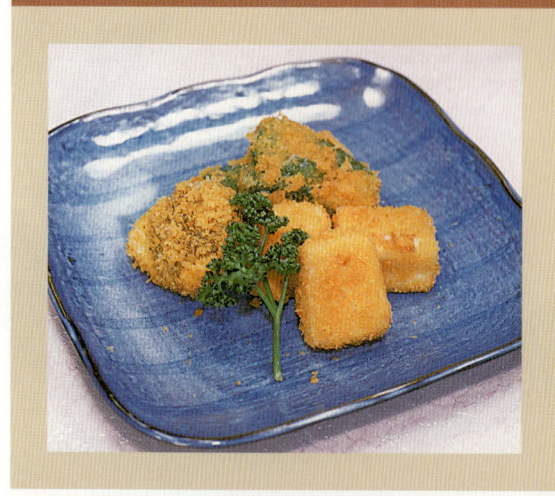

材料・分量（1人分）
凍り豆腐13g（3／4個）、しょうゆ4g、砂糖3g、だし汁40g、生しいたけ10g、ピーマン20g、小麦粉7g、たまご8g、パン粉7g、揚げ油（吸収分）12g、ソース5g、パセリ（飾り）適量

作り方
① 凍り豆腐はぬるま湯につけて戻し、1枚を4つに切って水気をしぼる。鍋にだし汁としょうゆ、砂糖を入れて火にかけ、凍り豆腐を煮含める。
② 生しいたけは石づきをとる。ピーマンはたて半分に切る。
③ ①の凍り豆腐の汁気をきり、小麦粉、ときたまご、パン粉の順に衣をつける。②のしいたけとピーマンにも同様に衣をつける。
④ 170度に熱した油で揚げ、器に盛ってパセリを飾る。

●炒め生酢

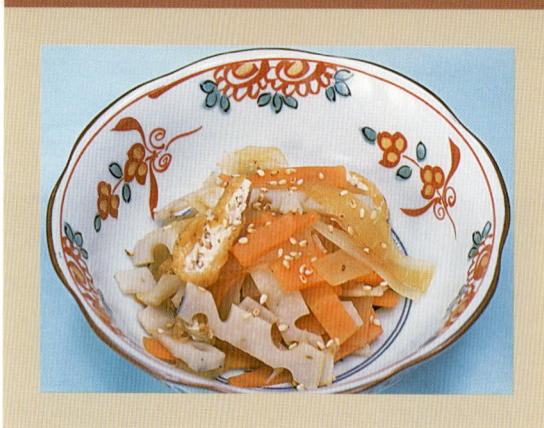

材料・分量（1人分）
れんこん25g、にんじん10g、だいこん20g、油揚げ5g、油2g、しょうゆ4g、酢8g、砂糖5g、白ごま1g

作り方
① れんこんは皮をむき、うすい短冊切りにする。にんじんとだいこんは皮をむいてうすい3〜4cm長さの短冊切りにする。油揚げは熱湯をかけて油抜きをし、1cm幅の短冊切りにする。
② 鍋に油を熱し、①の材料を炒める。火がとおったら、砂糖、しょうゆ、酢で調味する。
③ ごまは炒って、最後に混ぜ合わせる。

●ほうれんそうと白菜のからしあえ

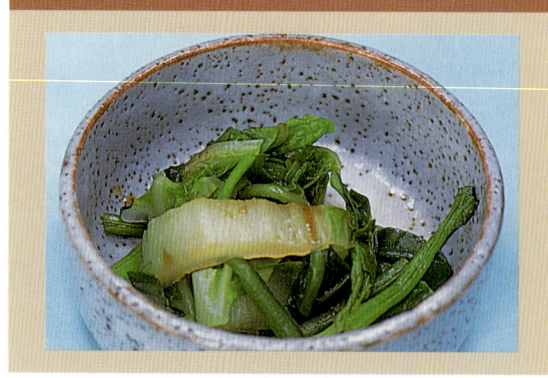

材料・分量（1人分）
ほうれんそう15g、白菜15g、しょうゆ2g、からし少々

作り方
① ほうれんそうと白菜はゆでて3cm長さに切り、水気をしぼる。
② しょうゆとからしを混ぜ合わせ、①の野菜をあえる。

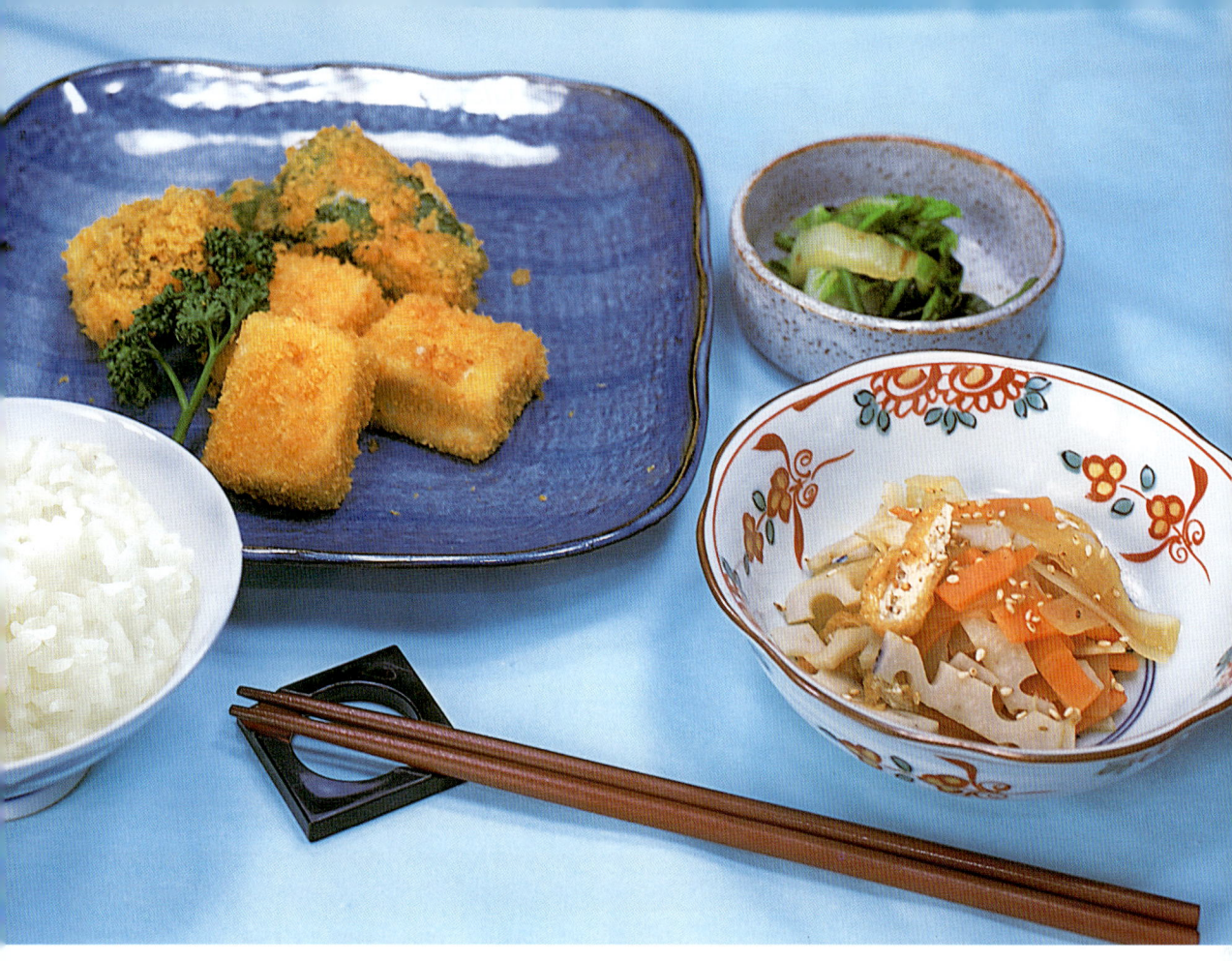

凍り豆腐と野菜フライの盛り合わせ、炒め生酢、ほうれんそうと白菜のからしあえ

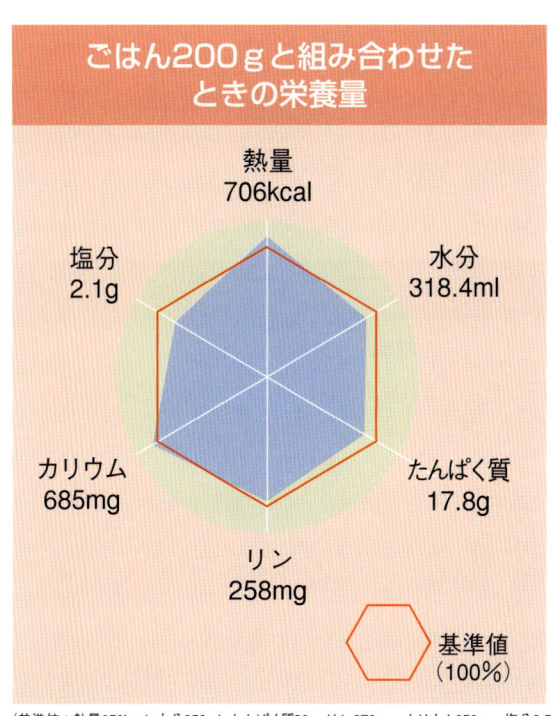

ごはん200gと組み合わせたときの栄養量

- 熱量 706kcal
- 水分 318.4ml
- たんぱく質 17.8g
- リン 258mg
- カリウム 685mg
- 塩分 2.1g

基準値（100％）

〈基準値：熱量650kcal、水分350ml、たんぱく質20g、リン270mg、カリウム650mg、塩分2.5g〉

透析糖尿病食への展開
副食で3.5単位＝280kcalにする場合の調理法

凍り豆腐のフライを炊き合わせに変える：凍り豆腐13gを戻す。かぼちゃ40gのわたをとって一口大に切り、ゆでる。干ししいたけ1gを水につけて戻し、石づきをとる。鍋にしょうゆ6g、砂糖2g、みりん1g、だし汁100ccを入れて火にかけ、凍り豆腐、かぼちゃ、干ししいたけ、はんぺん60gを入れて煮含める。

【副食熱量：275kcal】

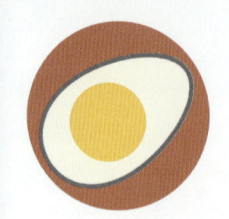

主菜／たまご・大豆製品・いもをメインにした料理

高齢者にも食べやすい豆腐を使ってエネルギーも補給

●揚げだし豆腐

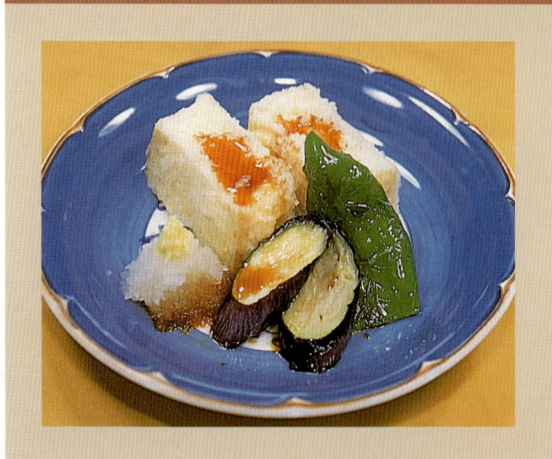

材料・分量（1人分）
木綿豆腐100g、片栗粉10g、揚げ油（吸収分）10g、ピーマン10g、なす20g、揚げ油（吸収分）5g、おろしだいこん10g、おろししょうが3g、しょうゆ8g、みりん3g、

作り方
① 豆腐は1／8丁に切り、ざるの上において十分に水をきる。
② ピーマンは縦半分に切り、なすは斜めぎりにする。
③ ①の豆腐に片栗粉をまぶし、170℃に熱した油で、表面が色づく程度に揚げる。②のなすとピーマンは素揚げにする。
④ だいこんとしょうがはすりおろす。しょうゆとみりんを合わせて鍋に入れ、弱火でひと煮立ちさせる。
⑤ 皿に③の揚げだし豆腐と野菜の素揚げを盛り、おろしだいこんとしょうがを添え、④のたれをかける。

●ねぎの牛肉巻き

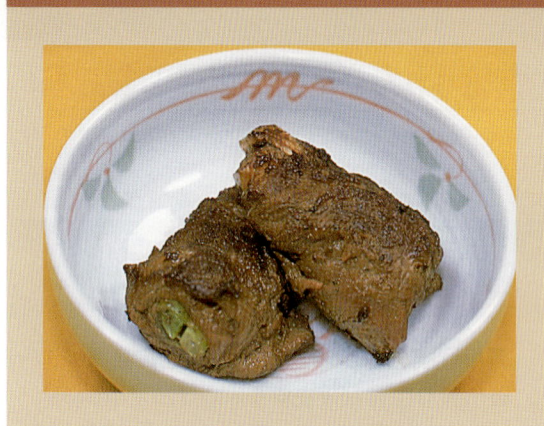

材料・分量（1人分）
白ねぎ40g、牛もも肉30g、こしょう少々、油3g、しょうゆ5g、みりん5g

作り方
① ねぎは3cmくらいのぶつ切りにする。牛もも肉を広げてこしょうをふっておく。
② 牛肉の上にねぎを乗せてくるくると巻く。
③ フライパンに油を熱し、②の肉の巻き終わりを下にして、ばらばらにならないように焼く。中火でねぎに火が通るまで焼く。
④ しょうゆとみりんを加え、肉をころがして味をからめる。

●切干しだいこんの中華風あえ

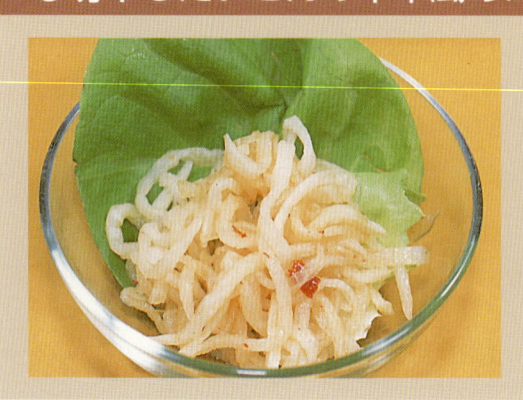

材料・分量（1人分）
切干しだいこん4g、酢5g、しょうゆ2g、ごま油3g、トウバンジャン1g、サラダ菜5g

作り方
① 切干しだいこんは水につけて戻し、ゆでて水気をしぼる。
② 酢、しょうゆ、ごま油、トウバンジャンを合わせておく。
③ ②の中に水気を切った①を漬け込んで十分に味をしみこませる。洗ったサラダ菜と一緒に盛り付ける。

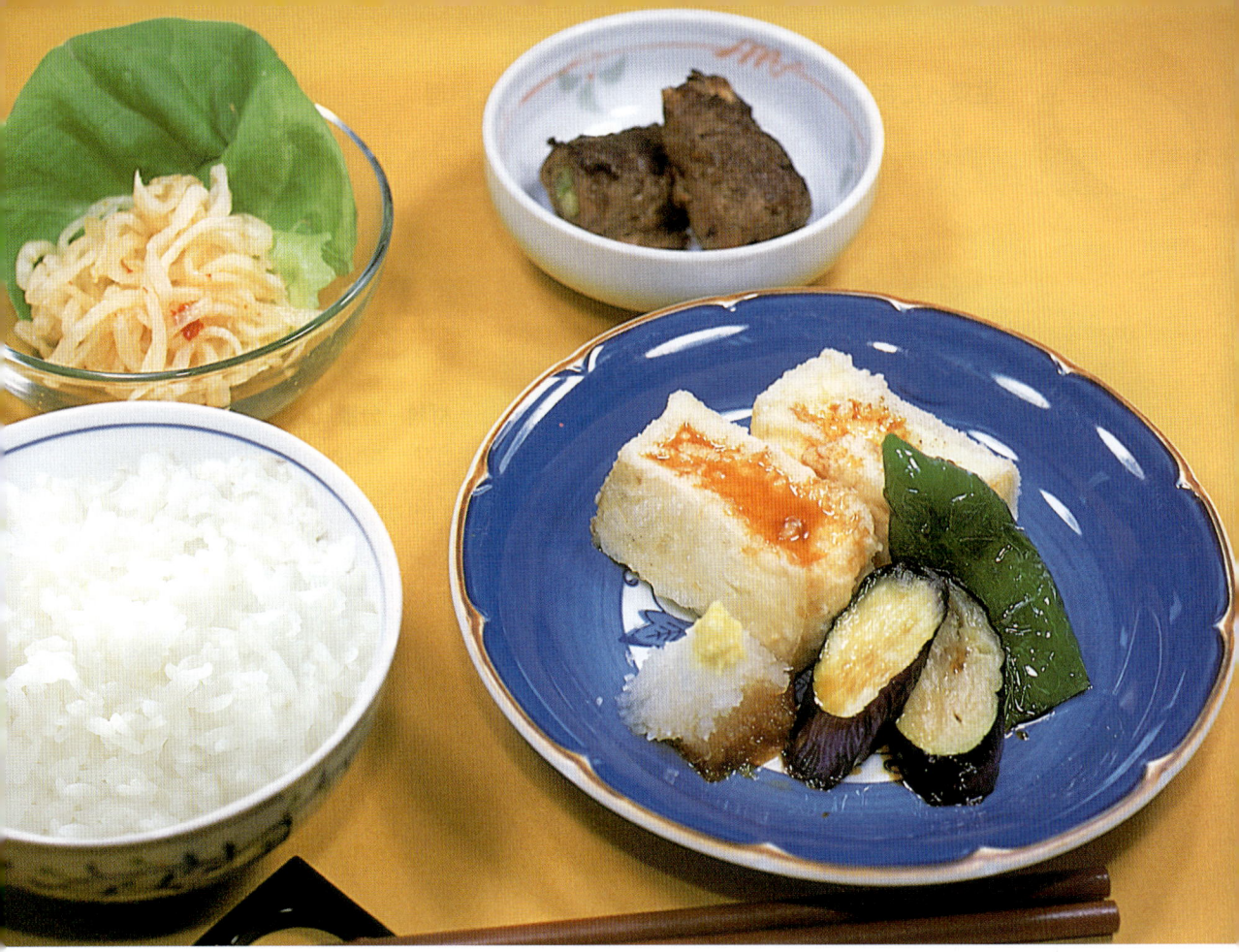

揚げだし豆腐、ねぎの牛肉巻き、切干しだいこんの中華風あえ

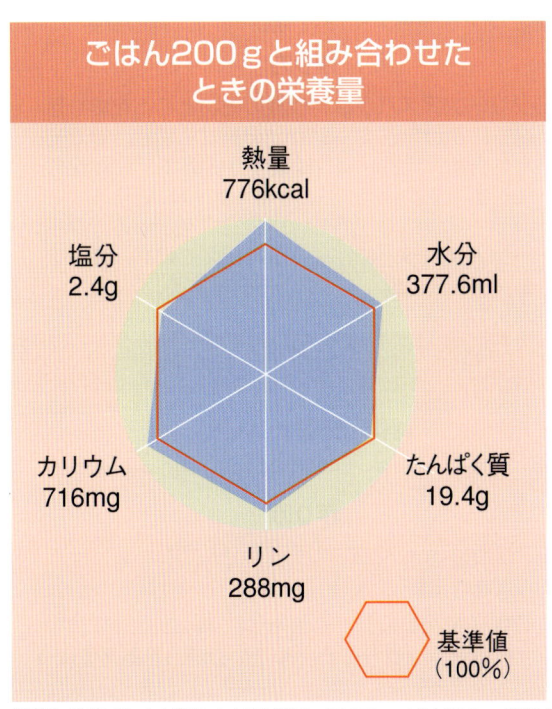

ごはん200gと組み合わせたときの栄養量

- 熱量 776kcal
- 水分 377.6ml
- たんぱく質 19.4g
- リン 288mg
- カリウム 716mg
- 塩分 2.4g

基準値（100％）

〈基準値：熱量650kcal、水分350ml、たんぱく質20g、リン270mg、カリウム650mg、塩分2.5g〉

透析糖尿病食への展開
副食で3.5単位＝280kcalにする場合の調理法

揚げだし豆腐を豆腐ステーキに変える：
片栗粉をつけるまでは同様に。油3gをフライパンに熱し、焼く。ピーマンとなすは、フライパンか焼き網で油を使わず焼く。

【副食熱量：297kcal】

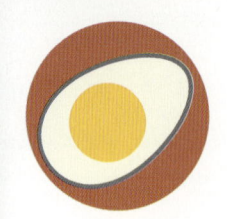

主菜／たまご・大豆製品・いもをメインにした料理

水分の多くなりやすい料理もこの量ならOK

●麻婆豆腐

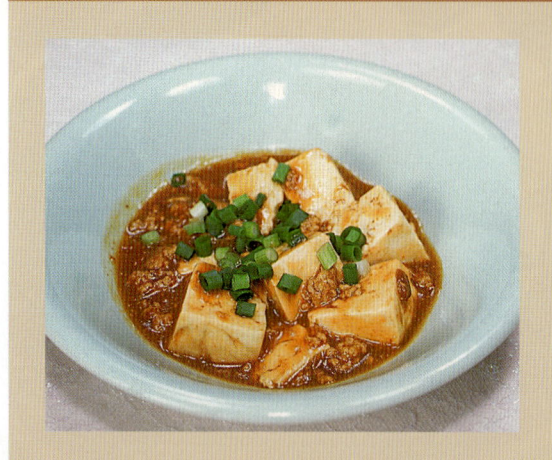

材料・分量（1人分）

木綿豆腐100g、合びき肉20g、しょうが1g、にんにく1g、ねぎ3g、油3g、トウバンジャン少々、赤みそ5g、中華味1g、砂糖2g、しょうゆ2g、水50cc、片栗粉3g、あさつき3g

作り方

① 豆腐は2cm角に切り、ざるに並べて水気をきる。しょうが、にんにく、ねぎはそれぞれみじんぎりにする。
② 小さいボウルなどに赤みそ、中華味、砂糖、しょうゆ、水50ccを混ぜておく。
③ フライパンに油を熱し、しょうが、にんにく、ねぎを炒める。香りがでてきたら合びき肉を入れて炒める。火が通ったらトウバンジャンも入れて炒める。
④ ②の調味料を③に入れる。ひと煮立ちしたら豆腐を加えて煮る。豆腐に火が通ったら水溶き片栗粉でとろみをつける。
⑤ 器に盛りつけ、小口切りにしたあさつきをちらす。

●グリーンアスパラのオイスターソース炒め

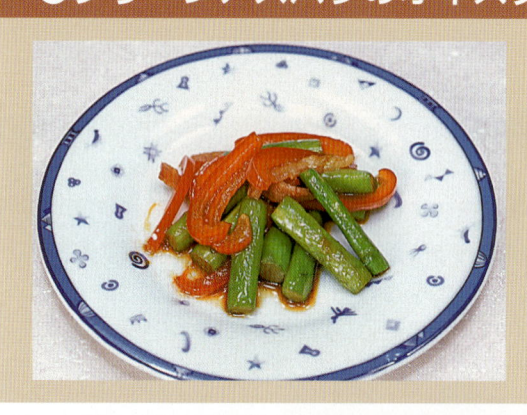

材料・分量（1人分）

グリーンアスパラ30g、赤ピーマン10g、ベーコン5g、油2g、オイスターソース3g、塩0.1g、こしょう少々

作り方

① グリーンアスパラは付け根の固いところを切り落とし、すじをむく。3cm位の長さに切り、ゆでて水をきる。赤ピーマンは縦半分に切り、1cm幅の短冊ぎりにする。ベーコンは1cm幅に切る。
② フライパンに油を熱し、ベーコンを炒める。グリーンアスパラと赤ピーマンを加えて炒め、オイスターソースと塩、こしょうで調味する。

●ごぼうサラダ

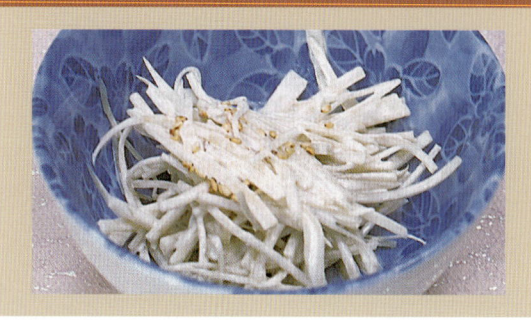

材料・分量（1人分）

ごぼう30g、ごま1g、マヨネーズ10g、塩0.2g、酢2g

作り方

① ごぼうは3cmくらいの長さのせん切りにし、ゆでて水をきる。
② ごまは半ずりにし、マヨネーズ、塩、酢を混ぜ合わせドレッシングを作る。ゆでたごぼうをあえる。

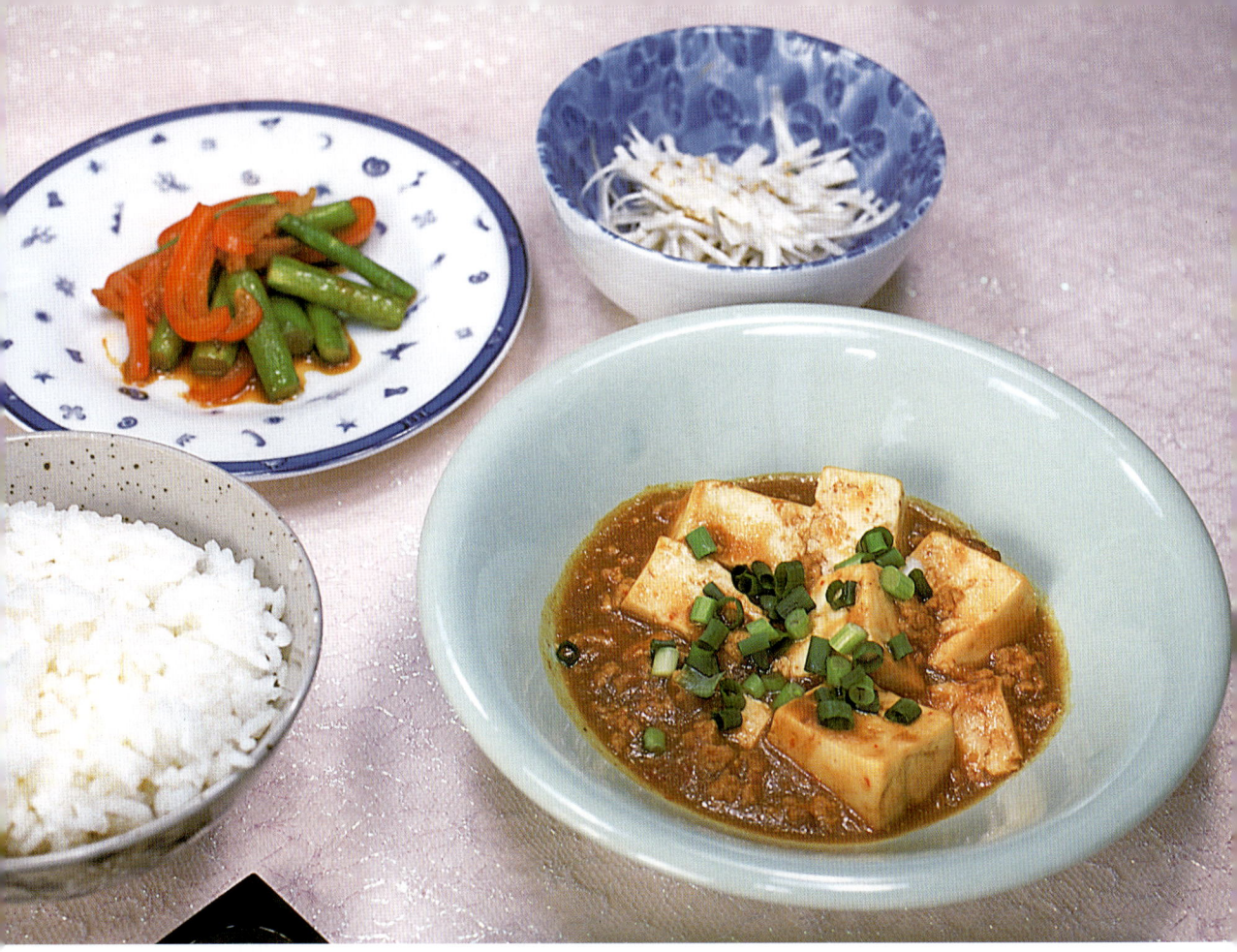

麻婆豆腐、グリーンアスパラのオイスターソース炒め、ごぼうサラダ

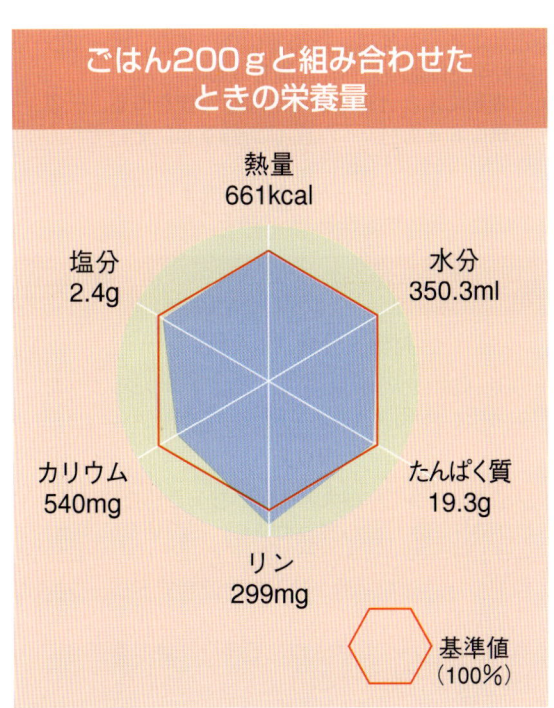

ごはん200gと組み合わせたときの栄養量

- 熱量 661kcal
- 水分 350.3ml
- たんぱく質 19.3g
- リン 299mg
- カリウム 540mg
- 塩分 2.4g

基準値（100%）

〈基準値：熱量650kcal、水分350ml、たんぱく質20g、リン270mg、カリウム650mg、塩分2.5g〉

透析糖尿病食への展開
副食で3.5単位=280kcalにする場合の調理法

ごぼうサラダをたたきごぼうに変える：
ごぼうは皮をむいて、味がしみやすくなるように、すりこぎなどで叩いてひびを入れ、3cmくらいの長さに切って水にさらす。鍋に湯を沸かしてごぼうをゆで、火が通ったら湯を捨てる。鍋にごぼうと酢5g、砂糖3g、水30ccを入れて弱火にかけて煮含める。煮あがりにすりごま1gをふりいれる。

【副食熱量：267kcal】

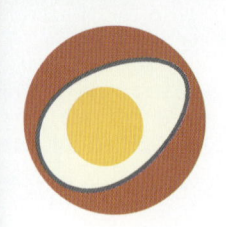

主菜／たまご・大豆製品・いもをメインにした料理
手ごろな食材にひと手間かけて

●生揚げのはさみ煮

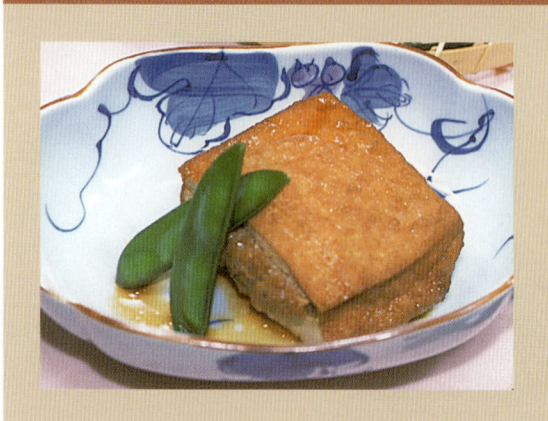

材料・分量（1人分）

生揚げ80g、豚ひき肉25g、ねぎ10g、しょうが3g、調味料A（しょうゆ2g、酒5g、片栗粉2g）、調味料B（しょうゆ7g、砂糖2g、みりん3g）、さやえんどう3g

作り方

① 生揚げは、熱湯をかけて油抜きをし、中央に切り込みを入れる。
② 豚ひき肉にみじん切りにしたねぎ、おろししょうがと調味料Aを混ぜ、粘り気が出るまでよく練る。
③ ①の厚揚げの切り込みに、②のひき肉をつめる。
④ 鍋にだし汁100ccと調味料Bを入れて火にかけ、ひと煮立ちしたら、③を入れる。中火～弱火で十分に火が通り、煮汁がなくなるまで煮こむ。
⑤ さやえんどうは、すじを取ってさっとゆで、盛りつけ時に添える。

●野菜の天ぷら

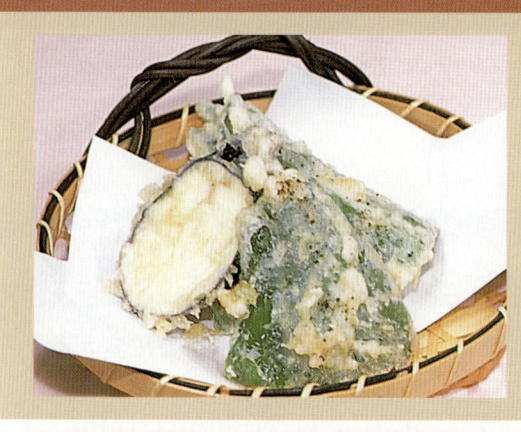

材料・分量（1人分）

いんげん15g、なす15g、ピーマン15g、衣（小麦粉6g、たまご3g）、揚げ油（吸収分）6g、天つゆ（しょうゆ4g、みりん3g、だし汁10g）

作り方

① いんげんはすじを取って半分の長さに切り、さっとゆでる。なすは、斜め薄切りにする。ピーマンは縦半分に切ってへたと種を取る。
② 小麦粉に水とときたまごを混ぜて衣を作る。天ぷら鍋に油を入れて170℃に加熱する。それぞれの野菜に衣をつけて揚げる。
③ 鍋にしょうゆとみりん、だし汁を入れてひと煮立ちさせて天つゆを作る。

●かぶのマリネ

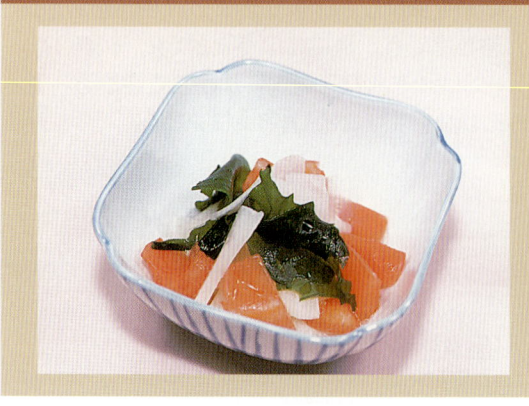

材料・分量（1人分）

かぶ30g、乾燥わかめ0.5g、トマト20g、ドレッシング（塩0.3g、酢5g、レモン汁2g、砂糖2g、油5g）

作り方

① かぶは、洗って一口大の薄いいちょう切りにする。わかめは、水で戻しさっとゆで、ざく切りにする。トマトは、洗ってさいの目に切る。
② レモン汁、砂糖、酢、油、塩を混ぜてドレッシングを作る。
③ 器に①の材料を混ぜ合わせて盛り、食べる直前にドレッシングをかける。

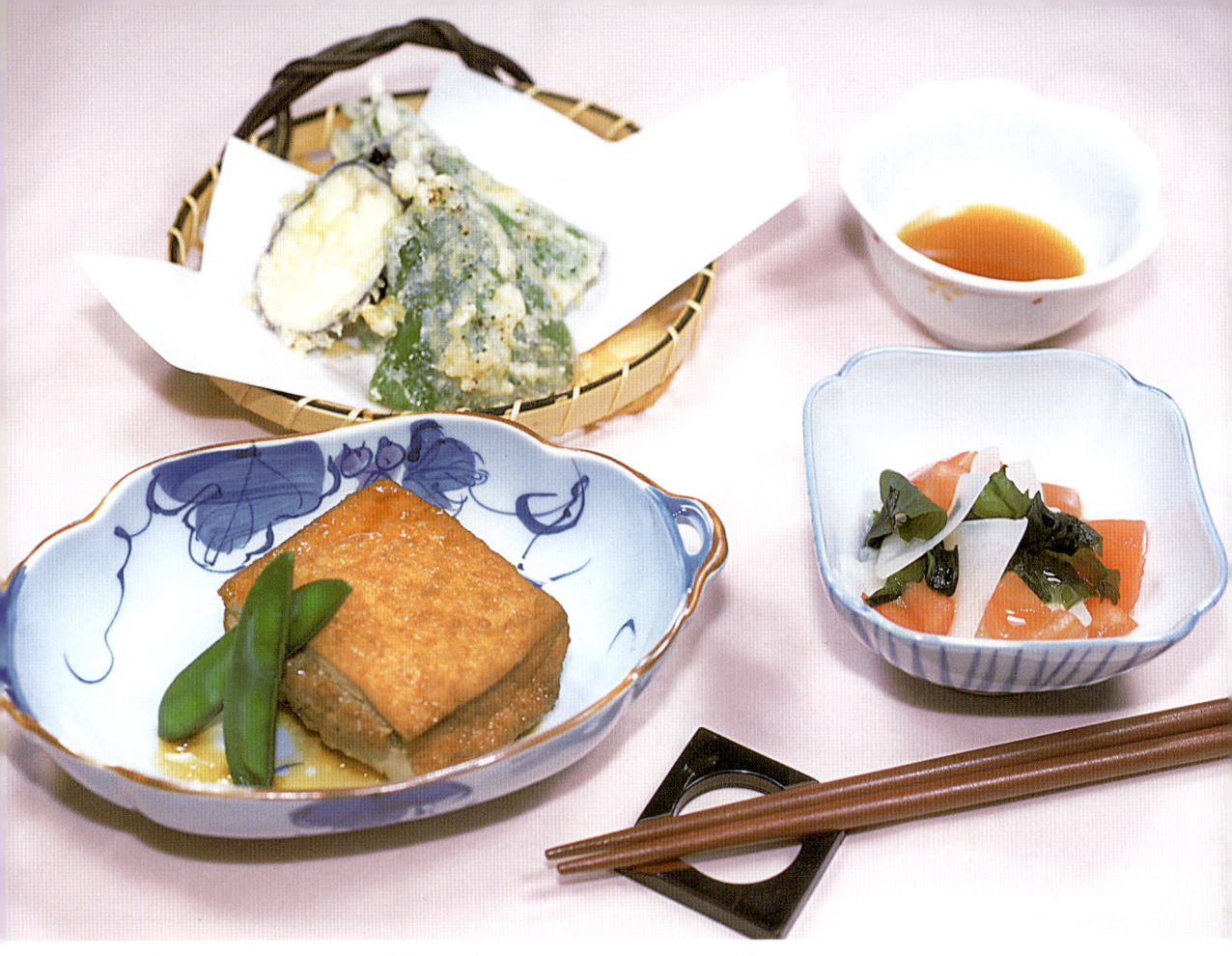

生揚げのはさみ煮、野菜の天ぷら、かぶのマリネ

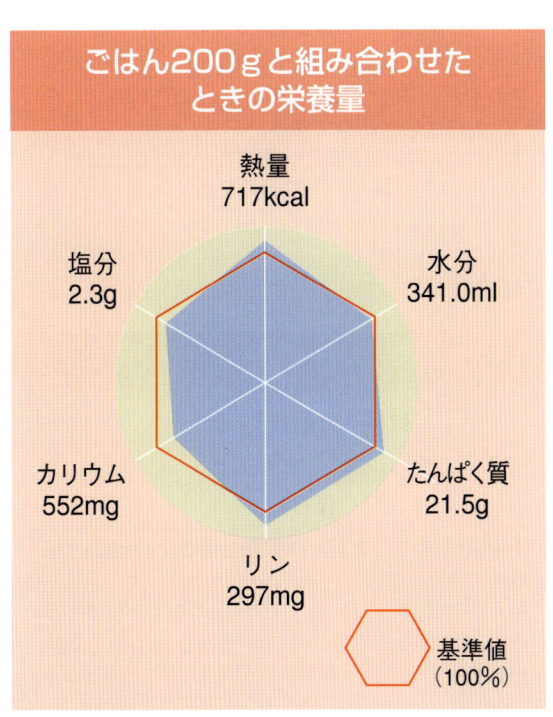

ごはん200gと組み合わせたときの栄養量

- 熱量 717kcal
- 水分 341.0ml
- たんぱく質 21.5g
- リン 297mg
- カリウム 552mg
- 塩分 2.3g

基準値（100％）

〈基準値：熱量650kcal、水分350ml、たんぱく質20g、リン270mg、カリウム650mg、塩分2.5g〉

透析糖尿病食への展開
副食で3.5単位＝280kcalにする場合の調理法

野菜の天ぷらを、焼き野菜のたれかけに変える：小麦粉、たまごは使わない。油3gをフライパンに熱して野菜を焼く。天つゆのだし汁を5gに減らして濃い目のたれを作り、焼き野菜にかける。

【副食熱量：281kcal】

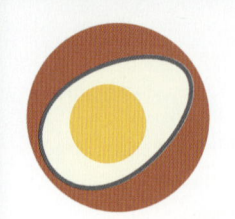

主菜／たまご・大豆製品・いもをメインにした料理

お惣菜の定番も家で作ればなおおいしい

●ポテトコロッケ

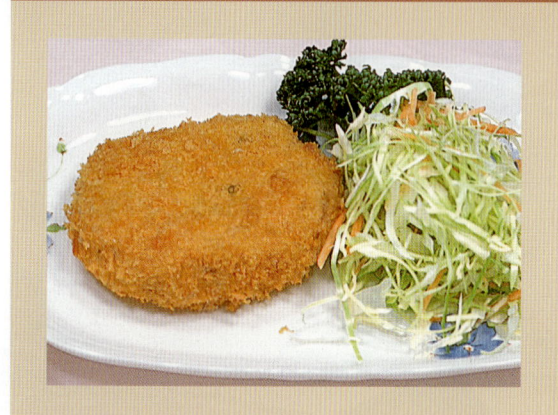

材料・分量（1人分）

じゃがいも60g、豚ミンチ20g、たまねぎ15g、油2g、塩0.5g、こしょう少々、小麦粉10g、たまご10g、パン粉10g、揚げ油（吸収分）10g、キャベツ20g、にんじん5g、パセリ適量、ソース8g

作り方

① じゃがいもは皮をむいて4～5つに切ってゆでる。水気をきってボウルに入れ、熱いうちにつぶしておく。
② たまねぎはみじん切りにし、油を熱したフライパンで、豚ひき肉、たまねぎの順に炒め、塩、こしょうで味付けする。
③ ①のじゃがいもに②の豚肉とたまねぎを加えてよく混ぜ、たわら型に丸める。小麦粉をまぶし、ときたまご、パン粉の順に衣をつけて、180℃に熱した油で揚げる。
④ キャベツとにんじんはせん切りにし、水にさらす。パセリは洗って水気を切る。
⑤ 皿に④の野菜と③のコロッケをもりつける。
⑥ ソースで食べる。

●かか煮

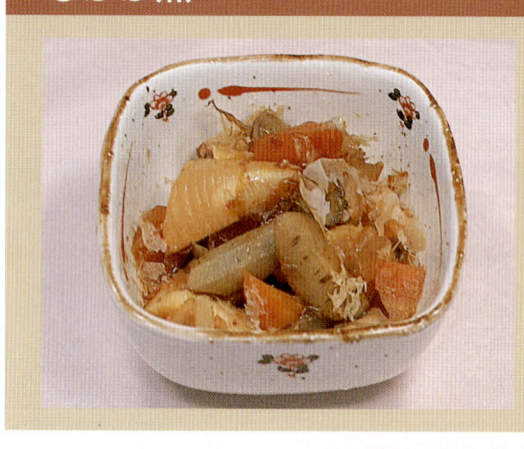

材料・分量（1人分）

鶏むね肉20g、たけのこ水煮30g、にんじん20g、ごぼう20g、しょうゆ6g、みりん3g、砂糖2g、花かつお0.5g

作り方

① ごぼうとにんじんは洗って皮をむき、乱切りにし、それぞれ、下ゆでしておく。たけのこも同じくらいの大きさの乱切りにする。
② 鶏肉はぶつ切りにする。鍋にだし汁100ccを入れ、沸いたら鶏肉と①の野菜を順に入れ、調味料を加え、中火で煮こむ。
③ ほとんど煮つまったところで、花かつおを加えてからめる。

●山東菜の梅肉あえ

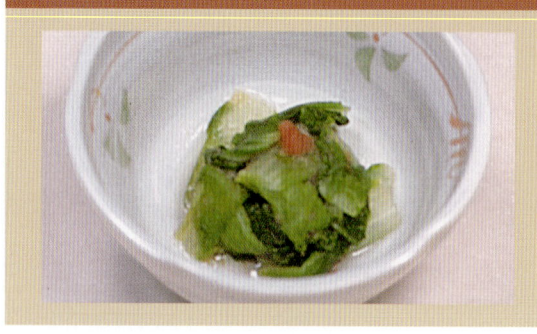

材料・分量（1人分）

山東菜30g、梅干し2g、花かつお0.5g、みりん2g

作り方

① 山東菜は洗ってゆで、水気をしぼってひと口大に切る。
② 梅干しは種をとり、包丁でたたいてなめらかにする。花かつお、みりんを混ぜ合わせ、①の山東菜とあえる。

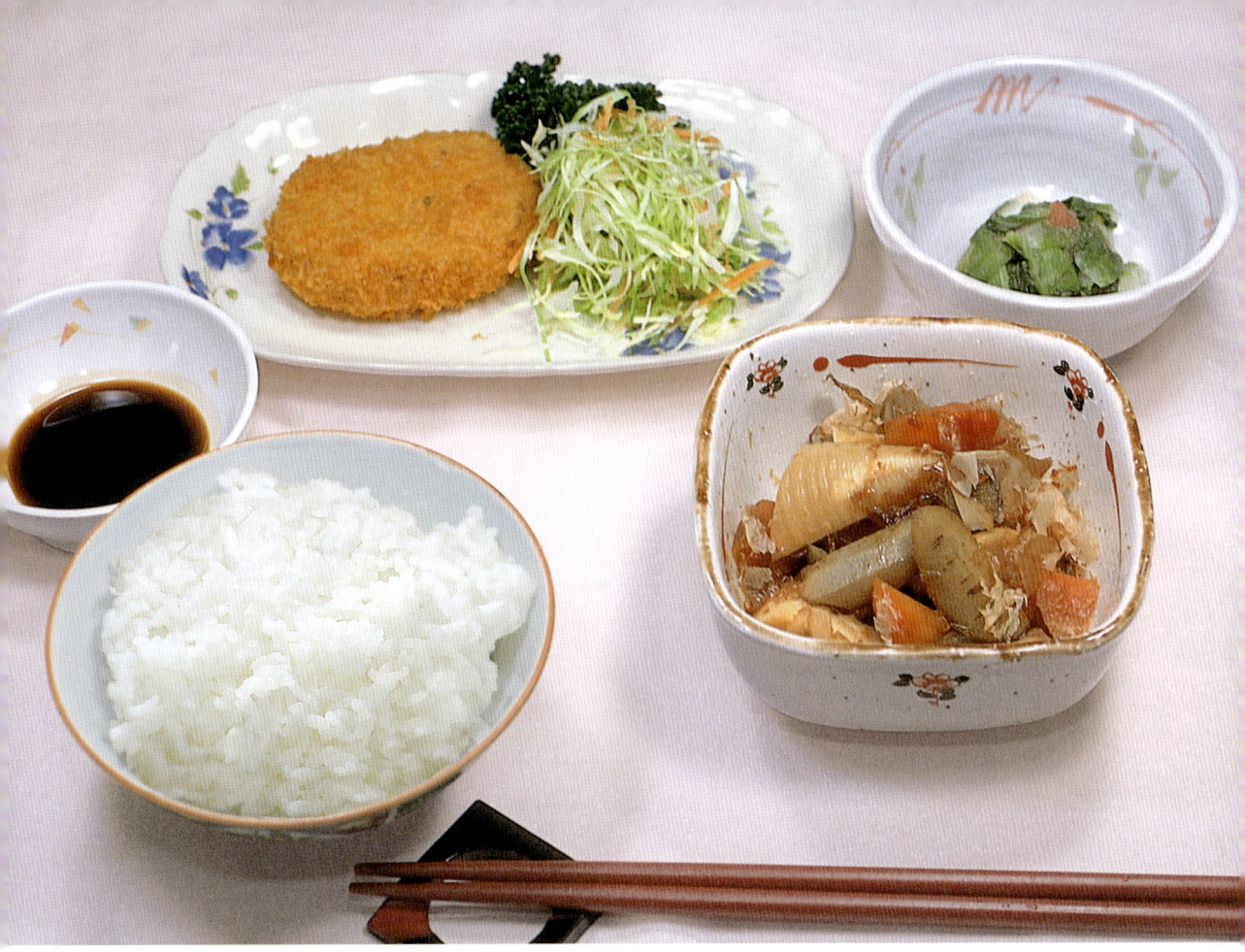

ポテトコロッケ、かか煮、山東菜の梅肉あえ

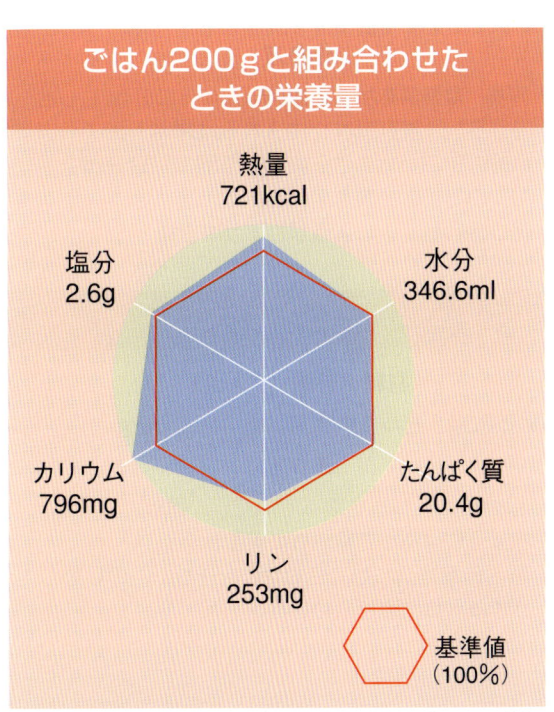

ごはん200gと組み合わせたときの栄養量

- 熱量 721kcal
- 水分 346.6ml
- たんぱく質 20.4g
- リン 253mg
- カリウム 796mg
- 塩分 2.6g
- 基準値（100%）

〈基準値：熱量650kcal、水分350ml、たんぱく質20g、リン270mg、カリウム650mg、塩分2.5g〉

透析糖尿病食への展開
副食で3.5単位=280kcalにする場合の調理法

ポテトコロッケを揚げずに焼く：③の小麦粉をつけるところまで同様に作る。ときたまごとパン粉は使わず、油2gを熱したフライパンで焼く。

【副食熱量：280kcal】

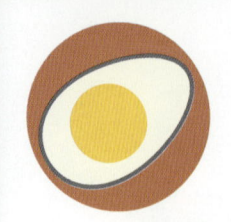

主菜／たまご・大豆製品・いもをメインにした料理

主菜のたんぱく質不足は大豆製品で補って

●肉じゃが

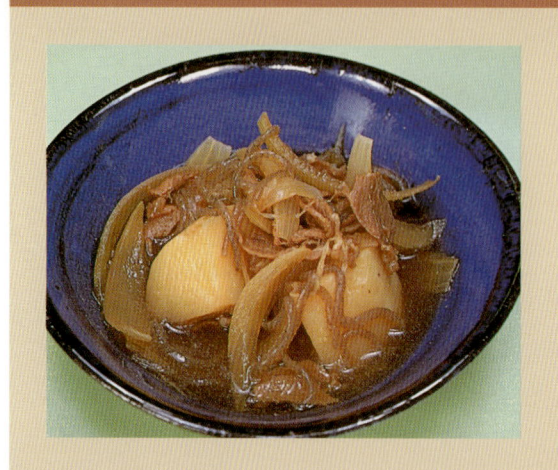

材料・分量（1人分）
牛肩ロース肉30g、たまねぎ30g、じゃがいも50g、にんじん20g、糸こんにゃく30g、油5g、しょうゆ8g、砂糖3g、酒2g

作り方
① 牛肩ロース肉は、ぶつぎりにする。たまねぎはくし切りにする。じゃがいもとにんじんは皮をむいて乱切りにする。糸こんにゃくは4〜5cmの長さに切って下ゆでする。
② 鍋に油を熱し、牛肉を炒める。火が通ったら、たまねぎ、水気をきったじゃがいもとにんじん、糸こんにゃくの順に炒める。
③ 材料がひたるくらいだし汁を加え、煮る。途中であくをとる。砂糖、しょうゆを加えて味をふくませ、最後に酒を加えて煮含める。

●生揚げと焼き野菜のしょうがしょうゆかけ

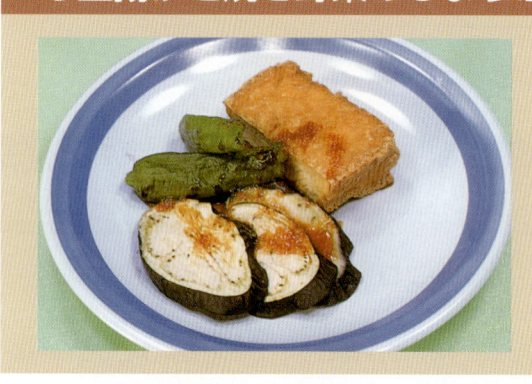

材料・分量（1人分）
生揚げ60g、ししとうがらし10g、なす30g、しょうが5g、しょうゆ6g

作り方
① 厚揚げは熱湯をかけて油抜きし、半分に切る。ししとうがらしは包丁で切れ目を入れる。なすは1cmくらいの輪切りにし、水にさらす。しょうがはすりおろす。
② コンロで①の材料を網焼きする。
③ 盛り合わせて、しょうがしょうゆで食べる。

●しめじときゅうりの酢の物

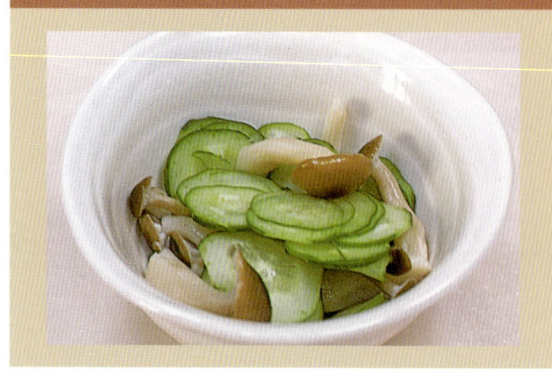

材料・分量（1人分）
しめじ20g、きゅうり20g、酢5g、砂糖2g

作り方
① しめじは石づきを取ってほぐし、さっとゆでる。きゅうりは洗って輪切りにする。
② 酢、砂糖を合わせて合わせ酢を作り、①のしめじときゅうりを混ぜ合わせる。

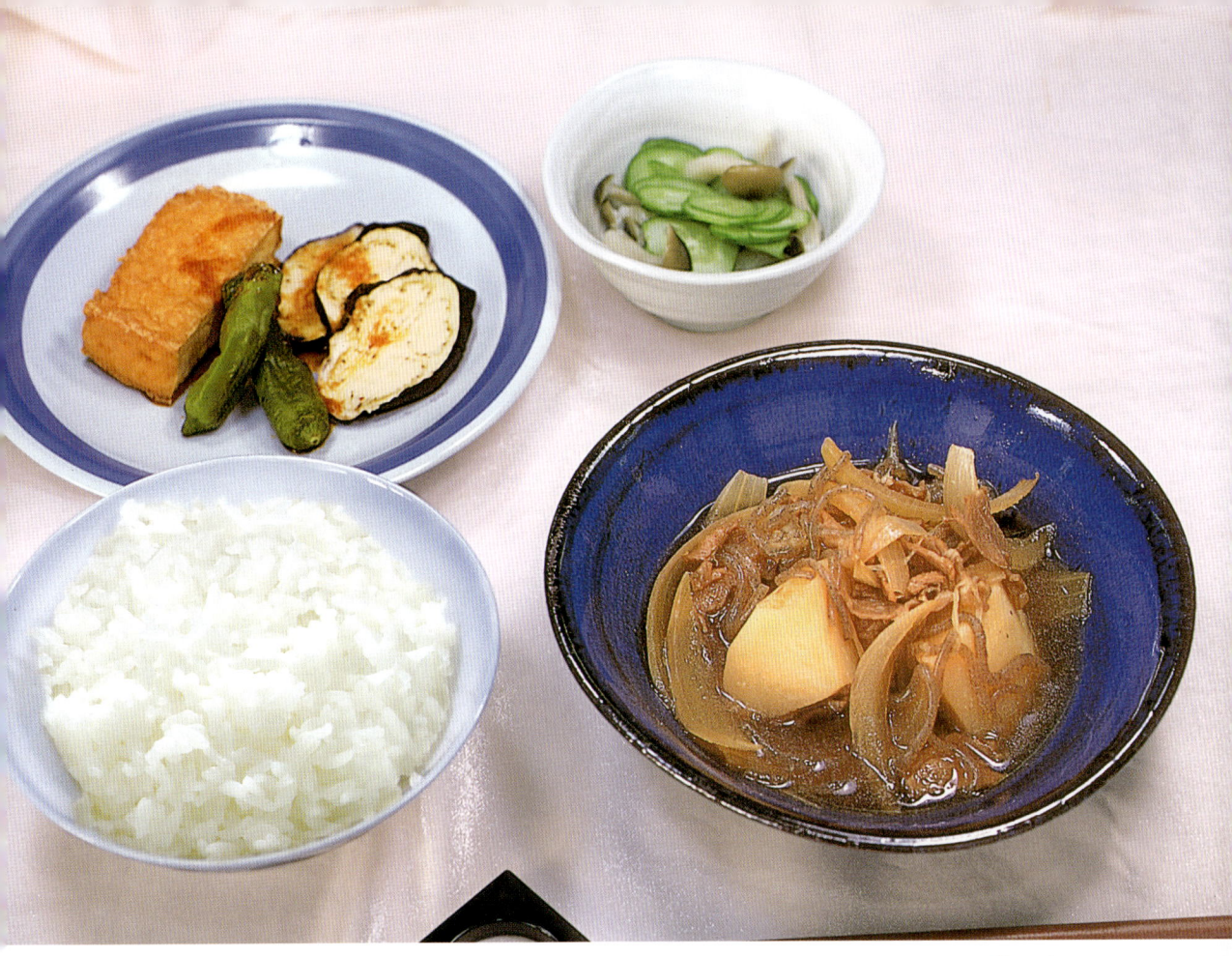

肉じゃが、生揚げと焼き野菜のしょうがしょうゆかけ、しめじときゅうりの酢のもの

ごはん200gと組み合わせたときの栄養量

- 熱量 666kcal
- 水分 392.4ml
- たんぱく質 20.2g
- リン 262mg
- カリウム 755mg
- 塩分 2.1g

基準値（100%）

〈基準値：熱量650kcal、水分350ml、たんぱく質20g、リン270mg、カリウム650mg、塩分2.5g〉

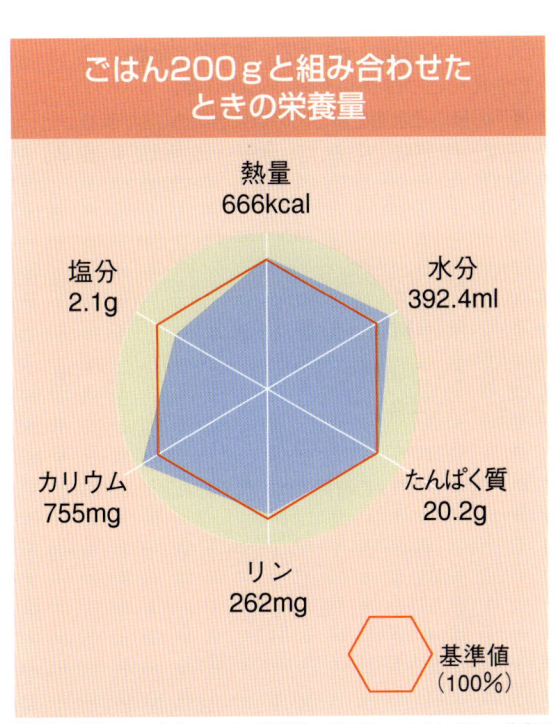

透析糖尿病食への展開
副食で3.5単位=280kcalにする場合の調理法

肉じゃがの油を使わない：①は同様。②鍋にだし汁100ccとしょうゆ、砂糖を入れて煮立たせ、牛肉と野菜、糸こんにゃくを加えて煮含める。最後に酒を加えて煮る。

【副食熱量：284kcal】

ごはんもの

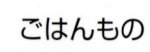

リンの多くなりやすい刺身はこの分量で

●鉄火丼

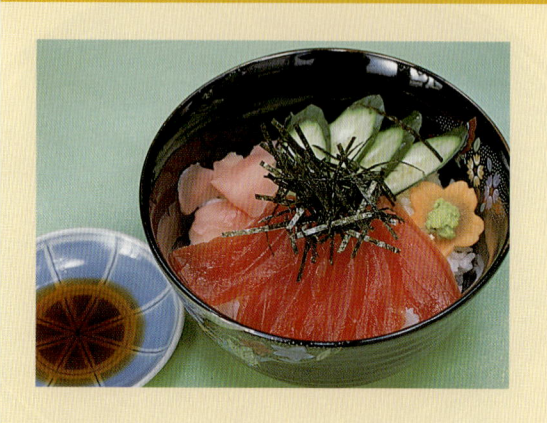

材料・分量（1人分）

ごはん200g、酢15g、砂糖8g、塩0.3g、まぐろ赤身50g、きゅうり20g、きざみのり1g、わさび2g、しょうゆ6g、薄紅しょうが5g

作り方

① 酢めしを作る。酢、砂糖、塩をまぜてあわせ酢を作り、炊き上がったごはんにまぜ、風を送り手早く冷ます。
② まぐろは薄く切る。きゅうりは半分皮をむいてななめ切りにする。
③ 器にごはんを盛りつけ、まぐろ、きゅうり、薄紅しょうがをのせ、きざみのりと練りわさびをかざる。

●五目煮

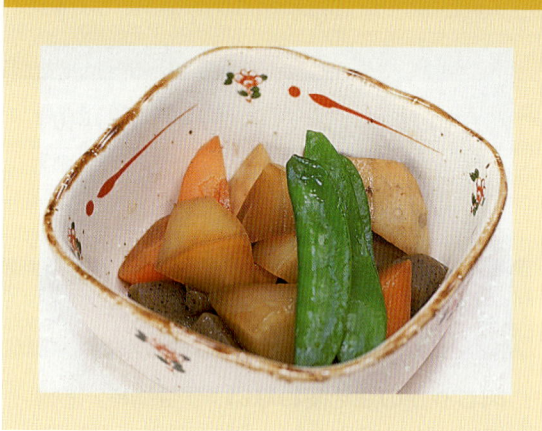

材料・分量（1人分）

だいこん20g、にんじん20g、こんにゃく20g、さといも20g、さやえんどう10g、ごま油5g、しょうゆ5g、みりん1g、砂糖2g

作り方

① だいこんとにんじんは皮をむいて乱切りにする。こんにゃくは1cmくらいの角切りにする。さといもは皮をむいて2つに切る。それぞれ、ゆでて水をきる。
② さやえんどうはすじを取ってゆでる。
③ 厚手の鍋にごま油を熱し①の野菜を炒め、油がまわったらしょうゆ、砂糖、みりん、だし汁80ccを加えて煮含める。
④ 小鉢にもりつけ、②のさやえんどうを飾る。

●春雨のマヨネーズあえ

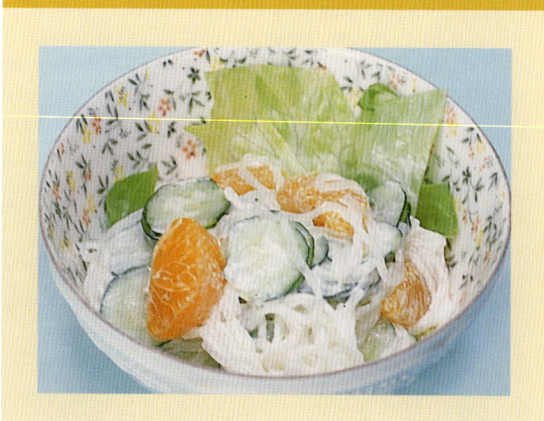

材料・分量（1人分）

春雨10g、きゅうり20g、みかん缶15g、マヨネーズ12g、塩0.2g、レタス5g

作り方

① 鍋に湯を沸かして春雨をゆで、4～5cmの長さに切る。
② きゅうりは輪切りにし、水にさらす。みかん缶は汁をきっておく。
③ ①の春雨と②のきゅうりの水気をきり、マヨネーズ、塩であえる。みかん缶も混ぜる。

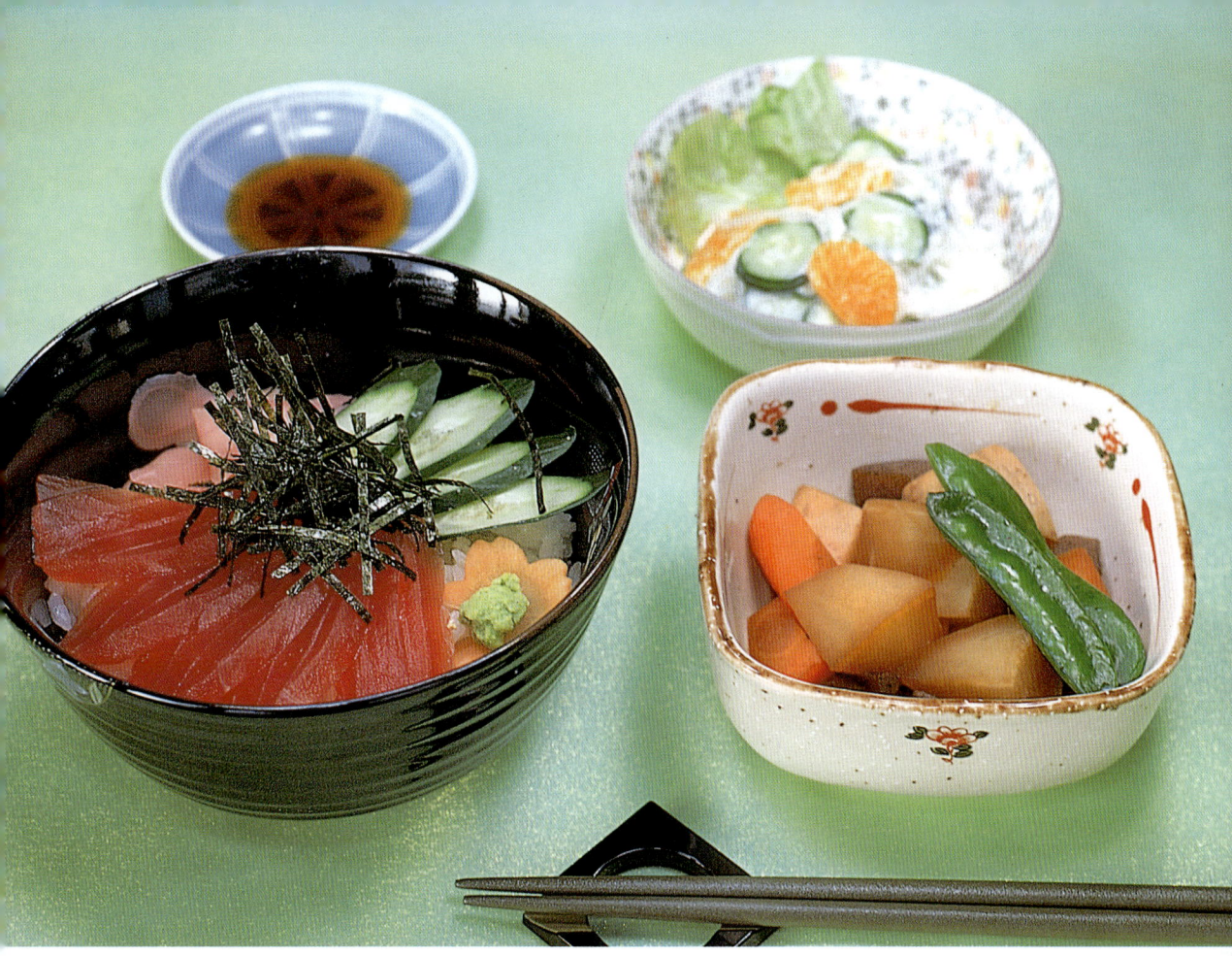

鉄火丼、五目煮、春雨のマヨネーズあえ

ごはん200gと組み合わせたときの栄養量

- 熱量 661kcal
- 水分 345.1ml
- たんぱく質 19.9g
- リン 287mg
- カリウム 703mg
- 塩分 2.8g

基準値（100％）

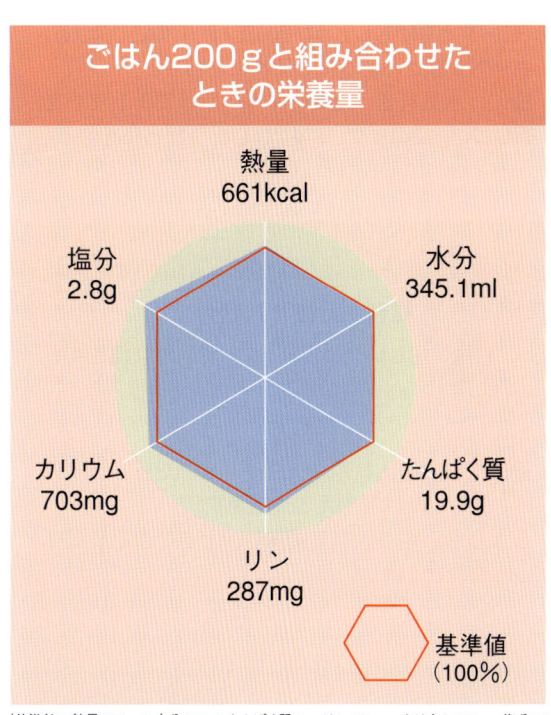

〈基準値：熱量650kcal、水分350ml、たんぱく質20g、リン270mg、カリウム650mg、塩分2.5g〉

透析糖尿病食への展開
1食で6.5単位=520kcalにする場合の調理法

鉄火丼の酢めしを減らす：150gにする。
春雨サラダの量を減らす：出来上がり量の2／3量にする。

【熱量：鉄火丼の酢めしを150gに減らし524kcal】

食欲のない時に さっぱりとして食べやすい

ごはんもの

● さけの混ぜ寿司

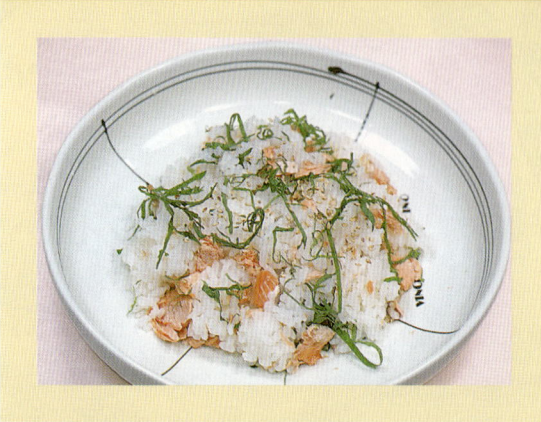

材料・分量（1人分）
ごはん200g、酢15g、砂糖8g、塩0.5g、生さけ40g、しその葉2g、いりごま1g

作り方
① さけは焼き網かトースターで焼き、身をほぐす。しその葉は、せん切りにする。
② 酢めしを作る。酢、砂糖、塩を混ぜて合わせ酢を作り、ごはんに混ぜて風を送り手早く冷ます。
③ ①のさけと炒りごまを酢めしに混ぜ合わせて器にもり、せん切りにしたしその葉をちらす。

● ポテトコロッケと揚げ野菜

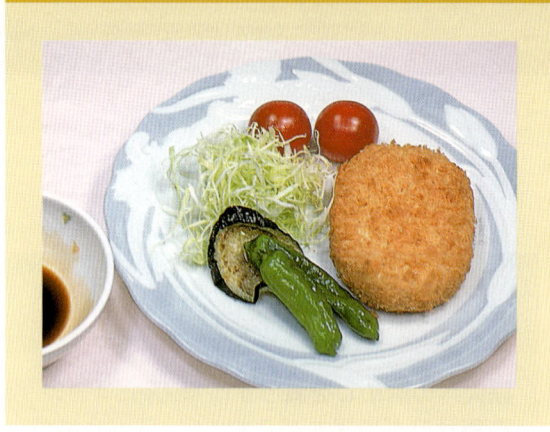

材料・分量（1人分）
冷凍コロッケ60g、なす20g、ししとうがらし10g、揚げ油（吸収分）10g、キャベツ20g、プチトマト10g、ソース5g

作り方
① なすは、斜めに薄切りにする。ししとうがらしは包丁で切り込みを入れる。
② コロッケとなす、ししとうがらしを170℃の油で揚げる。
③ キャベツはせん切りにして水にさらす。
④ 皿に、水気をきった③のキャベツとプチトマトを盛りつけ、コロッケ、なす、ししとうがらしを盛る。
⑤ ソースをつけて食べる。

● かき玉汁

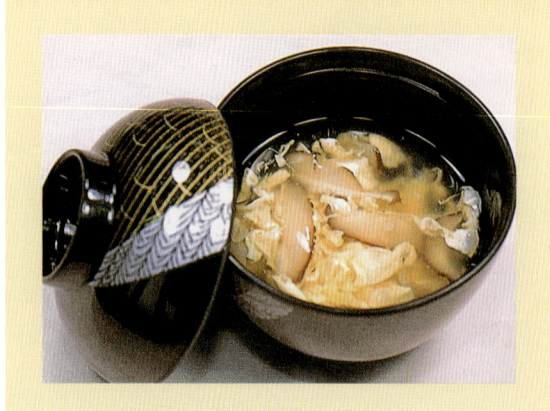

材料・分量（1人分）
たまご15g、生しいたけ5g、しょうゆ3g、塩0.4g、だし汁80g

作り方
① 鍋にだし汁を入れて火にかけ、沸いたらスライスした生しいたけを加えて火を通す。
② しょうゆと塩を入れて調味し、ときたまごを菜ばしに添わせて流しいれる。

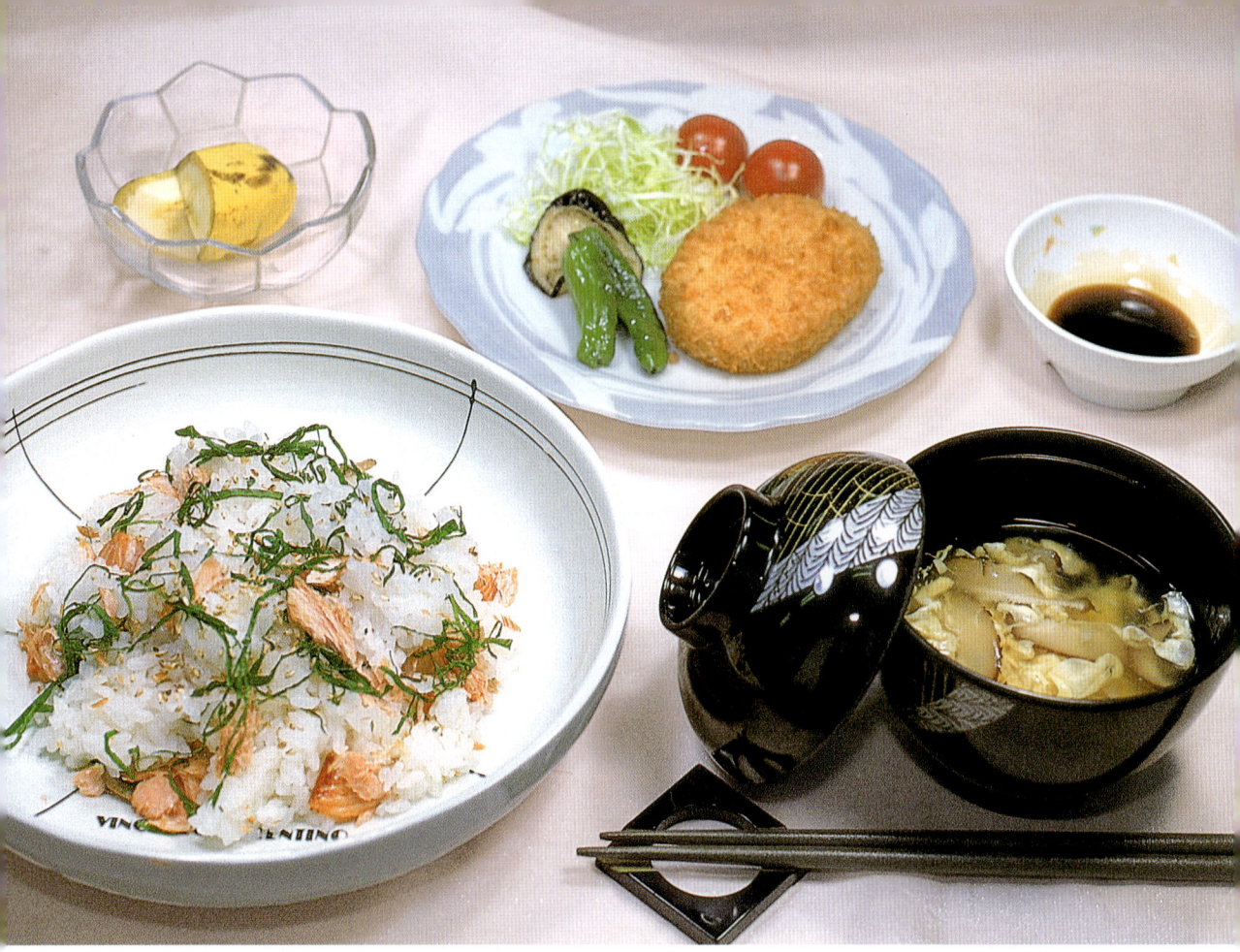

さけの混ぜ寿司、ポテトコロッケと揚げ野菜、かき玉汁、バナナ

ごはん200gと組み合わせたときの栄養量

- 熱量 696kcal
- 水分 381.2ml
- たんぱく質 20.8g
- リン 284mg
- カリウム 726mg
- 塩分 2.4g

基準値（100％）

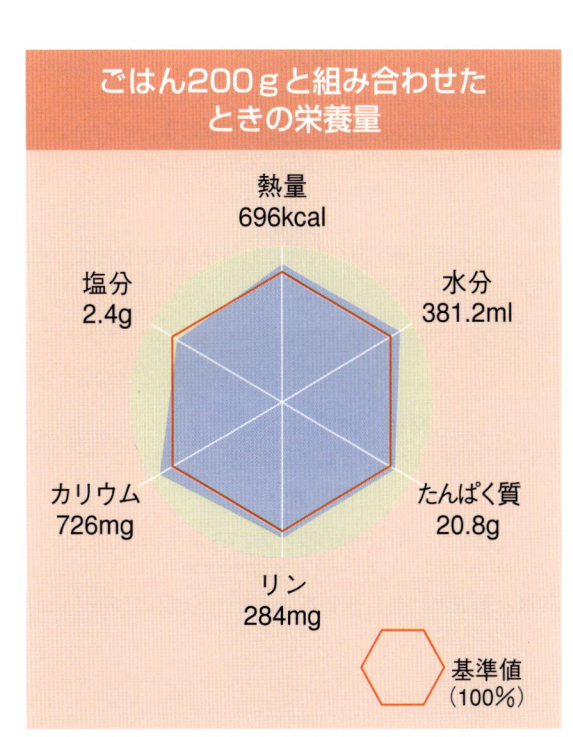

（基準値：熱量650kcal、水分350ml、たんぱく質20g、リン270mg、カリウム650mg、塩分2.5g）

透析糖尿病食への展開
1食で6.5単位=520kcalにする場合の調理法

混ぜ寿司の酢めしを減らす：150gにする。

ポテトコロッケと揚げ野菜をじゃがいもとハムのソテーにする：じゃがいも30gは皮をむいて1cm幅の短冊に切ってゆでる。グリーンアスパラ15gはじゃがいもと同じ位の長さに切ってゆでる。ロースハム20gもじゃがいもと同じ位の大きさに切る。フライパンに油3gを熱し、じゃがいも、ハム、グリーンアスパラを入れて炒め、塩0.3g、こしょう少々で調味する。

【熱量：混ぜ寿司の酢めしを150gに減らし、494kcal】

ごはんもの
塩分が多くなりやすい丼ものは、汁の少ない具で

●そぼろごはん

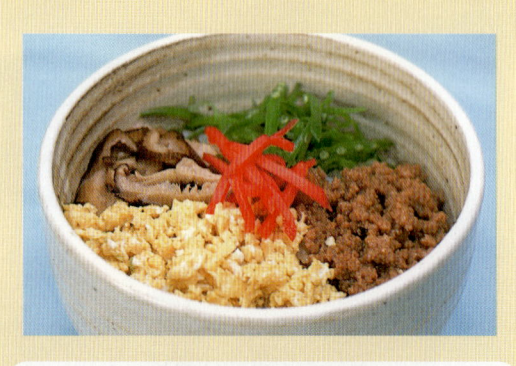

作り方
① ボウルにたまごを軽くときほぐし、砂糖、塩を混ぜる。フライパンに油を熱してたまごを流しいれ弱火にし、はし数本でそぼろ状になるまで炒める。
② 別のフライパンに油を熱し、合びき肉を入れてほぐすように炒める。砂糖、おろししょうが、赤みそを入れ、べたつきがなくなるまで炒める。
③ 干ししいたけは水につけて戻し、うすぎりにする。鍋にしいたけと砂糖、しょうゆ、だし汁20ccを入れて火にかけ、汁気がなくなるまで弱火で煮つめる。
④ さやえんどうはすじを取ってゆで、斜めのせんぎりにし、塩をふる。
⑤ ごはんを器に盛り、①〜④を彩りよく盛りつける。紅しょうがをそえる。

材料・分量（1人分）
ごはん200g、炒りたまご（たまご25g、砂糖2g、塩0.2g、油2g）、そぼろ（合びき肉30g、油2g、しょうが2g、赤みそ4g、砂糖2g）、しいたけ甘辛煮（干ししいたけ1g、しょうゆ2g、砂糖1g）、さやえんどう20g、塩0.2g、紅しょうが3g

●鶏肉とごぼうの炒め煮

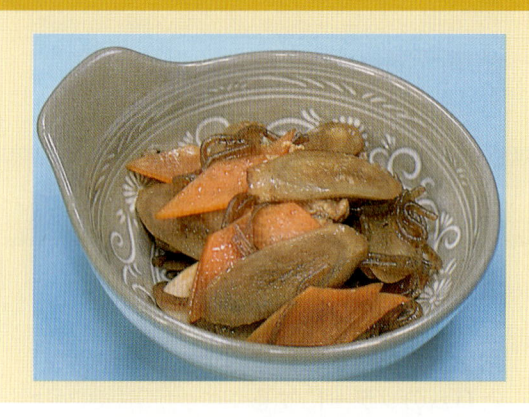

材料・分量（1人分）
鶏肉20g、ごぼう40g、にんじん20g、糸こんにゃく20g、油5g、しょうゆ6g、砂糖2g、みりん3g

作り方
① 鶏肉はぶつ切りにする。ごぼうとにんじんは同じくらいの大きさのななめ切りにしてゆでる。糸こんにゃくはさっとゆでて4cmくらいの長さに切る。
② 鍋に油を熱し、鶏肉を炒め、ごぼうとにんじん、糸こんにゃくも加えて炒める。
③ しょうゆ、砂糖、みりんとだし汁100ccを加え、煮汁がなくなるまで煮る。

●だいこんのレモン漬け

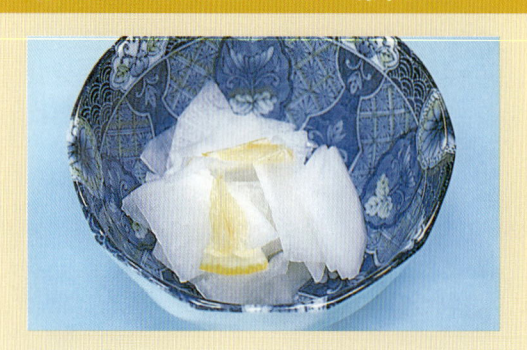

材料・分量（1人分）
だいこん30g、レモン3g、砂糖3g、酢7g

作り方
① だいこんは0.2mm位の厚さのいちょう切りにし、さっとゆでる。レモンはうす切りにする。
② 砂糖と酢をあわせ、水気をきった①のだいこんとレモンをつけこむ。

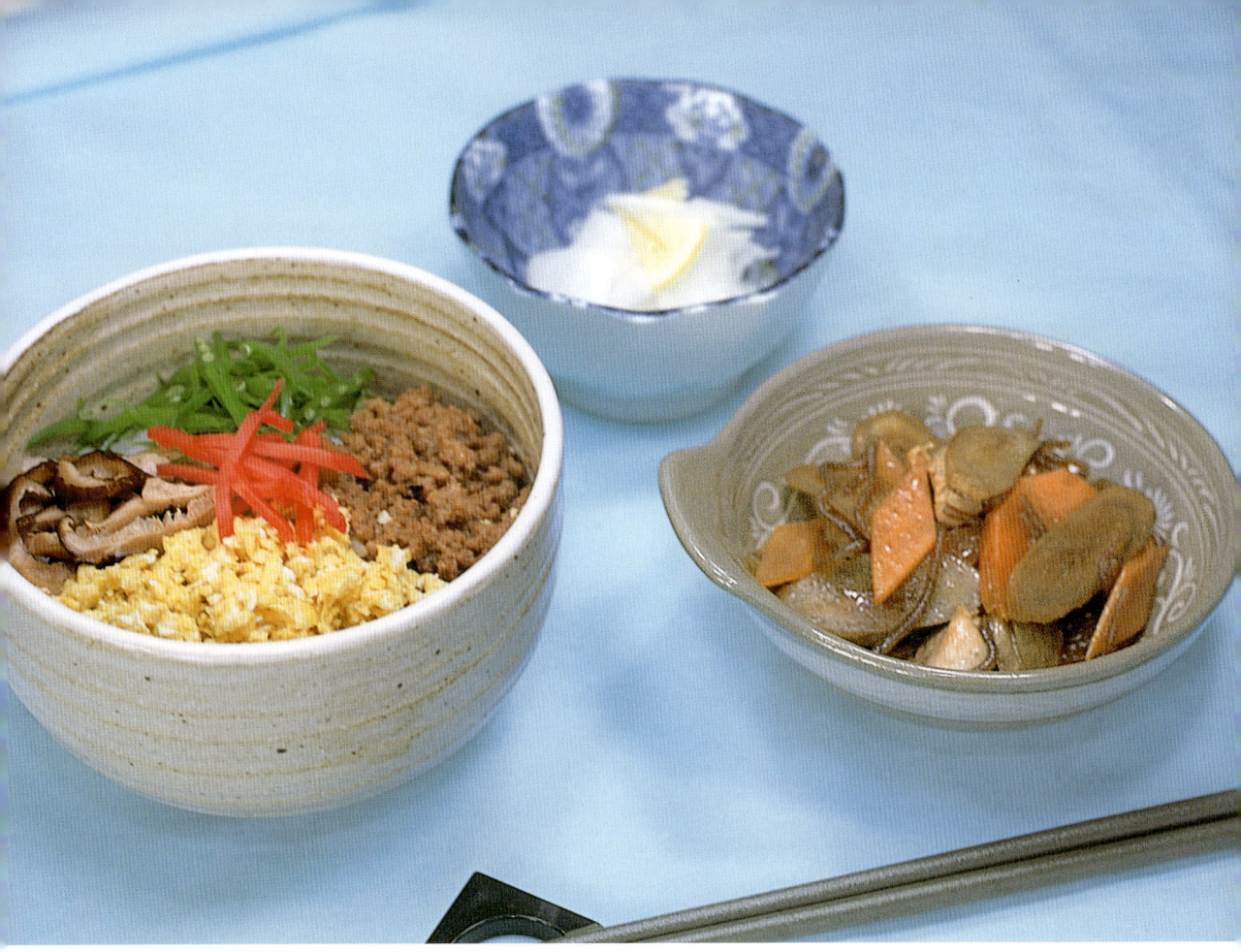

そぼろごはん、鶏肉とごぼうの炒め煮、だいこんのレモン漬け

ごはん200gと組み合わせたときの栄養量

- 熱量 658kcal
- 水分 314.0ml
- たんぱく質 18.7g
- リン 255mg
- カリウム 590mg
- 塩分 2.4g

基準値（100%）

〈基準値：熱量650kcal、水分350ml、たんぱく質20g、リン270mg、カリウム650mg、塩分2.5g〉

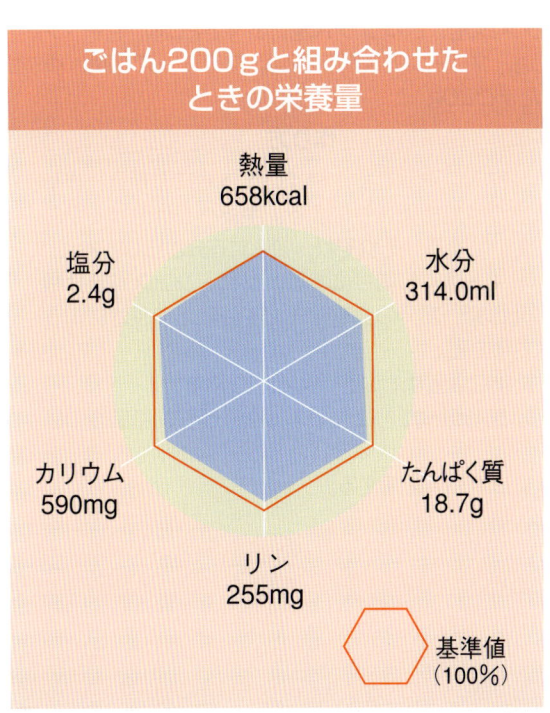

透析糖尿病食への展開
副食で3.5単位=280kcalにする場合の調理法

鶏肉とごぼうの炒め煮の油を使わない：①は同様。②鍋にだし汁と調味料を入れてひと煮立ちさせ、鶏肉、ごぼう、にんじん、糸こんにゃくを加える。途中であくを取りながら、煮汁がなくなるまで煮る。

【副食熱量：268kcal】

ごはんもの
定番の一品
野菜料理でバランスよく

●カレーライス

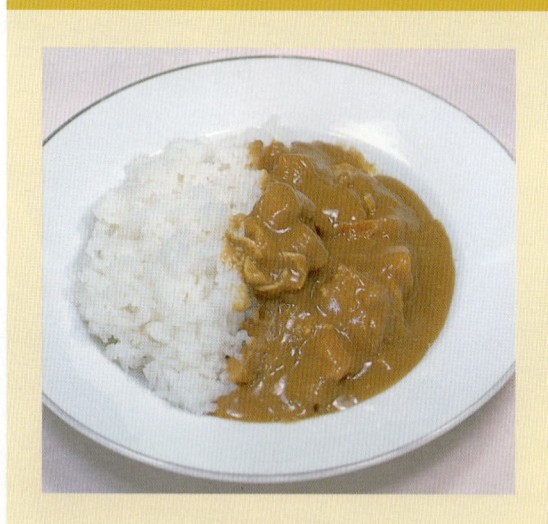

材料・分量（1人分）
ごはん200g、じゃがいも50g、たまねぎ30g、にんじん15g、豚肉50g、油5g、こしょう少々、水150g、カレールー20g、ソース3g

作り方
① じゃがいもとにんじんは、皮をむいて乱切りにする。たまねぎはくし型に切る。豚肉はぶつ切りにする。
② 厚手の鍋に油を熱し、豚肉、たまねぎ、にんじん、じゃがいもの順に炒める。
③ 水を加えて中火で煮込み、あくが浮いてきたらすくう。
④ カレールーとソースを加えて、とろみがつくまで弱火で煮込む。こしょうで調味する。
⑤ カレー皿にごはんを盛り、カレーを盛りつける。

●盛り合わせサラダ

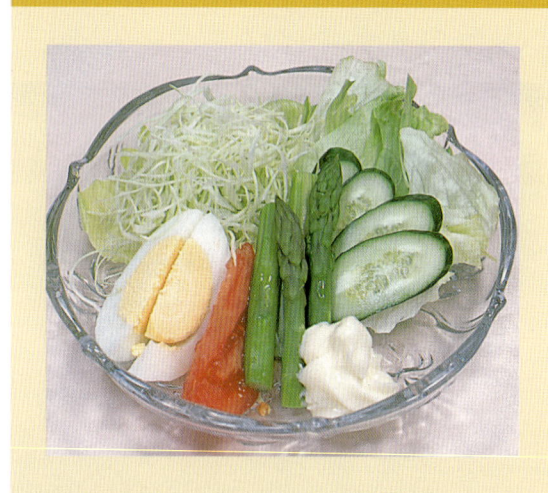

材料・分量（1人分）
レタス20g、きゅうり10g、トマト20g、キャベツ20g、グリーンアスパラ20g、マヨネーズ10g、ゆでたまご20g

作り方
① レタスは洗って食べやすい大きさにちぎる。きゅうりは斜め薄切りにする。キャベツは洗ってせん切りにする。それぞれ、流水に5分さらしておく。
② トマトはくし切りにする。グリーンアスパラは根元の固い部分の皮をむき、3～4cmの長さに切ってゆでる。
③ たまごは固ゆでにし、くし切りにする。
④ 水気を切った①と、②、③をサラダ皿に盛りつける。
⑤ マヨネーズを添える。

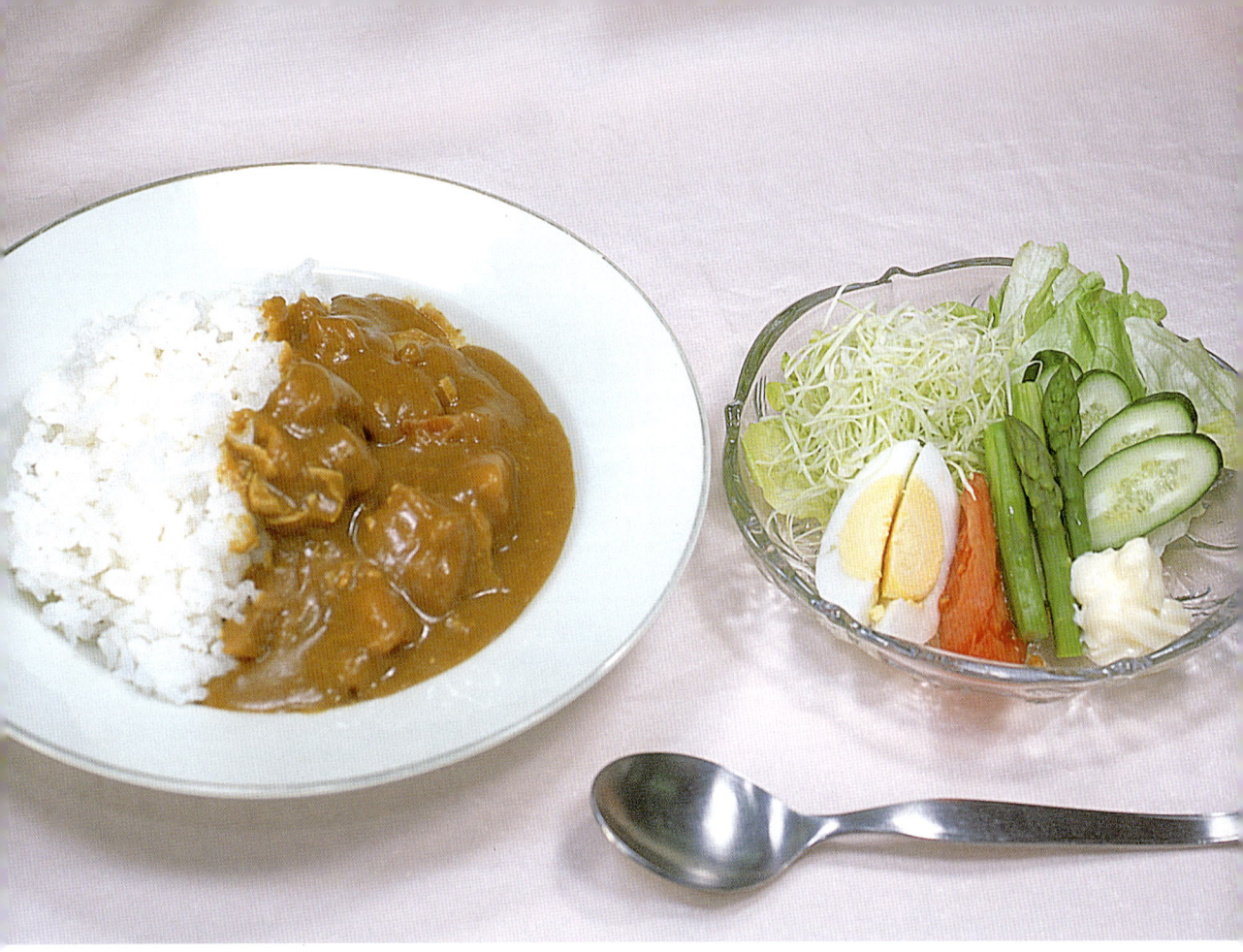

カレーライス、盛り合わせサラダ

ごはん200gと組み合わせたときの栄養量

- 熱量 789kcal
- 水分 436.2ml
- たんぱく質 20.2g
- リン 284mg
- カリウム 801mg
- 塩分 2.8g

基準値（100％）

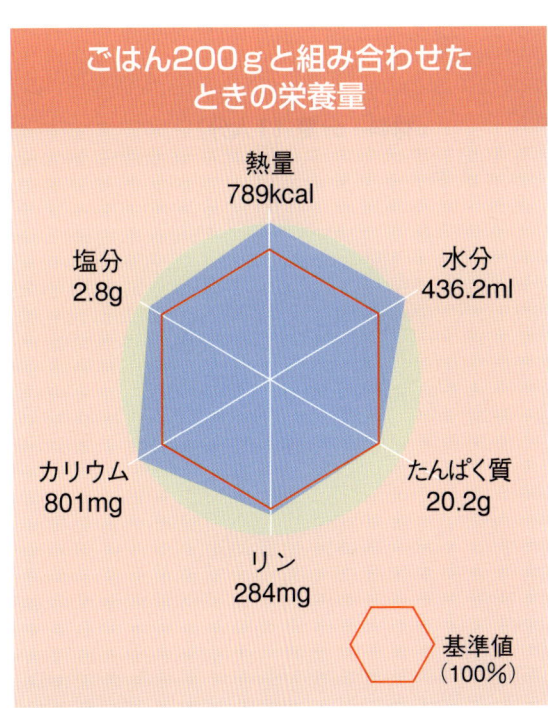

〈基準値：熱量650kcal、水分350ml、たんぱく質20g、リン270mg、カリウム650mg、塩分2.5g〉

透析糖尿病食への展開
副食で3.5単位＝280kcalにする場合の調理法

カレーライスをやめ、ポークチャップにする：豚もも肉60gに塩0.3gとこしょう少々で下味をつけ、小麦粉5gをまぶして油3gを熱したフライパンで焼く。豚肉をいったん取りだし、油2gを入れて熱し、スライスしたたまねぎ20gを炒める。ケチャップ10g、ソース3g、コンソメ0.5g、赤ワイン3g、水30ccを加え、煮る。先に焼いておいた豚肉と、マッシュルーム缶10gを加えて煮汁が半分位になるまで煮込む。

付け合わせ：短冊に切ったにんじん10gとすじを取ったさやえんどう20gをさっとゆで、油1gを熱したフライパンで炒める。塩0.2gとこしょう少々で調味する。

【副食熱量：290kcal】

ごはんもの
単品でも手軽にバランスよく

●お好み焼き

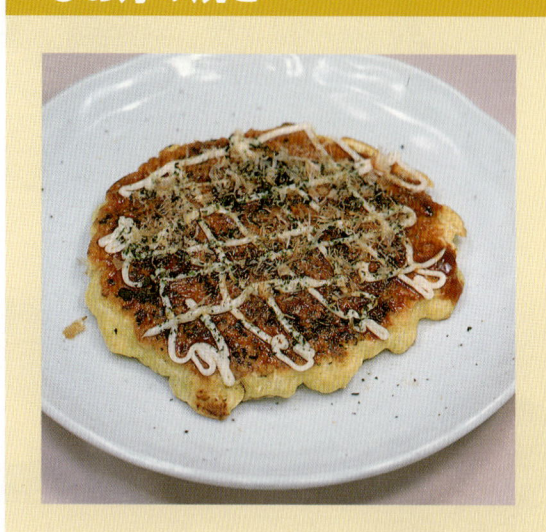

材料・分量（1人分）
小麦粉80g、たまご50g、やまいも20g、だし汁70g、キャベツ80g、やりいか20g、豚ばら肉20g、紅しょうが5g、油4g、ソース15g、マヨネーズ15g、青のり1g、花かつお0.5g

作り方
① やまいもは皮をむいてすりおろす。キャベツはせん切りにする。やりいかは皮をむいて1cm幅の輪切りにする。豚ばら肉はぶつ切りにし、フライパンで焼いて取り出しておく。紅しょうがは汁気をきって、みじん切りにする。
② ボールに小麦粉を入れ、ときたまご、すりおろしたやまいも、だし汁を加えてダマが出来ないように混ぜる。豚肉、キャベツ、いか、紅しょうがも加えて混ぜ込む。
③ 厚手のフライパンに油を熱し、②のタネを流しいれる。ふたをして中火で5分。ひっくり返して5分焼く。
④ 皿にとり、ソースとマヨネーズを塗り、青のり、花かつおを上からかける。

●オレンジ

材料・分量（1人分）
オレンジ30g

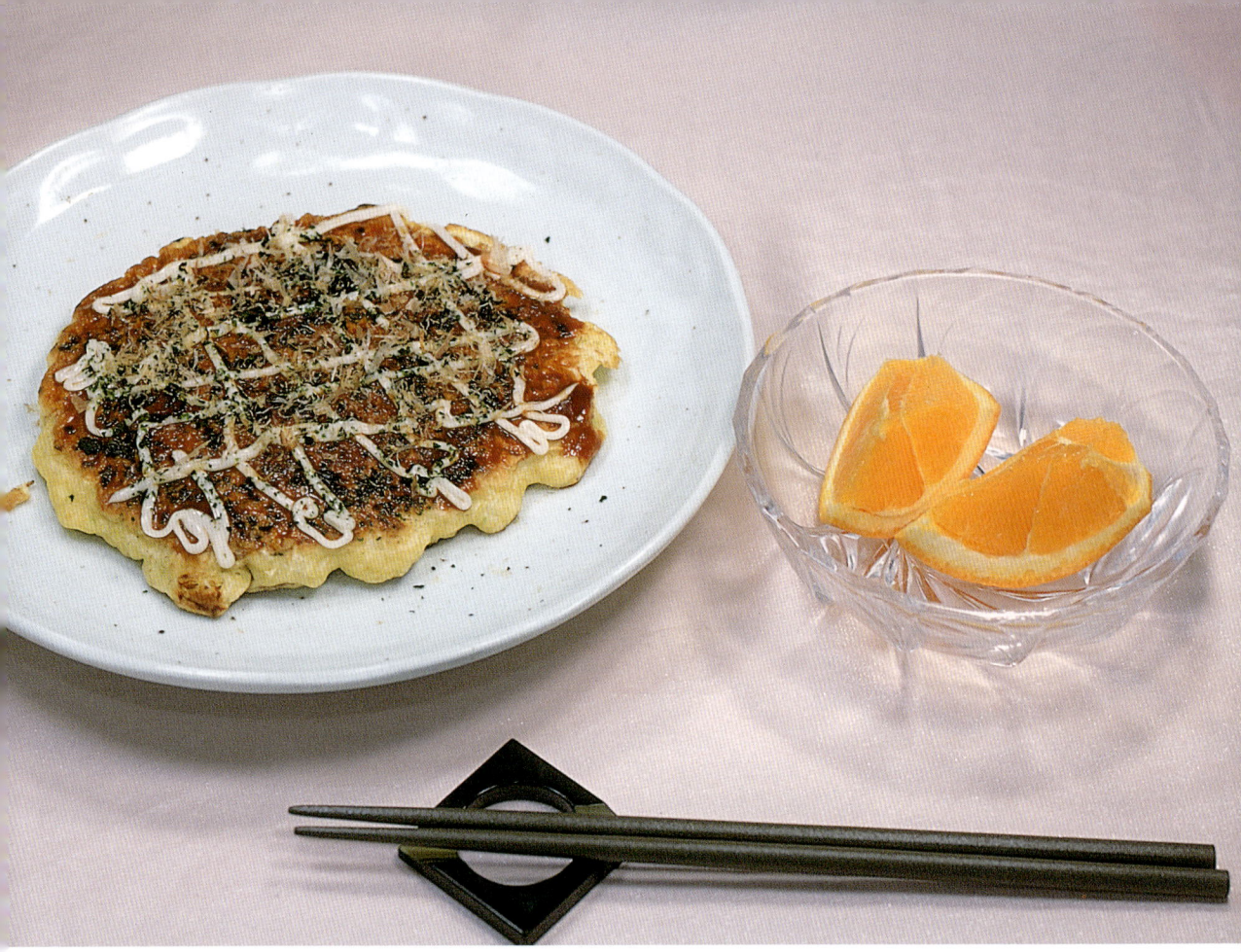

お好み焼き、オレンジ

栄養量

- 熱量 698kcal
- 水分 274.1ml
- たんぱく質 22.3g
- リン 297mg
- カリウム 652mg
- 塩分 2.0g

基準値（100%）

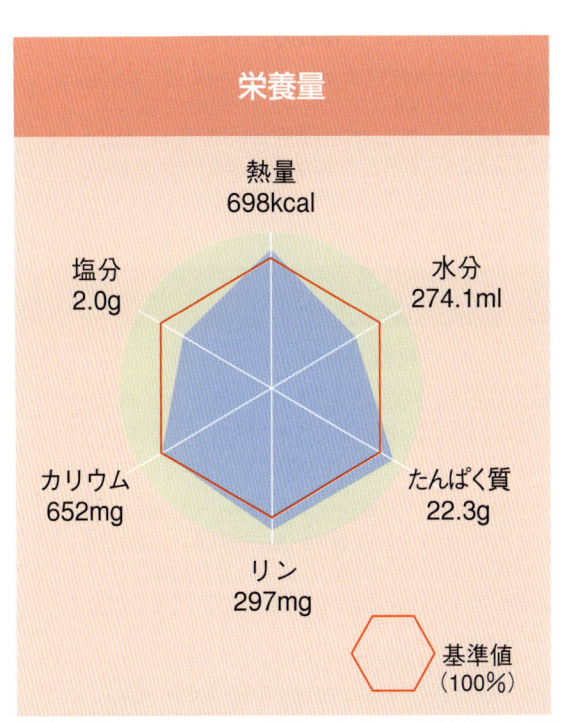

〈基準値：熱量650kcal、水分350ml、たんぱく質20g、リン270mg、カリウム650mg、塩分2.5g〉

透析糖尿病食への展開
1食で6.5単位=520kcalにする場合の調理法

お好み焼きのタネの量を減らす：②で作るタネの量を3／4量に減らす。マヨネーズは使わない。

【トータルの熱量：494kcal】

季節の献立

ひなまつりには春の味覚と彩りで

●ちらし寿司

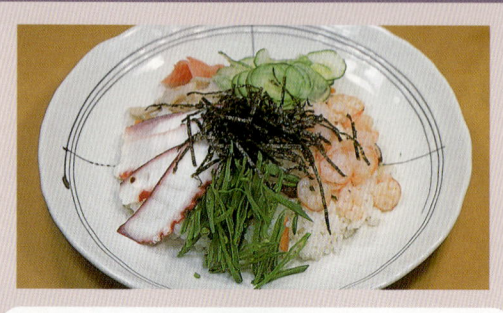

材料・分量（1人分）

ごはん200g、酢15g、砂糖8g、塩0.3g、混ぜこむ具（干ししいたけ1g、にんじん10g、かんぴょう1g、しょうゆ3g、砂糖2g、みりん1g、酒1g）、酢れんこん（れんこん15g、酢4g、砂糖2g）、えび（えび20g、砂糖2g、酢2g）、酢だこ（たこ20g、酢3g、砂糖2g）、塩ゆでさやえんどう（さやえんどう15g、塩0.1g）、きゅうり10g、きざみのり1g、甘酢しょうが5g

作り方

① 干ししいたけは水につけて戻し、うす切りにする。にんじんは皮をむいて厚さ1mmのいちょう切りにする。かんぴょうは塩でもんで洗い、水につけてもどし1cmに切る。鍋に、だし汁50ccと干ししいたけ、かんぴょう、にんじんを入れて煮る。しょうゆ、砂糖、みりん、酒を加え、煮含める。
② れんこんは皮をむいて厚さ2mmの半月切りにし酢水でゆでる。酢、砂糖で合わせ酢を作り、ゆでたれんこんをつけ込む。
③ えびとたこは、それぞれ酢と砂糖で煮る。
④ さやえんどうはすじを取ってゆで、せん切りにする。キュウリは皮を半分むいて輪切りにする。
⑤ 酢めしを作る。酢、砂糖、塩を混ぜてあわせ酢を作り、ごはんに混ぜて風を送り、手早く冷ます。①を混ぜ込む。
⑥ ⑤を皿に盛り、②、③、④を放射線状に盛り付ける。きざみのりを飾り、甘酢しょうがを添える。

●ひじきの煮つけ

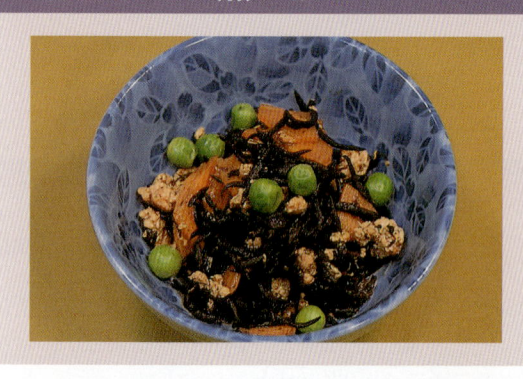

材料・分量（1人分）

ひじき5g、にんじん15g、鶏ミンチ10g、油3g、しょうゆ4g、酒5g、砂糖3g、グリンピース5g

作り方

① ひじきは水につけて戻す。にんじんは皮をむいて、厚さ2mmのいちょう切りにする。グリンピースは、汁気をきる。
② 鍋に油を熱し、鶏ミンチを炒める。火が通ったら、ひじきとにんじんも入れて炒める。材料がひたる程度にだし汁を加え、しょうゆ、酒、砂糖を加えて調味し、煮汁がなくなるまで煮含める。
③ 器に盛り、グリンピースをちらす。

●たまご豆腐のあんかけ

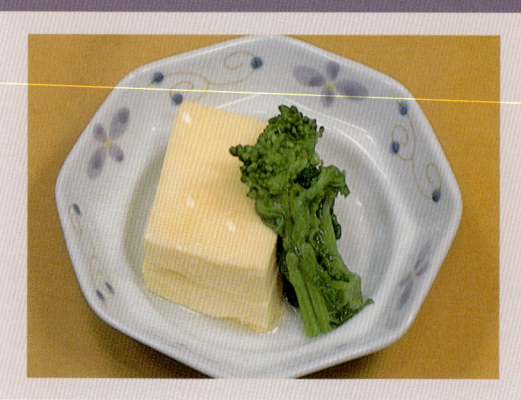

材料・分量（1人分）

たまご25g、だし汁30g、塩0.2g、みりん1g、あん（だし汁10g、しょうゆ2g、みりん3g、片栗粉2g）、菜の花20g

作り方

① ボウルにたまごを溶きほぐし、だし汁を加えて混ぜる。茶こしでこしてなめらかにし、塩、みりんで調味する。流しかんに入れ、蒸気の上がった蒸し器に入れ、中火で15分蒸す。
② 小鍋にだし汁としょうゆ、みりんを入れてひと煮立ちさせ、片栗粉でとろみをつける。
③ 菜の花は半分の長さに切ってゆでる。
④ 器に①のたまご豆腐を盛り、②のあんをかけ、③の菜の花を添える。

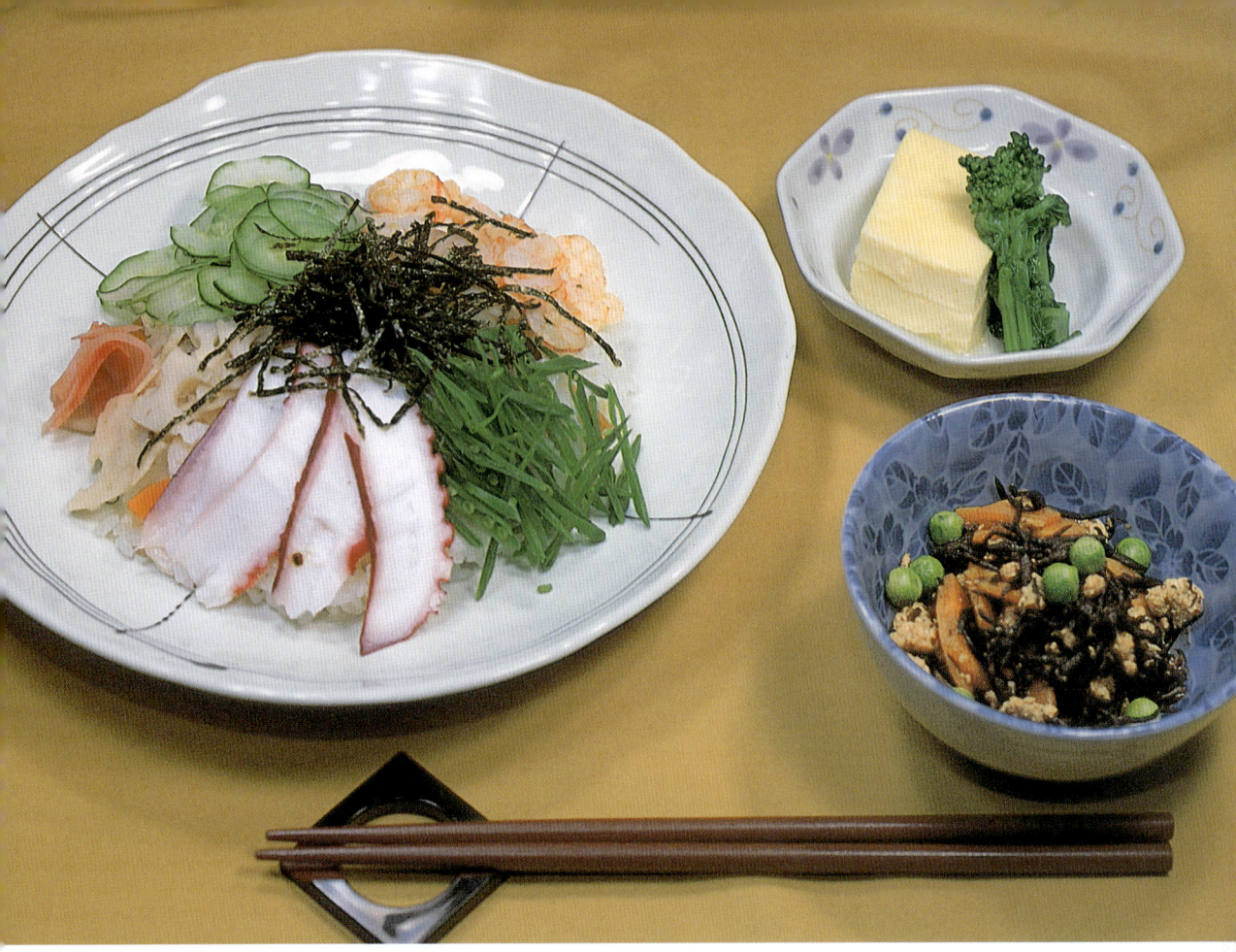

ちらし寿司、ひじきの煮つけ、たまご豆腐のあんかけ

ごはん200gと組み合わせたときの栄養量

- 熱量 626kcal
- 水分 366.5ml
- たんぱく質 22.9g
- リン 288mg
- カリウム 826mg
- 塩分 2.6g

基準値（100%）

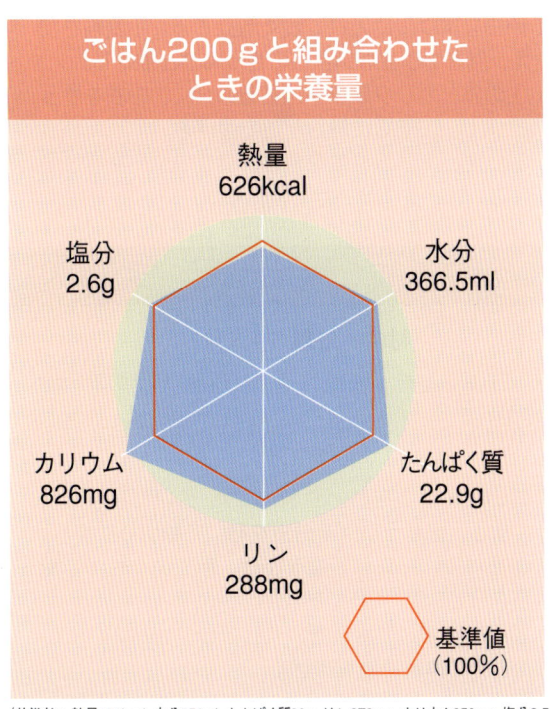

〈基準値：熱量650kcal、水分350ml、たんぱく質20g、リン270mg、カリウム650mg、塩分2.5g〉

透析糖尿病食への展開
1食で6.5単位=520kcalにする場合の調理法

ちらし寿司の酢めしの量を減らす：酢めしを150gにする。

【熱量：酢めしを150gに減らし、533kcal】

季節の献立
秋の味覚、きのこを使って

●しめじごはん

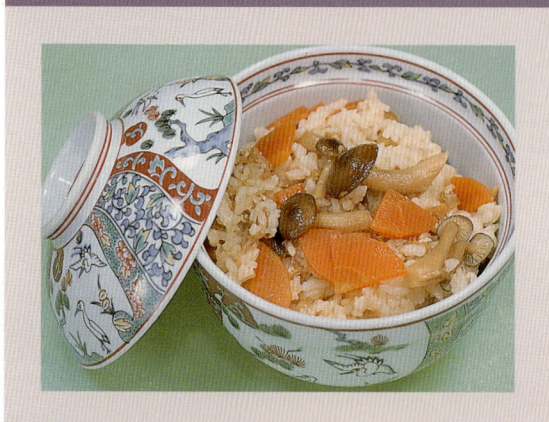

材料・分量（1人分）
ごはん200g、にんじん20g、しめじ30g、油揚げ10g、しょうゆ10g、酒5g、砂糖3g

作り方
① しめじは石づきを取ってほぐす。にんじんは皮をむいて2mm厚さのいちょう切りにする。油揚げは熱湯をかけて油抜きし、5mm幅の短冊に切る。
② ①とだし汁80ccを鍋に入れ、弱火で煮る。酒、しょうゆ、砂糖を加え、汁気がなくなるまで煮つめる。
③ 炊き上がったごはんに②の具を混ぜ、しゃもじで切るように混ぜる。

●白身魚のフリッター

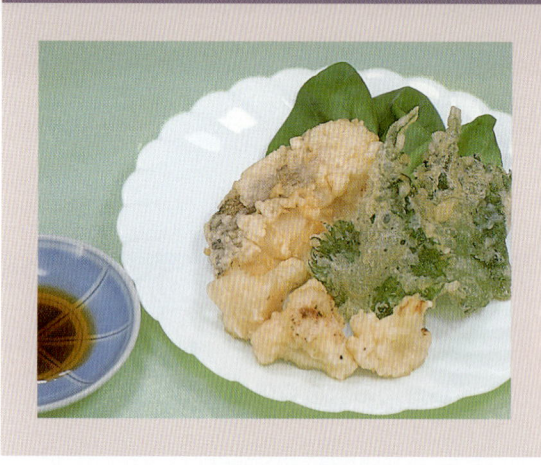

材料・分量（1人分）
白身魚50g、カリフラワー20g、しその葉2枚1g、小麦粉8g、卵白15g、揚げ油（吸収分）10g、サラダ菜5g、しょうゆ3g

作り方
① 白身魚はひと口大に切る。しその葉は洗っておく。カリフラワーは小ふさに切ってゆでておく。
② 卵白をボウルに入れて固く泡立てる。小麦粉を加え、泡をつぶさないようにさっくりと混ぜる。
③ ①の魚とカリフラワー、しその葉に②の衣をさっとつけて170℃に熱した油で揚げる。
④ 皿に洗ったサラダ菜を敷き、フリッターを盛りつける。しょうゆをつけて食べる。

●即席漬け

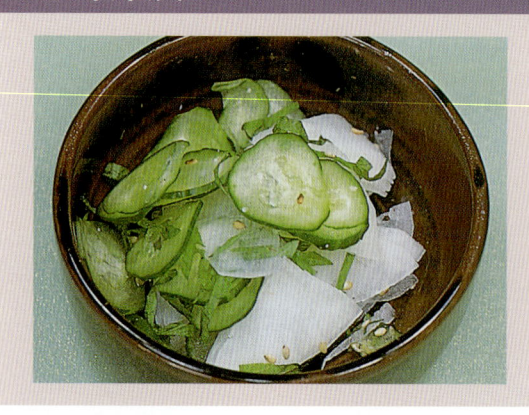

材料・分量（1人分）
だいこん20g、きゅうり10g、塩0.4g、しその葉1g、ごま1g

作り方
① だいこんは皮をむいて1mm厚さのいちょう切りにする。きゅうりは半分皮をむいて輪切りにする。
② ①をボウルに入れて塩をふり、手でよくもんで重石をして30分くらいおく。
③ 重石をはずして水気をよくしぼり、せん切りにしたしその葉とごまをまぜる。

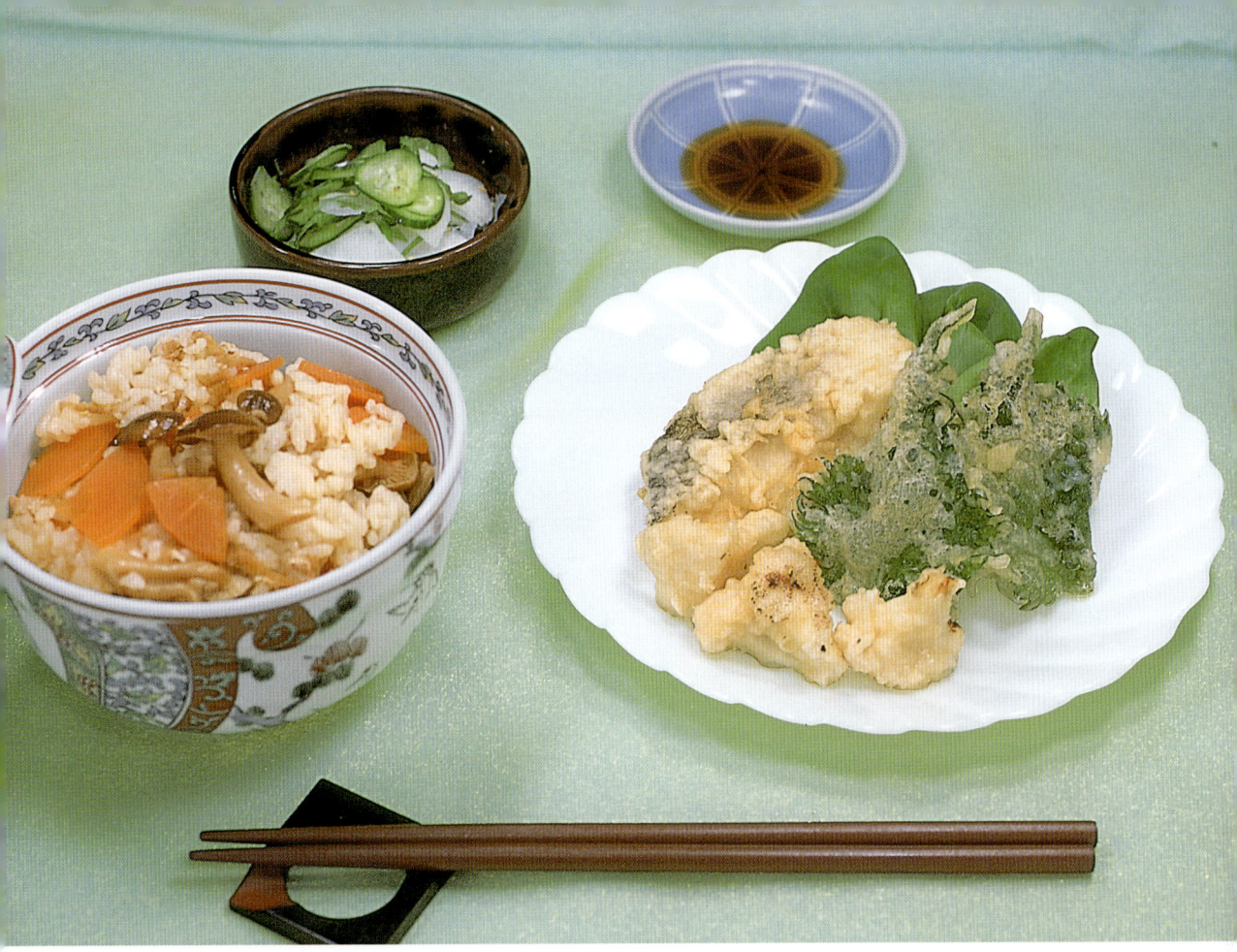

しめじごはん、白身魚のフリッター、即席漬け

ごはん200gと組み合わせたときの栄養量

- 熱量 596kcal
- 水分 290.9ml
- たんぱく質 20.7g
- リン 294mg
- カリウム 648mg
- 塩分 2.6g

基準値（100%）

〈基準値：熱量650kcal、水分350ml、たんぱく質20g、リン270mg、カリウム650mg、塩分2.5g〉

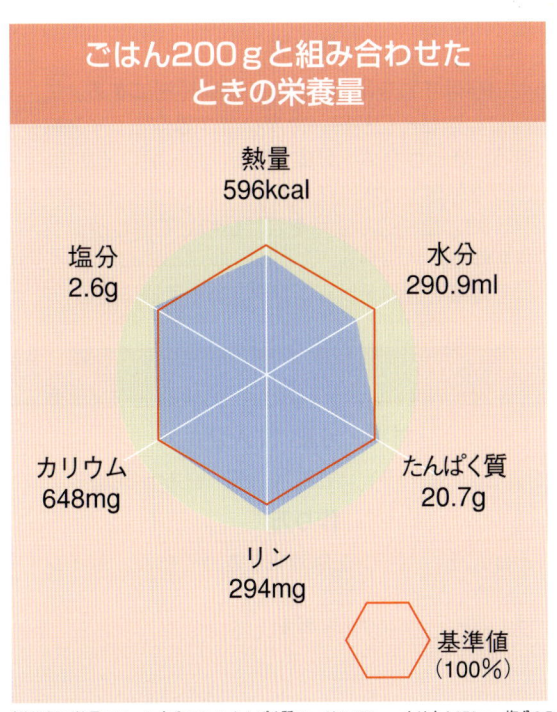

透析糖尿病食への展開
1食で6.5単位=520kcalにする場合の調理法

副食はそのままで、しめじごはんに使うごはんを150gにする

【主食を含めた熱量：512kcal】

季節の献立

クリスマスディナーも家族と同じ料理でOK

●ローストチキン

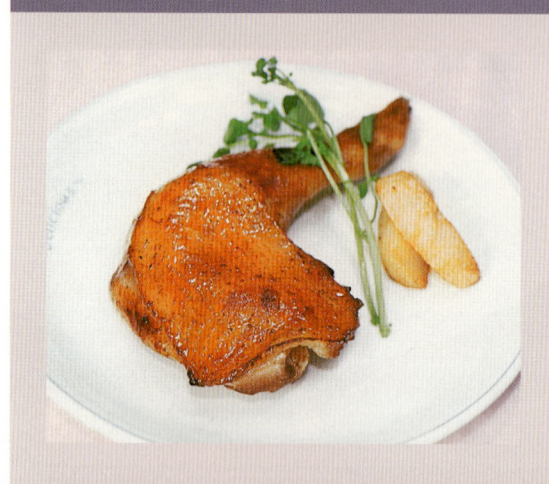

材料・分量（1人分）
骨付き鶏もも肉110g（正味80g）、塩0.5g、こしょう少々、しょうゆ8g、酒2g、油5g、付け合せ（じゃがいも30g、油3g、塩0.2g、クレソン5g）

作り方
① 鶏肉に均一に塩、こしょうをし、しょうゆと酒につけ込む。
② 厚手の鍋に油を熱し、強火で表面に焼き色をつけた後、弱火で蒸し焼きにする。
③ 中火にもどし、つけ汁をからませながら、煮詰めていく。
④ フライドポテトを作る。じゃがいもは皮をむいて大きめの短冊にし、ゆでる。ザルにあけて水気を十分にきり、中温〜高温で揚げる。熱いうちに塩をふる。
⑤ 皿にローストチキンを盛り、つけ合せにフライドポテトを添え、クレソンを飾る。

●サラダ

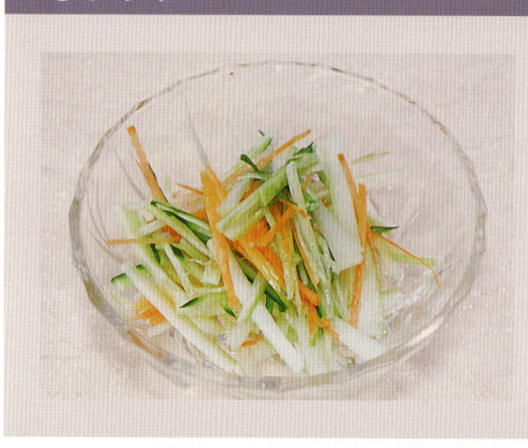

材料・分量（1人分）
セロリ20g、にんじん5g、きゅうり10g、たまねぎ10g、酢5g、油8g、塩0.5g、こしょう少々

作り方
① セロリはすじを取り、たての細い短冊にする。にんじんはせん切りに、たまねぎは薄くスライスにする。きゅうりは半分皮をむき、せん切りにする。
② ①の野菜を十分水にさらす。
③ 酢、油、塩、こしょうを混ぜ合わせてドレッシングを作る。
④ ②の野菜を③のドレッシングであえて器に盛る。

●フルーツヨーグルト

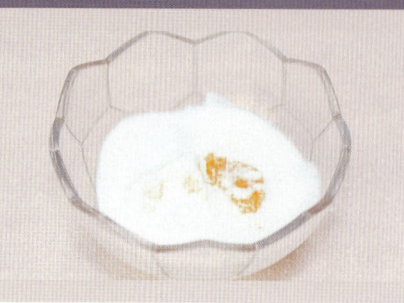

材料・分量（1人分）
みかん缶20g、パイン缶20g、ヨーグルト30g

作り方
① みかん缶、パイン缶は汁気をきっておく。パイン缶は食べやすい大きさに切る。
② フルーツとヨーグルトをあえる。

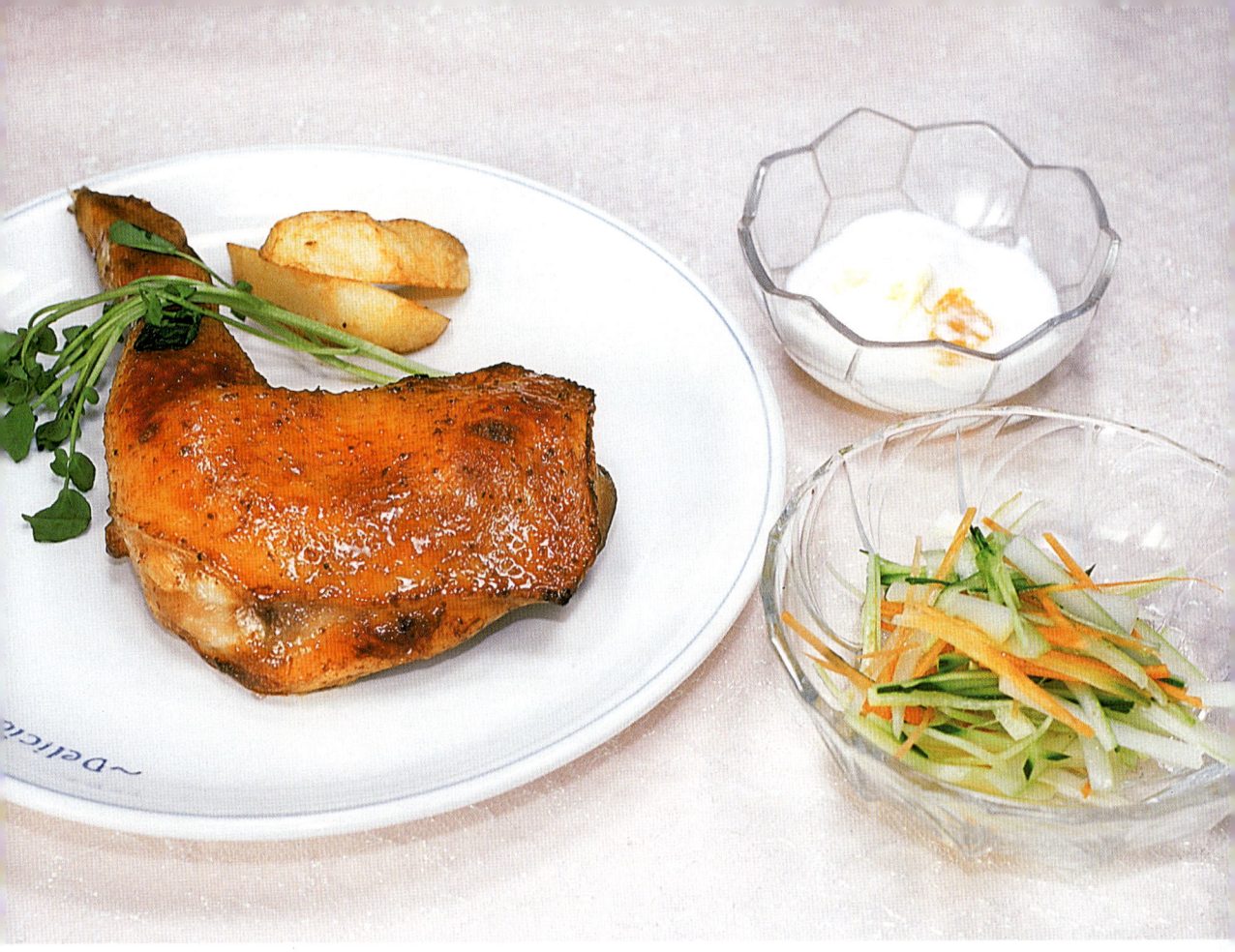

ローストチキン、サラダ、フルーツヨーグルト

ごはん200gと組み合わせたときの栄養量

- 熱量 736kcal
- 水分 316.3ml
- たんぱく質 19.9g
- リン 273mg
- カリウム 668mg
- 塩分 2.5g

基準値（100％）

〈基準値：熱量650kcal、水分350ml、たんぱく質20g、リン270mg、カリウム650mg、塩分2.5g〉

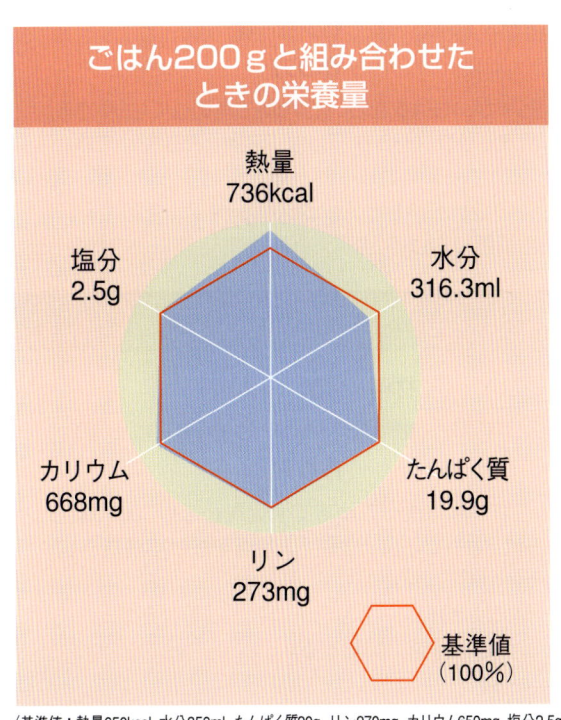

透析糖尿病食への展開
副食で3.5単位=280kcalにする場合の調理法

ローストチキンの肉を変える：骨付きもも肉を、皮なし鶏もも肉80gに変える。作り方は同じ。

サラダのドレッシングをノンオイルドレッシングに変える

【副食熱量：268kcal】

季節の献立

寒い冬の日には あったかい一品を

●関東煮

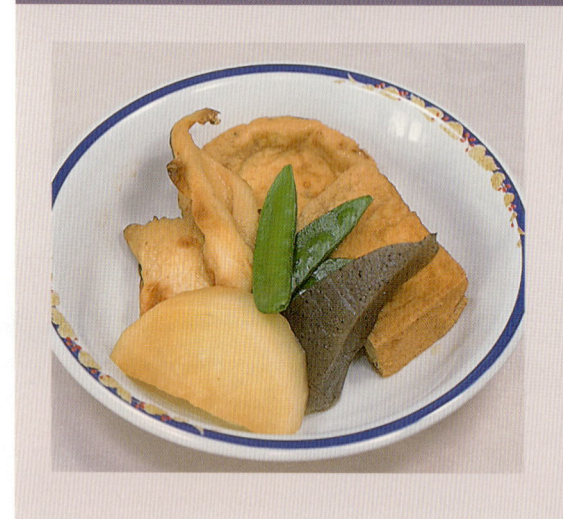

材料・分量（1人分）

だいこん50g、ちくわ25g、がんもどき30g、厚揚げ40g、こんにゃく25g、しょうゆ8g、みりん8g、昆布1g、練りからし2g、さやえんどう3g

作り方

① だいこんは皮をむいて輪切りにして面取りをし、米のとぎ汁でゆでる。
② がんもどき、厚揚げは熱湯をかけて油抜きをする。こんにゃくは三角に切って下ゆでする。ちくわは斜めに半分に切る。
③ 鍋に昆布と水200～250ccを入れ、火にかけ十分にだしをとる。みりんとしょうゆを加えて調味する。
④ 昆布を入れたまま、だいこん、さといも、厚揚げ、こんにゃく、ちくわを入れる。弱火で味がしみ込むまで煮込む。
⑤ さやえんどうはすじを取ってゆで、盛付け時に飾る。

●カレーマヨネーズあえ

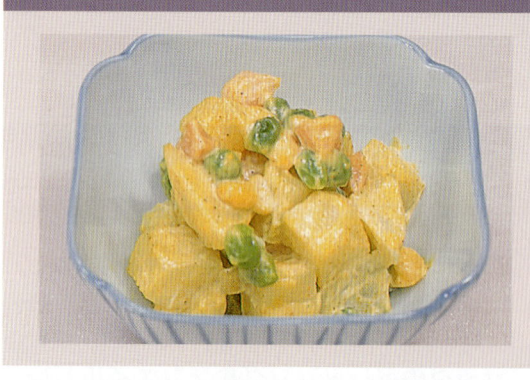

材料・分量（1人分）

じゃがいも50g、冷凍ミックスベジタブル20g、マヨネーズ15g、カレー粉少々、塩0.1g

作り方

① じゃがいもは皮をむいて1cmの角切りにし、ゆでる。冷凍ミックスベジタブルは、沸騰した湯でゆでる。
② マヨネーズにカレー粉と塩を混ぜ、水気を切った①のじゃがいもとミックスベジタブルをあえる。
③ 器に盛りつける。

●こまつなと油揚げの炒め物

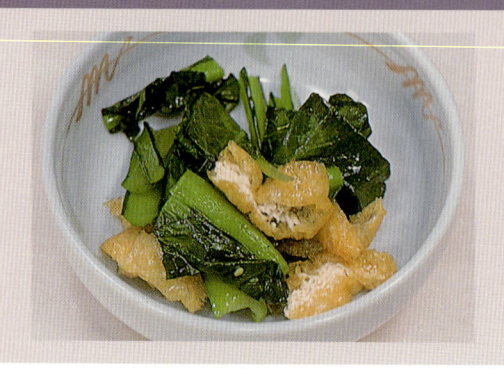

材料・分量（1人分）

こまつな30g、油揚げ5g、油3g、しょうゆ2g、砂糖1g

作り方

① こまつなは洗ってゆでて水気をしぼり、3cmくらいの長さに切る。油揚げは熱湯をかけて油抜きし、5mm幅に切る。
② 鍋に油を熱し、①のこまつなと油揚げを炒め、しょうゆ、砂糖で調味する。

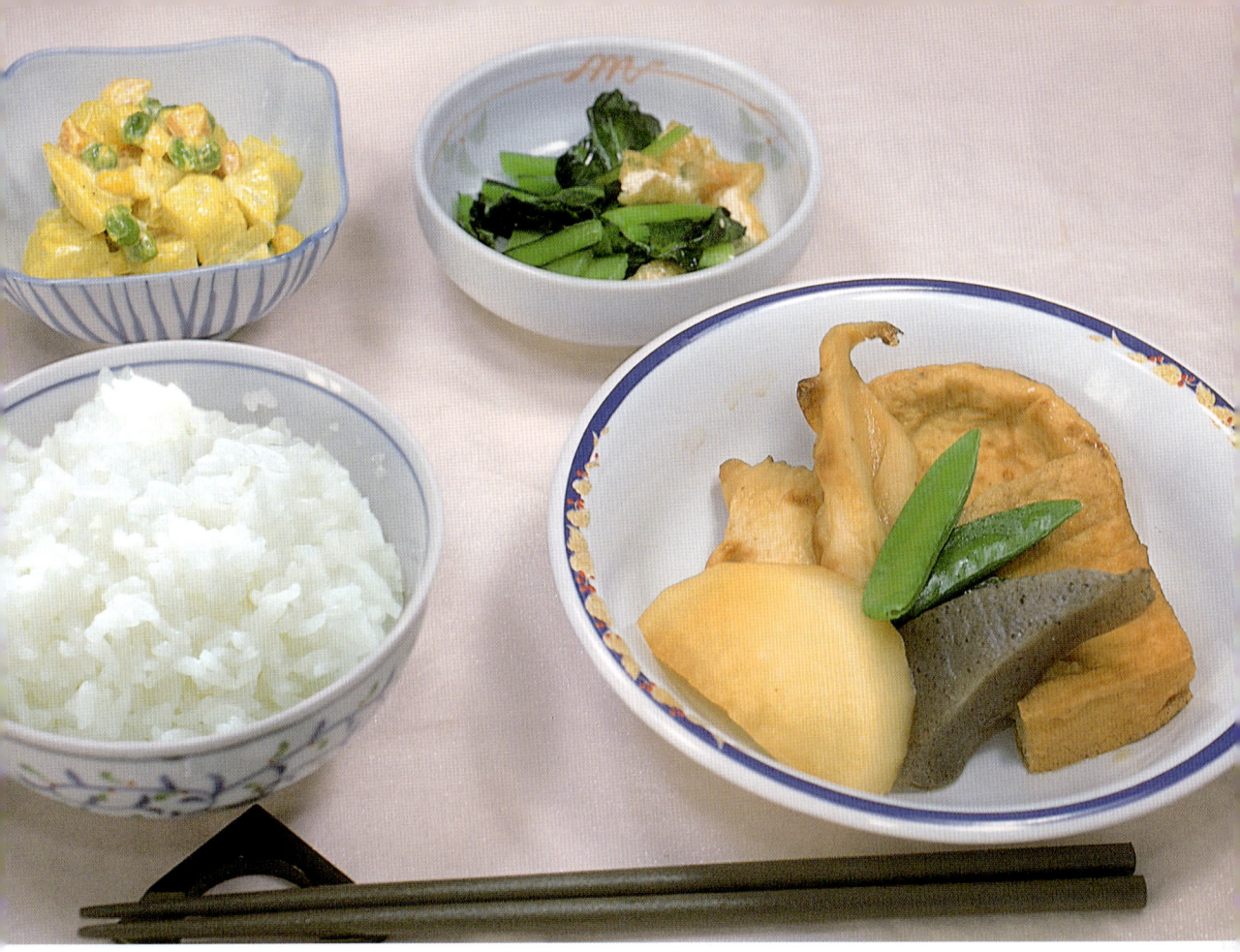

関東煮、カレーマヨネーズあえ、こまつなと油揚げの炒め物

ごはん200gと組み合わせたときの栄養量

- 熱量 754kcal
- 水分 363.1ml
- たんぱく質 21.5g
- リン 299mg
- カリウム 582mg
- 塩分 2.7g

基準値（100%）

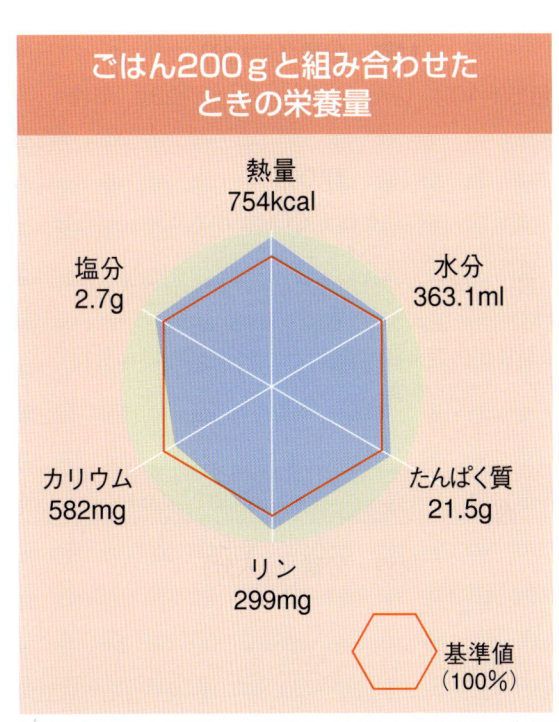

〈基準値：熱量650kcal、水分350ml、たんぱく質20g、リン270mg、カリウム650mg、塩分2.5g〉

透析糖尿病食への展開
副食で3.5単位=280kcalにする場合の調理法

カレーマヨネーズあえをカリフラワーのサラダに変える：小ふさに切ってゆでたカリフラワー30gとミックスベジタブル10gの水気を切ってノンオイルドレッシング10gであえる。

【副食熱量：282kcal】

季節の献立

夏の定番は水分に注意

●冷やし中華

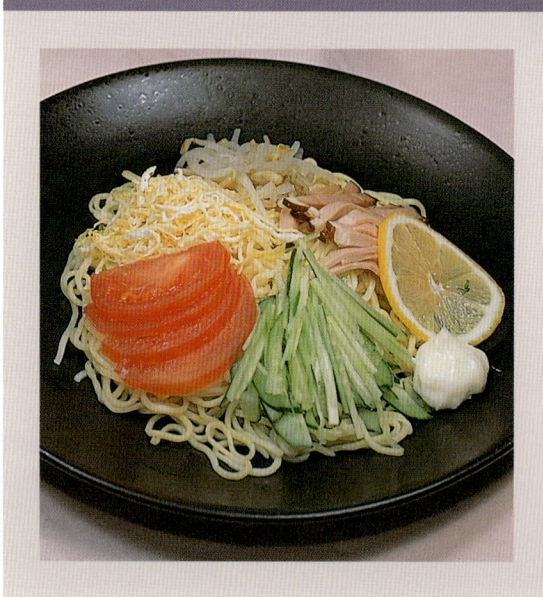

材料・分量（1人分）

中華めん200g、焼豚20g、もやし25g、きゅうり25g、たまご25g、砂糖1g、油1g、トマト30g、たれ（酢20g、しょうゆ5g、中華味1g、みそ1g、砂糖5g、はちみつ5g、ごま油3g）、レモン8g、マヨネーズ10g

作り方

① 焼豚は5mm位の幅に切る。トマトは薄い半月切りにする。
② きゅうりは焼豚と同じくらいの長さのせん切りにし、水にさらす。もやしは根を取ってゆで、水気をしぼる。
③ たまごをほぐし、砂糖を混ぜる。油を熱したフライパンで薄く焼き、せん切りにする。
④ たれの材料をすべて小鍋に入れて混ぜ合わせ、ひと煮立ちさせる。
⑤ めんをゆでて皿にもり、①～③の具を盛りつける。
⑥ スライスしたレモンとマヨネーズを添え、④のたれは食べるときにかける。

●かぼちゃの煮物

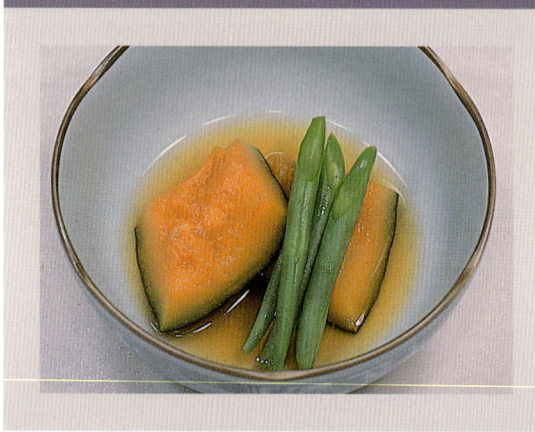

材料・分量（1人分）

かぼちゃ40g、いんげん20g、しょうゆ3g、砂糖2g

作り方

① かぼちゃはわたをとってひと口大に切る。いんげんはすじをとってゆで半分に切る。
② 鍋にかぼちゃがひたるくらいのだし汁を入れて火にかけ、しょうゆ、砂糖で味付けする。
③ 煮汁が少なくなってきたら、①のいんげんを加えて、火を止める。

●和菓子

材料・分量（1人分）

水ようかん60g

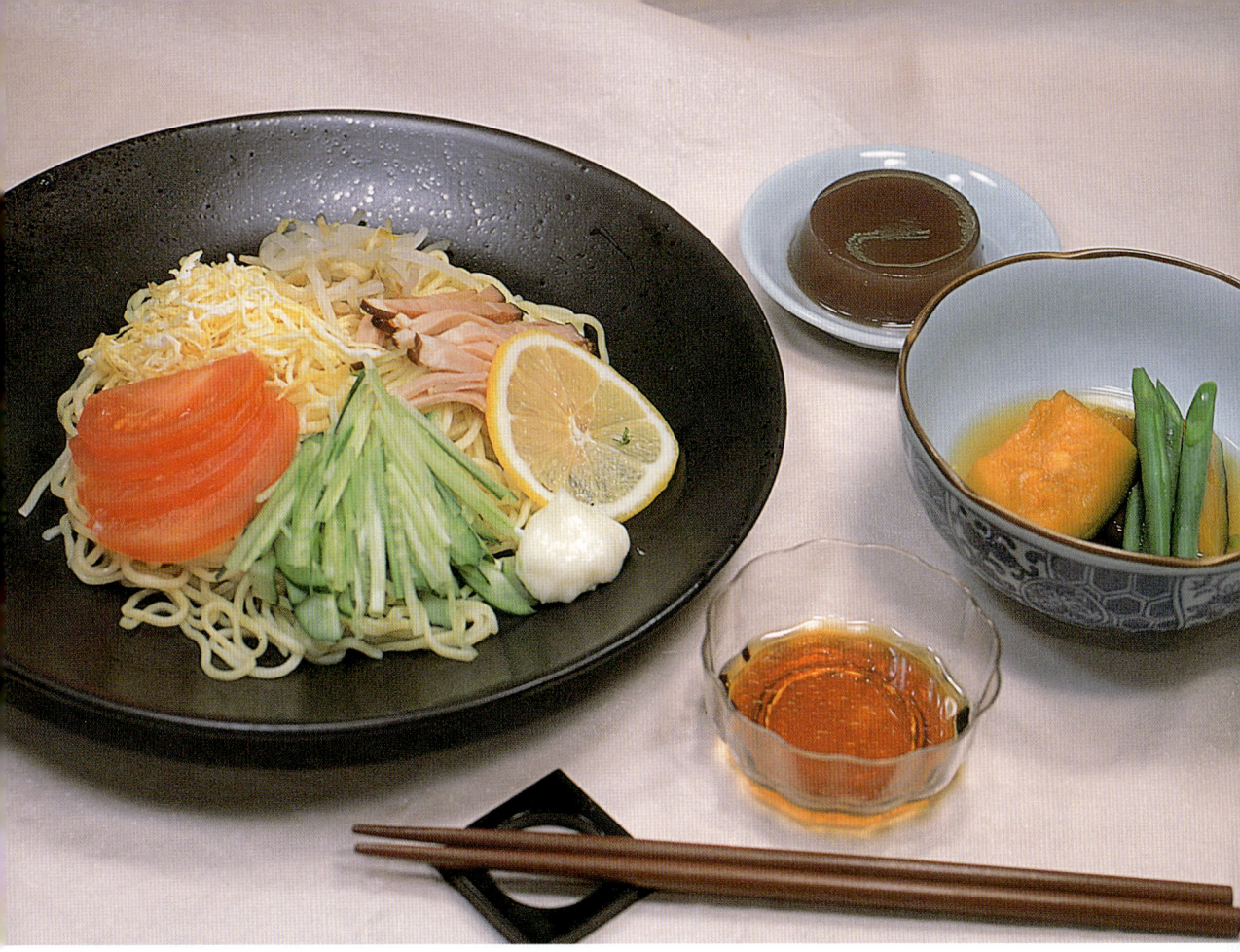

冷やし中華、かぼちゃの煮物、和菓子

栄養量

- 熱量 698kcal
- 水分 355.4ml
- たんぱく質 21.6g
- リン 243mg
- カリウム 633mg
- 塩分 2.9g

基準値（100％）

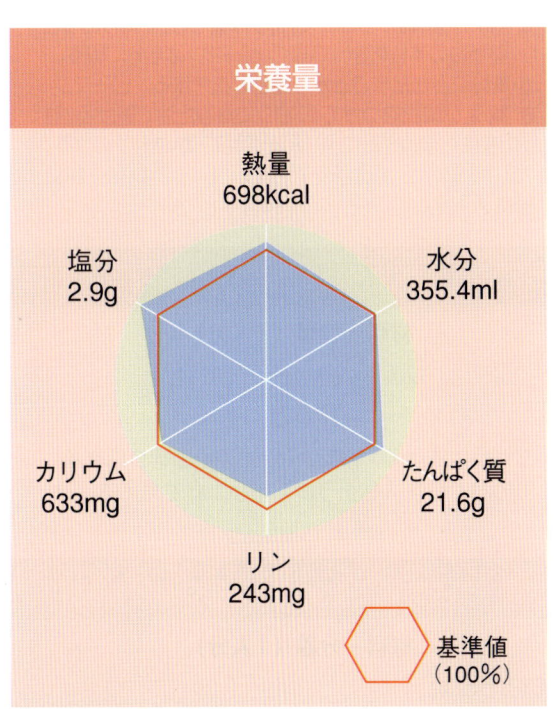

〈基準値：熱量650kcal、水分350ml、たんぱく質20g、リン270mg、カリウム650mg、塩分2.5g〉

透析糖尿病食への展開
1食で6.5単位=520kcalにする場合の調理法

中華めんを減らす：150gにする。
和菓子を変える：すいか30gにする。

【熱量：中華めんを含め532kcal】

季節の献立
暑い夏こそエネルギーを十分にとれる料理を

●そうめん

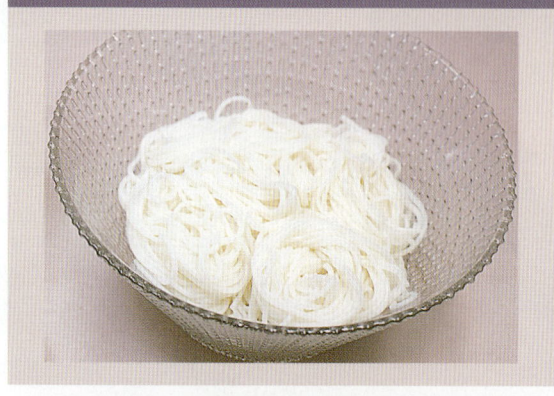

材料・分量（1人分）
そうめん（ゆで）240g、しょうゆ12g、みりん12g、だし汁60g、長ねぎ3g

作り方
① 鍋にしょうゆ、みりん、だし汁を入れて火にかけ、めんつゆを作る。
② 長ねぎはみじん切りにする。
③ 沸騰した湯にそうめんを入れ、ゆでる。途中ふきこぼれそうになったらコップ1杯の水をさしてゆでる。ゆで上がったらザルにあけ、冷水で冷やす。

●天ぷら

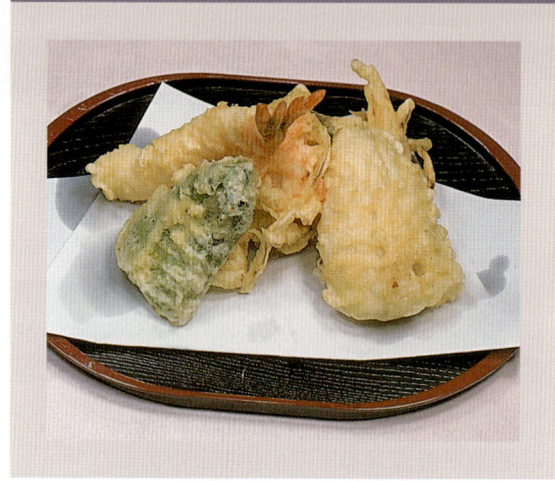

材料・分量（1人分）
かき揚げ（たまねぎ20g、にんじん10g）、きす30g、車えび15g、ピーマン10g、小麦粉10g、たまご5g、揚げ油（吸収分）12g、だいこん20g、しょうが3g、しょうゆ3g

作り方
① たまねぎは3mm厚さにスライスする。にんじんは5mm程度の短冊に切る。
② きすは洗って腹からひらく。えびは殻をむき、背わたをとり、腹がわのすじをきっておく。ピーマンは半分に切る。
③ 小麦粉にときたまごと水を混ぜて衣を作る。ピーマン、きす、えびに衣をつけて170℃に熱した油で揚げる。残った衣にたまねぎとにんじんを混ぜて、かき揚げにする。
④ だいこんとしょうがをおろし、しょうゆと一緒に器に入れる。

●おくらのかかあえ

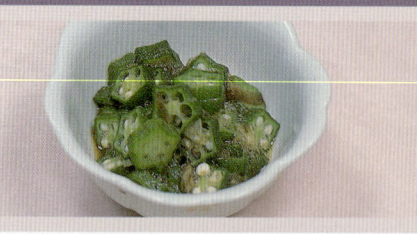

材料・分量（1人分）
おくら20g、しょうゆ2g、花かつお1g

作り方
① おくらは洗って、ゆで、2mmの小口切りにする。
② ①のおくらを、しょうゆと花かつおであえる。

●ういろう

材料・分量（1人分）
ういろう50g

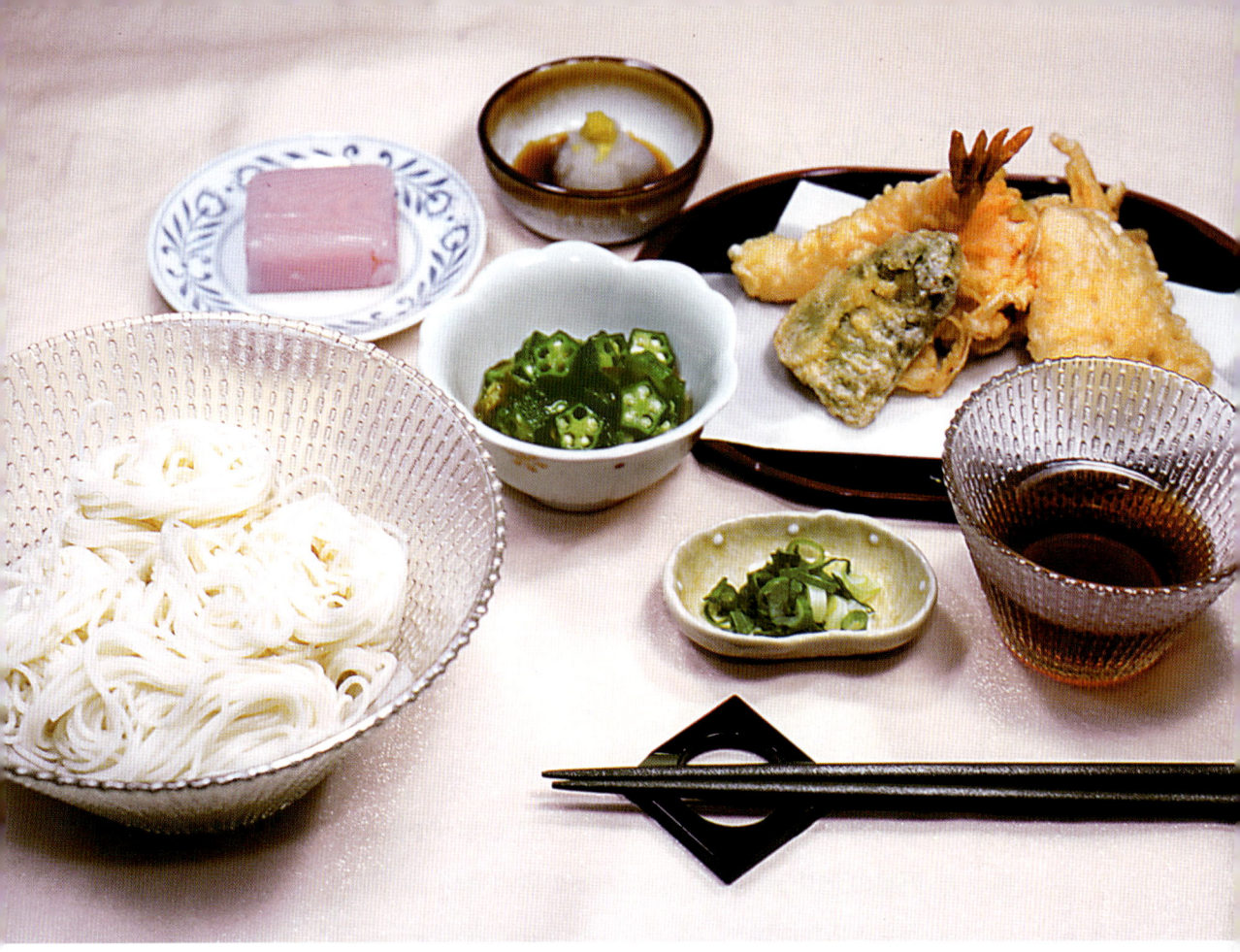

そうめん、天ぷら、おくらのかかあえ、ういろう

栄養量

- 熱量 666kcal
- 水分 391.0ml
- たんぱく質 22.7g
- リン 271mg
- カリウム 491mg
- 塩分 3.2g

基準値（100%）

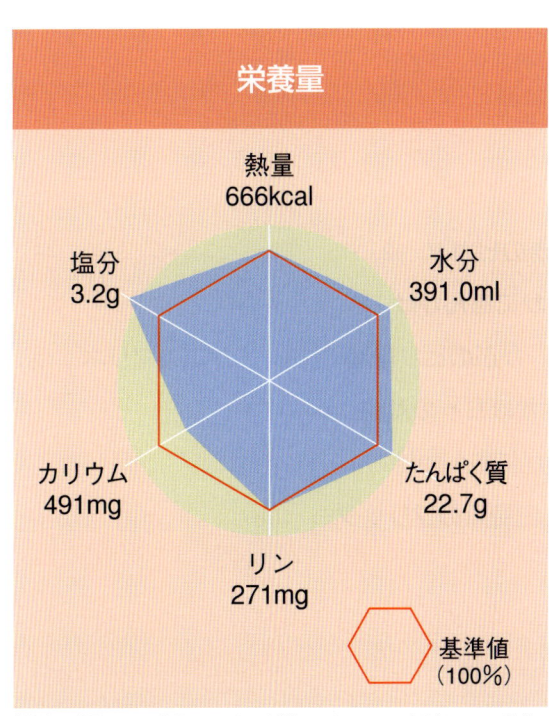

（基準値：熱量650kcal、水分350ml、たんぱく質20g、リン270mg、カリウム650mg、塩分2.5g）

透析糖尿病食への展開
1食で6.5単位=520kcalにする場合の調理法

そうめんを減らす：180gにする。
デザートを変える：梨30gにする。

【熱量：520kcal】

食品名さくいん

食品名	料理名 ページ

あ

合びき肉	麻婆豆腐 118　そぼろご飯 130
あさり	わけぎのぬた 72
あじ	あじの南蛮漬け 68
油揚げ	だいこんと油揚げの南蛮煮 102　炒め生酢 114　しめじご飯 138 こまつなと油揚げの炒め物 142
いか	いかの照り焼き 84　お好み焼き 134
いちご	いちご 102
いわし	いわしのしょうが煮 70
いんげん	豚肉のロール揚げ 88　だいこんと油揚げの南蛮煮 102 野菜の天ぷら 120　かぼちゃの煮物 144
うなぎ	うなぎのかば焼き 78
えび	えびグラタン 86　チンゲンサイとえびのカレーソテー 96 ちらし寿司 136　天ぷら 146
おくら	揚げつくねとおくらの炊き合わせ 102　おくらのかかあえ 146
オレンジ	オレンジ 134

か

貝柱	貝柱とたまねぎのフライ 80
かき	かきのベーコン巻き 82　かきのピカタ 98
かに	ブロッコリーとカリフラワーのかにあんかけ 74
かぶ	かぶの甘酢しょうが漬け 96　かぶのピリ辛漬 110　かぶのマリネ 120
かぼちゃ	パセリ風味フリッター 112　かぼちゃの煮物 144
カリフラワー	ブロッコリーとカリフラワーのかにあんかけ 74 パセリ風味フリッター 112　白身魚のフリッター 138
がんもどき	関東煮 142
キウイ	フルーツ盛り合わせ 86
きす	天ぷら 146

食品名	料理名　ページ
キャベツ	キャベツとしめじのかかあえ 74　　キャベツとコーンのスープ煮 76
	キャベツのみそ炒め 104　　ポテトコロッケ 122
	ポテトコロッケと揚げ野菜 128　　盛り合わせサラダ 132　　お好み焼き 134
牛肉	牛肉の八幡巻き・ほうれんそうのソテー 108　　ねぎの牛肉巻き 116
	肉じゃが 124
牛乳	えびグラタン 86　　シーチキン入りオムレツ 110　　たまごのグラタン 112
きゅうり	せん切りサラダ 76　　きゅうりの酢の物 78　　きゅうりの梅肉あえ 80
	マカロニサラダ 84　　コーンサラダ 86　　ささみのごま酢あえ 92
	若鶏の酒蒸し 104　　鶏肉の梅肉ソース 106　　シーチキン入りオムレツ 110
	しめじときゅうりの酢のもの 124　　鉄火丼 126
	春雨のマヨネーズあえ 126　　盛り合わせサラダ 132　　ちらし寿司 136
	即席漬け 138　　サラダ 140　　冷やし中華 144
切干しだいこん	切干しだいこんの中華風あえ 116
グリーンアスパラ	さけのムニエル 76　　豚肉のロール揚げ 88
	グリーンアスパラのオイスターソース炒め 118　　盛り合わせサラダ 132
グリンピース	えびグラタン 86　　グリンピースのつや煮 94
凍り豆腐	凍り豆腐と野菜フライの盛り合わせ 114
コーン	キャベツとコーンのスープ煮 76　　コーンサラダ 86　　野菜のかき揚げ 100
小たまねぎ	野菜のスープ煮 88
ごぼう	五目金平 82　　野菜のかき揚げ 100　　牛肉の八幡巻き・ほうれんそうのソテー 108
	ごぼうサラダ 118　　かか煮 122　　鶏肉とごぼうの炒め煮 130
こまつな	こまつなと油揚げの炒め物 142
コロッケ	ポテトコロッケと揚げ野菜 128
こんにゃく	こんにゃくとさといもの田楽 68　　こんにゃくの炒り煮 80　　五目金平 82
	肉じゃが 124　　五目煮 126　　鶏とごぼうの炒め煮 130　　関東煮 142
さ	
さけ	さけのムニエル 76　　さけの混ぜ寿司 128
ささみ	和風サラダ 70　　ささみのごま酢あえ 92

食品名	料理名 ページ			
さつま揚げ	もやしのごま酢あえ 108			
さつまいも	野菜のかき揚げ 100	さつまいものレモン煮 104		
さといも	こんにゃくとさといもの田楽 68	さといもとにんじんの田舎煮 110		
	五目煮 126			
さやえんどう	シルバーサラダ 106	五目煮 126	そぼろご飯 130	ちらし寿司 136
さんとうさい	山東菜の梅肉あえ 122			
しいたけ	酢豚 90	凍豆腐と野菜フライの盛り合わせ 114		
シーチキン	シーチキン入りオムレツ 110			
ししとうがらし	生揚げと焼き野菜のしょうがしょうゆかけ 124	ポテトコロッケと揚げ野菜 128		
しめじ	キャベツとしめじのかかあえ 74	白あえ 108		
	しめじときゅうりの酢の物 124	しめじご飯 138		
じゃがいも	ポテト一口カツ 72	さけのムニエル 76	ポテトコロッケ 122	
	肉じゃが 124	カレーライス 132	ローストチキン 140	
	カレーマヨネーズあえ 142			
白身魚	白身魚のフリッター 138			
スパゲティ	ハンバーグ 96			
セロリ	サラダ 140			
そうめん	そうめん 146			

た

だいこん	和風サラダ 70	せん切りサラダ 76	だいこんと豚バラ肉のみそ煮 84
	なめこおろし 98	だいこんと油揚げの南蛮煮 102	若鶏の酒蒸し 104
	炒め生酢 114	揚げだし豆腐 116	五目煮 126 レモン漬け 130
	即席漬け 138	関東煮 142	天ぷら 146
たけのこ	酢豚 90	たけのこと豚肉の炒め物 92	揚げ鶏のみそ炒め 98
	筑前煮 100	かか煮 122	
たこ	ちらし寿司 136		
たまご	ほうれんそうの中華風あえ物 90	シーチキン入りオムレツ 110	
	たまごのグラタン 112	かき玉汁 128	そぼろご飯 130

食品名	料理名　ページ
	盛り合わせサラダ 132　お好み焼き 134　たまご豆腐のあんかけ 136
	白身魚のフリッター 138　冷やし中華 144
たまねぎ	揚げたらのマリネ 74　貝柱とたまねぎのフライ 80　えびグラタン 86
	酢豚 90　ハンバーグ 96　揚げつくねとおくらの炊き合わせ 102
	シーチキン入りオムレツ 110　たまごのグラタン 112　ポテトコロッケ 122
	肉じゃが 124　カレーライス 132　サラダ 140　天ぷら 146
たら	揚げたらのマリネ 74
ちくわ	さといもとにんじんの田舎煮 110　関東煮 142
中華めん	冷やし中華 144
チンゲンサイ	チンゲンサイとえびのカレーソテー 96
豆腐	白あえ 108　揚げだし豆腐 116　麻婆豆腐 118
トマト	あじの南蛮漬け 68　シーチキン入りオムレツ 110　かぶのマリネ 120
	盛り合わせサラダ 132　冷やし中華 144
鶏肉	こんにゃくの炒り煮 80　五目金平 82　揚げ鶏のみそ炒め 98
	筑前煮 100　若鶏の酒蒸し 104　鶏肉の梅肉ソース 106　かか煮 122
	鶏とごぼうの炒め煮 130　ひじきの煮つけ 136　ローストチキン 140
な	
ながいも	生ふとながいもの炊き合わせ 78
なす	揚げなすのさっと煮 70　なすのしそあえ 82　なすのしょうが煮 94
	揚げだし豆腐 116　野菜のてんぷら 120
	生揚げと焼き野菜のしょうがしょうゆかけ 124　ポテトコロッケと揚げ野菜 128
菜の花	菜の花のからしあえ 68　たまご豆腐のあんかけ 136
生ふ	生ふとながいもの炊き合わせ 78
生揚げ	生揚げのはさみ煮 120　生揚げと焼き野菜のしょうがしょうゆかけ 124
	関東煮 142
なめこ	なめこおろし 98
にんじん	せん切りサラダ 76　生ふとながいもの炊き合わせ 78　こんにゃくの炒り煮 80
	五目金平 82　豚肉のロール揚げ 88　野菜のスープ煮 88

食品名	料理名 ページ
	酢豚 90　揚げ鶏のみそ炒め 98　筑前煮 100
	だいこんと油揚げの南蛮煮 102　キャベツのみそ炒め 104　シルバーサラダ 106
	白あえ 108　さといもとにんじんの田舎煮 110　炒め生酢 114　かか煮 122
	肉じゃが 124　五目煮 126　鶏とごぼうの炒め煮 130　カレーライス 132
	ちらし寿司 136　ひじきの煮付け 136　しめじご飯 138　天ぷら 146
ねぎ	あじの南蛮漬け 68　いわしのしょうが煮 70　ポークソテー 94
	野菜のかき揚げ 100　ねぎの牛肉巻き 116　生揚げのはさみ煮 120

は

パイン	フルーツ盛り合わせ 86　フルーツヨーグルト 140
白菜	ほうれんそうと白菜のからしあえ 114
バナナ	バナナ 129
ハム	キャベツとコーンのスープ煮 76
春雨	ほうれんそうの中華風あえ物 90　シルバーサラダ 106
	春雨のマヨネーズあえ 126
ピーマン	揚げたらのマリネ 74　いかの照焼 84　酢豚 90
	たけのこと豚肉の炒め物 92　揚げ鶏のみそ炒め 98
	キャベツのみそ炒め 104　凍豆腐と野菜フライの盛り合わせ 114
	揚げだし豆腐 116　グリーンアスパラのオイスターソース炒め 118
	野菜の天ぷら 120　天ぷら 146
ひじき	ひじきの煮つけ 136
豚肉	だいこんと豚ばら肉のみそ煮 84　豚肉のロール揚げ 88　酢豚 90
	たけのこと豚肉の炒め物 92　ポークソテー 94　ハンバーグ 96
	揚げつくねとおくらの炊き合わせ 102　キャベツのみそ炒め 104
	生揚げのはさみ煮 120　ポテトコロッケ 122　カレーライス 132
	お好み焼き 134
プチトマト	ポテトコロッケと揚げ野菜 128
ぶり	ぶりの照焼 72
ブロッコリー	ブロッコリーとカリフラワーのかにあんかけ 74

食品名	料理名 ページ	
	ブロッコリーのピーナッツあえ 92	
ベーコン	かきのベーコン巻き 82	野菜のスープ煮 88
	グリーンアスパラのオイスターソース炒め 118	
ほうれんそう	ほうれんそうの中華風あえ物 90	牛肉の八幡巻き・ほうれんそうのソテー 108
	たまごのグラタン 112	ほうれんそうと白菜のからしあえ 114

ま

マカロニ	マカロニサラダ 84	えびグラタン 86
まぐろ	鉄火丼 126	
マッシュルーム	えびグラタン 86	
みかん缶	春雨のマヨネーズあえ 126	フルーツヨーグルト 140
もやし	ささみのごま酢あえ 92	もやしのごま酢あえ 108 　冷やし中華 144

や

焼豚	冷やし中華 144
やまいも	お好み焼き 134
ヨーグルト	フルーツヨーグルト 140

ら

りんご	フルーツ盛り合わせ 86	りんご 90
れんこん	れんこんの金平 106	炒め生酢 114

本文イラスト：浅野正美
写真撮影：井上啓子
料理作成：メーキュー株式会社
　　　　　早川学・小代史子・犬飼幸志・吉田寿文

わかりやすい透析食

2002年10月20日　第1版第1刷　発行
2013年10月31日　第1版第2刷　発行

監修　小川洋史
編集　井上啓子
著者　井上啓子・平賀恵子・村上憲吾
発行　ライフサイエンス出版株式会社
　　　〒103-0024　東京都中央区日本橋小舟町8-1
　　　TEL. (03) 3664-7900　FAX. (03) 3664-7735
印刷　新日本印刷株式会社

Ⓒ Life Science Publishing, 2013